Judith Koch

NATÜRLICH HEILEN

mit Kräutern und traditionellen Hausmitteln

Mit einfachen & wirkungsvollen Rezepten die basische Balance finden & erhalten!

Frühling & Sommer

Widmung

Meinen beiden Großmüttern Herta Preiss und Hedwig Stoinski.
Zwei wundervollen Frauen, die mein Leben sehr geprägt haben.
Jede auf ihre Art.

P. S.: Von meiner Oma Herta bekam ich meine erste Ringelblumensalbe. Gekocht aus Blüten und Schweineschmalz. Allerdings war die Salbe so lecker, dass unser Hund den Inhalt des Salbentopfes komplett aufgeschleckt hat ... also musste ich mir eine neue herstellen ... und so fing alles an ...

READ GLOBAL BUY LOCAL

ISBN 978-3-99025-401-1

www.freya.at

MIX
Papier aus verantwortungsvollen Quellen
FSC® C118234
FSC www.fsc.org

Layout: freya_art, Alyssa Kamoun

Lektorat: Dorothea Forster

Fotos: Cover: Birgid Allig; icemanphotos (Hintergrund) Kern: © Daniela Dettling (S. 184), © Adobe Stock: Alle Illustrationen von Maria.Epine bis auf folgende: Robby Fontanesi (S. 6), avoferten (S. 8 u. 114), ricka_kinamoto (S. 10), Brent Hofacker (S. 32), Dušan Zidar (S. 42), anaumenko (S. 50), Emilio Ereza (S. 58), Pixel-Shot (S. 66), sven-bähren (S. 74), popov_ariel (S. 84), Cornelia Kalkhoff (S. 92), Handmade Pictures (S. 104), rainbow33 (S. 113), Saharr (S. 120), gballgiggs (S. 130), Jelena Jojic Tomic_Stocksy (S. 140 u. 274), natashamam35 (S. 142), M.Dörr & M.Frommherz (S.150), Cyrustr (S. 154), arxichtu4ki (S. 159), travelbook (S. 166), spanish_ikebana (S. 178), lovelymama (S. 196), fortyforks (S.206), nadezhda1906 (S. 216), Scheer Sieglinde (S. 222), Igor Normann (S. 230), Judith Koch (S. 234), mirzamlk (S. 239), pronina_marina (S. 240), svrid79 (S. 246), Expensive (S. 254), Patrik Stedrak (S. 263), New Africa (S. 264), praewpailin (Papierstreifen), © shutterstock: -strizh-(grafisches Element)

printed in EU

Hinweis:

Die Angaben in diesem Buch sind von der Autorin sorgfältig geprüft worden, dennoch sind sie ohne Gewähr. Die beschriebenen Heilwirkungen und medizinischen Anwendungen von Pflanzen haben lediglich informativen Charakter, eine Durchführung der Heilanwendungen findet vom Leser eigenverantwortlich statt. Dies gilt insbesondere bei ernsthaften gesundheitlichen Problemen. Eine Haftung der Autorin, des Verlages oder seiner Beauftragten ist ausgeschlossen.

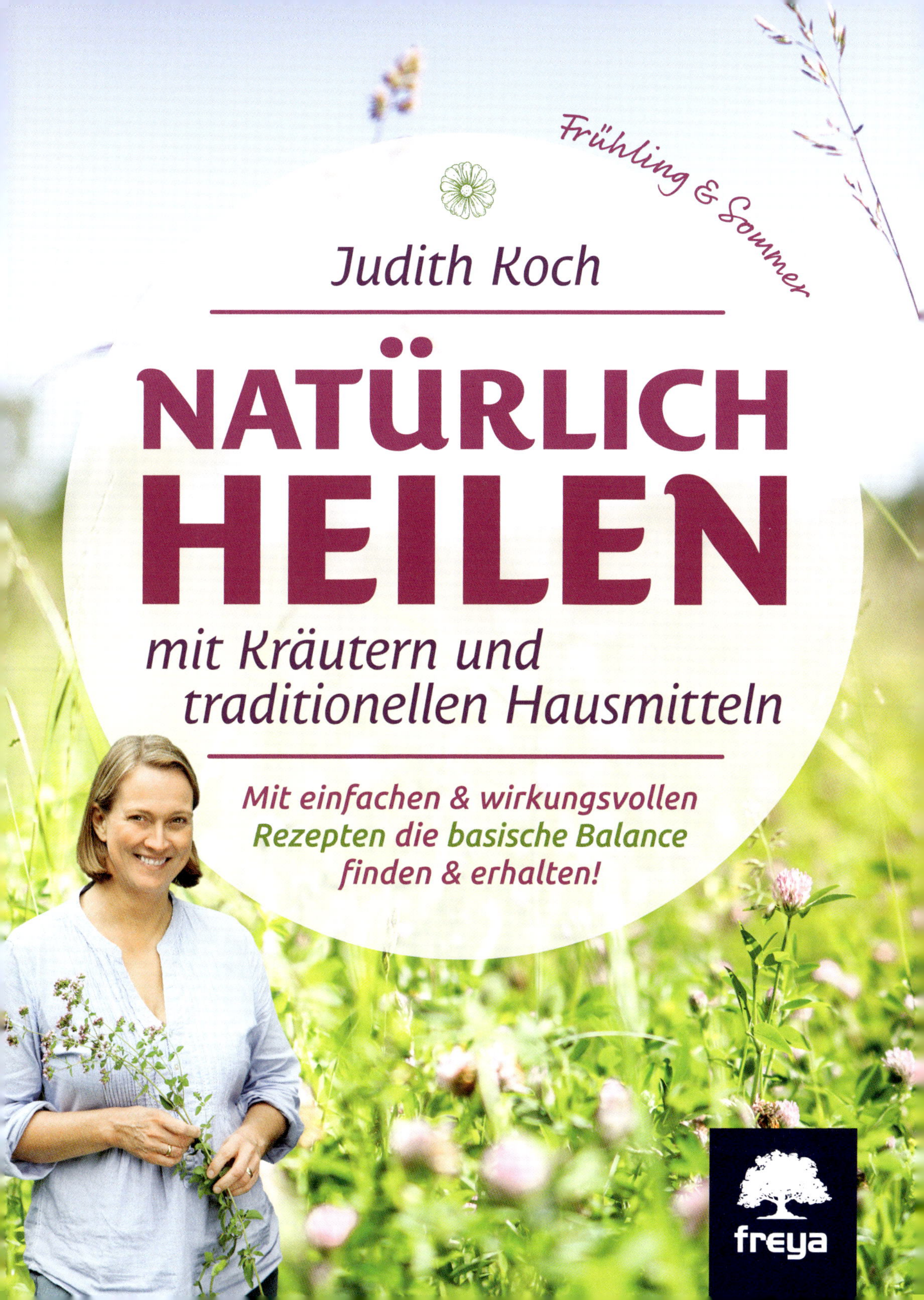

Frühling & Sommer

Judith Koch

NATÜRLICH HEILEN

mit Kräutern und traditionellen Hausmitteln

Mit einfachen & wirkungsvollen Rezepten die basische Balance finden & erhalten!

freya

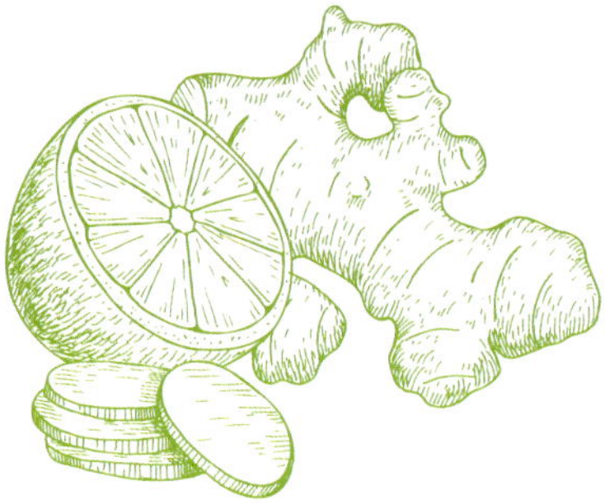

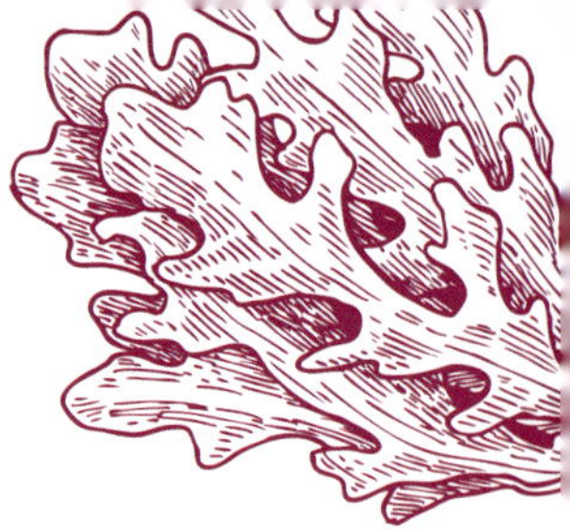

Inhalt

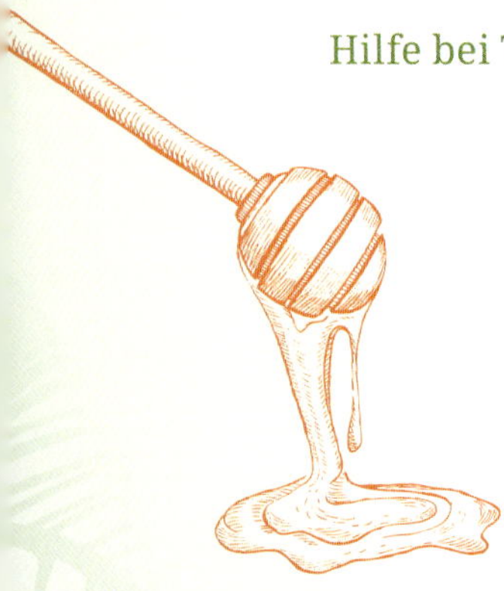

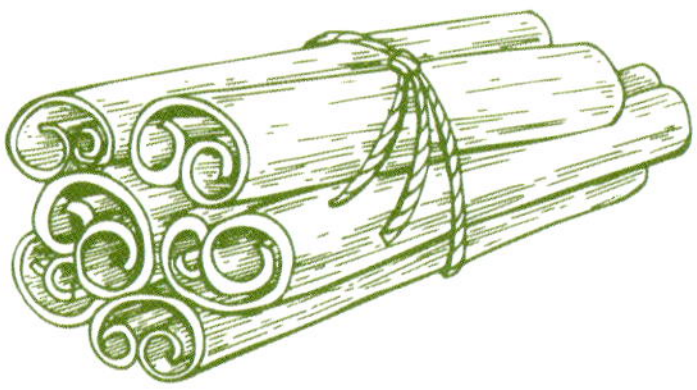

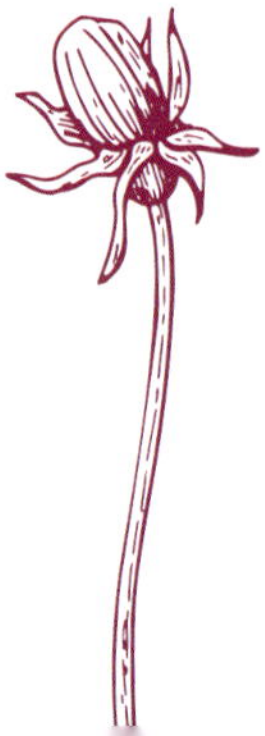

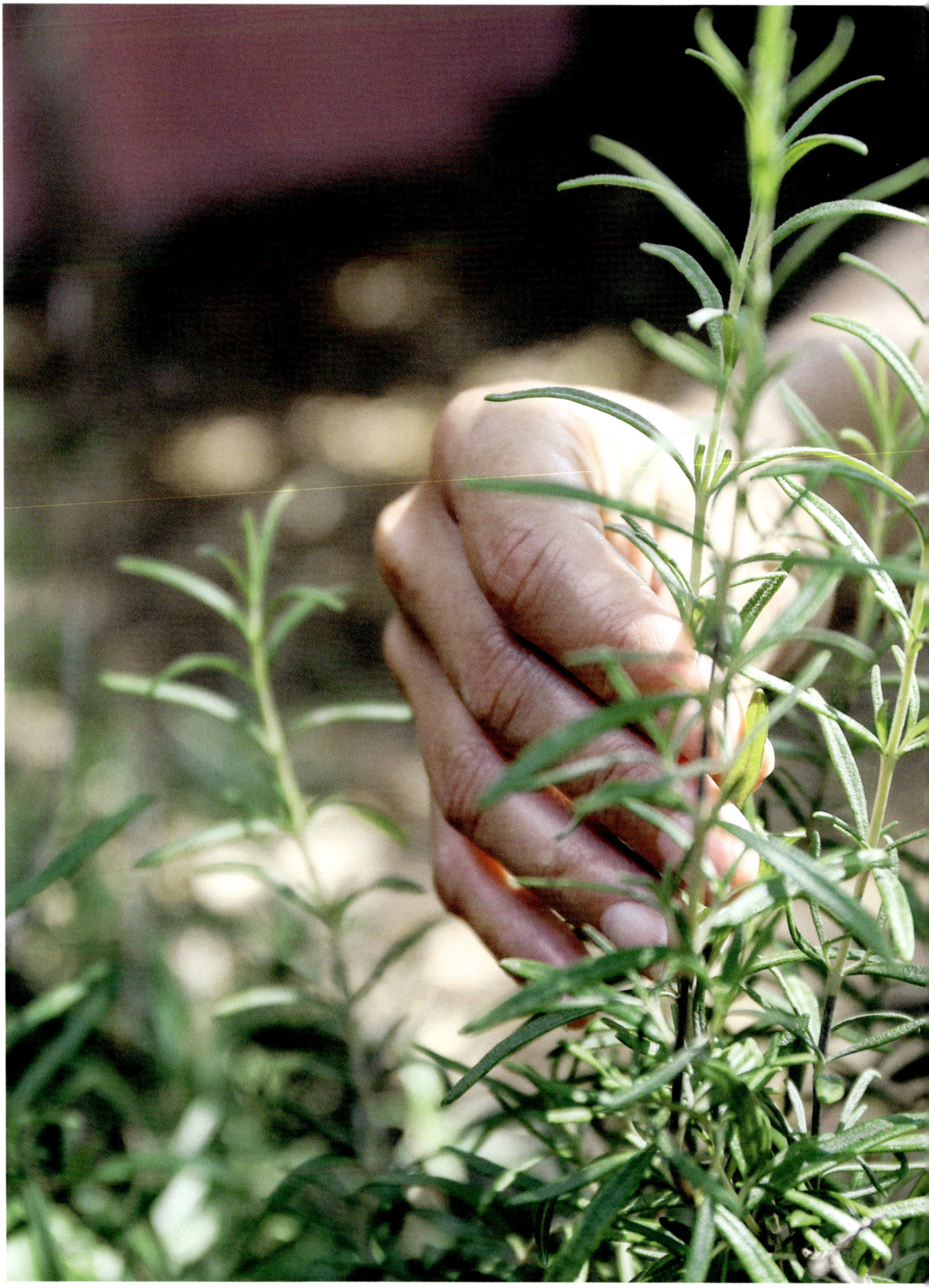

Vorwort

Voltaire (1694–1778), französischer Philosoph und Aufklärer, sagte:

„In der ersten Hälfte unseres Lebens opfern wir unsere Gesundheit, um Geld zu erwerben, in der zweiten Hälfte opfern wir unser Geld, um die Gesundheit wiederzuerlangen."

Der Wunsch, gesund bis ins hohe Alter zu sein und zu bleiben, ist in uns verankert, denn nur so ist das Leben in vollen Zügen zu genießen. Ein natürlicher Wunsch, der mit natürlichen Mitteln – die uns Mutter Natur kostenlos zur Verfügung stellt – erreichbar ist. Im günstigsten Fall sind wir es von Kindesbeinen an gewohnt, uns in der freien Natur zu bewegen und uns so oft wie möglich von natürlichen, wertvollen Lebensmitteln zu ernähren.

Vielleicht hatten wir sogar das Glück, in einer Familie aufzuwachsen, in der Heilkräuter und alte Hausmittel bei den alltäglichen Befindlichkeitsstörungen einer chemischen Keule vorgezogen wurden. Wenn es so ist, dann schätzen Sie sich glücklich, denn das ist heutzutage die Ausnahme.

Leider nehmen die Zivilisationserkrankungen extrem zu und Körper und Psyche bedürfen häufig einer Therapie. Für alle, die einmal versuchen wollen, auf dem grünen Weg zur Gesundheit zurückzufinden, ist dieses Buch geschrieben. Ebenso für alle, die nur Teilbereiche ihres Lebens natürlicher und gesünder gestalten wollen. *Das Konzept ist einfach: Weglassen der Dinge, die krank machen, und nutzen der Dinge, die gesund machen.*

Dieses Buch begleitet Sie durch Frühling und Sommer und bietet eine Vielzahl an Rezepten und natürlichen Möglichkeiten, der Gesundheit ein riesiges Stück näher zu kommen. Ich wünsche Ihnen viel Erfolg und Spaß auf dem grünen Weg zur Gesundheit,

IHRE JUDITH KOCH

FRÜHLING

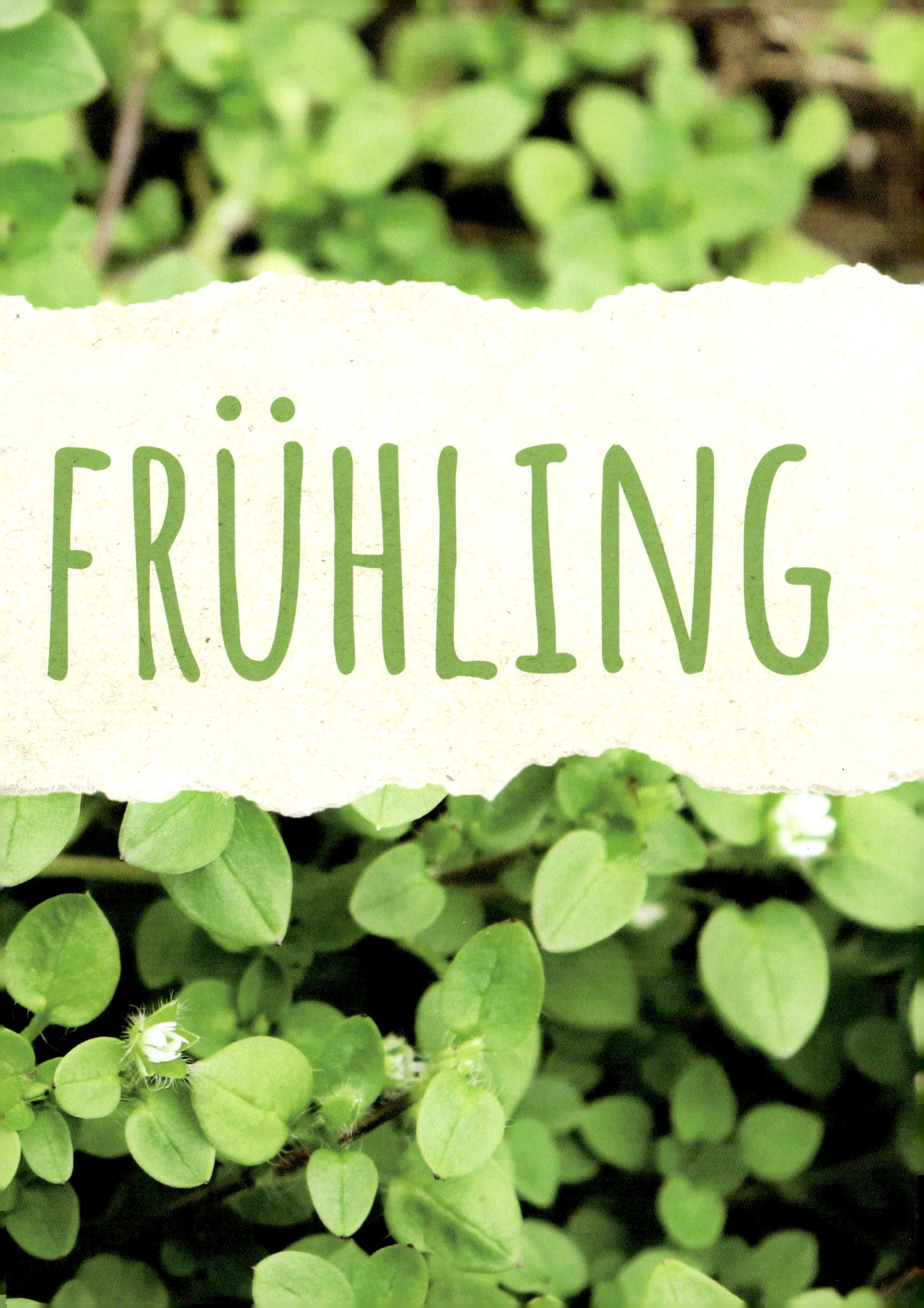

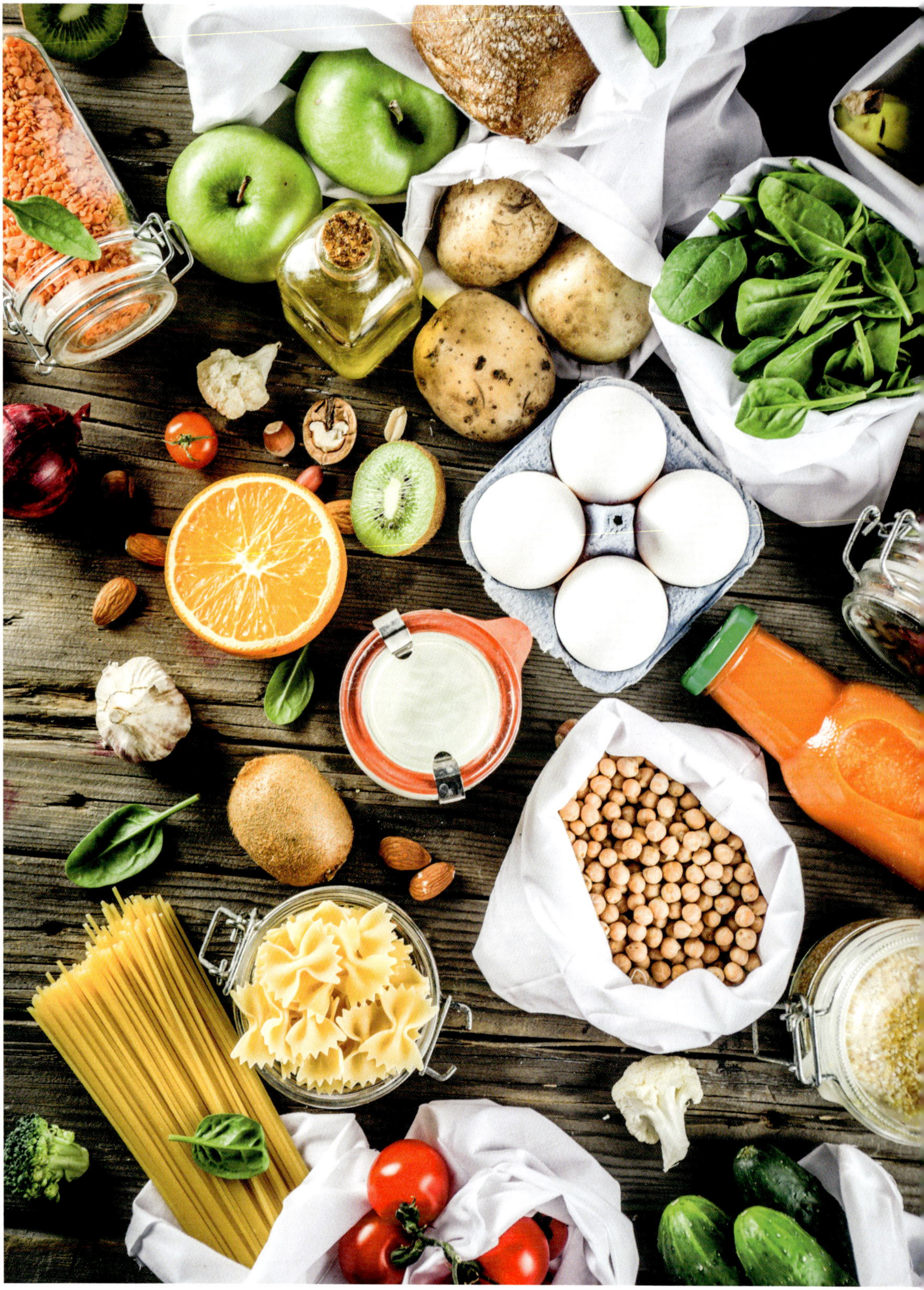

Gesund grün abnehmen ohne Jo-Jo-Effekt

Gesund und dauerhaft abnehmen ohne Jo-Jo-Effekt – das ist ein Wunsch, den viele Menschen haben. Isst man sich an den richtigen Lebensmitteln satt und sorgt für das Funktionieren der wichtigsten Stoffwechselorgane, rückt die Traumfigur in greifbare Nähe.

Ein Körper mit einem angemessenen Gewicht, das nichts mit dem Fliegengewicht von Models zu tun hat, ist nicht nur schön, man fühlt sich nicht nur fitter, der Körper ist auch gesünder, da Herz, Kreislauf und Stoffwechsel besser funktionieren. Die anhaltend gesunde Ernährung mit hauptsächlich grünen, sprich pflanzlichen Lebensmitteln sorgt dafür, dass dies alles auch so bleibt.

** Obst und Gemüse*

Obst enthält viele Vitamine und Mineralstoffe, aber auch viel Fruchtzucker, der für einen steilen Anstieg der Blutzuckerkurve sorgt, sodass Heißhungerattacken die Folge sein können.

Zwei Portionen Obst pro Tag, so viel wie in zwei Hände passen, sind gesund und ausreichend.

Gemüse hingegen hat nicht nur weniger Kalorien, viele Vitamine und Mineralstoffe, sondern auch wenig Fruchtzucker.

Wer abnehmen will, sollte sich an Gemüse satt essen.

** Vollkorn*

Brot, Nudeln oder Reis machen satt und halten lange vor. Auch während der gewollten Gewichtsreduktion sollte nicht auf diese Lebensmittel verzichtet werden. Wichtig ist jedoch, diese Nahrungsmittel in Form von Vollkornprodukten zu essen, denn dadurch wird dem Darm geholfen, effizient zu arbeiten.

Wer auf Dauer abnehmen will, dem reichen schon 40–60 g (roh bei Nudeln und Reis) pro Hauptmahlzeit und Tag.

* Milchprodukte

Ob Joghurt, Hüttenkäse oder andere Milchprodukte, sie gehören zu einem gesunden Abnehmen dazu. Wichtig ist, dass die fettarme Variante gewählt wird. Sie hat nicht so viele Kalorien, hält aber trotzdem Darm und Darmflora gesund.

Veganer können auf Sojajoghurtprodukte oder andere Milchersatzprodukte ausweichen, wichtig ist hierbei, dass der Proteinanteil hoch ist und Milchsäurebakterien vorhanden sind.

* Süßen

Die meisten Zero-Zuckerersatzstoffe gaukeln unserem Körper die Zufuhr von Kohlenhydraten vor, obwohl keine vorhanden sind. Die Folgen sind das Verlangen nach mehr Süßem und ein steigendes Hungergefühl. Deswegen werden Zero-Zuckerersatzstoffe erfolgreich in der Tiermast eingesetzt! Allein daran erkennt man bereits, dass diese Stoffe gerade keine Hilfe beim Abnehmen sind.

Wenig Kalorien und keinen Mehr-Hunger-Effekt haben Birkenzucker, der aus Rinde hergestellt wird, und Steviablätter.

* Fisch und Fleisch

Die Deutsche Gesellschaft für Ernährung hat ganz aktuell ihre Empfehlungen für den Verzehr von Fisch oder Fleisch auf 600 g pro Woche! herabgesetzt.

Zwei Portionen fettarmes Fleisch wie Geflügel, magere Stücke vom Rind oder Schwein oder fettarmer Fisch wie zum Beispiel Kabeljau oder Scholle versorgen unseren Körper ausreichend mit Jod und Omega-3-Fettsäuren und helfen, auf Dauer das Gewicht zu reduzieren. Auf sehr fettreiche, verarbeitete Fleischprodukte, wie beispielsweise Wurstwaren, sollte ganz verzichtet werden.

* Salz

Ohne Salz kann der Mensch nicht überleben. Die im Salz enthaltene Mischung aus Natrium- und Kaliumionen hilft zum Beispiel bei der Verdauung und dem Wasserhaushalt. Komplett auf Salz zu verzichten ist daher nicht ratsam. Allerdings sind bereits 6 g Salz pro Tag absolut ausreichend.

* Wasser

Unser wichtigstes Lebensmittel ist Wasser.

Wer genug trinkt, kann Übergewicht vorbeugen und bringt den Stoffwechsel aller Organe in Schwung. 1,5 Liter Wasser pro Tag gelten als ausreichend. Wer jedoch Sport betreibt, benötigt mehr als das Doppelte. Auf Vorrat trinken können wir übrigens nicht, deswegen ist es sinnvoll, über den Tag verteilt Flüssigkeit zuzuführen. Wer Wasser nicht mag, kann auch ungesüßten Kräutertee oder natürliche Aromawasser, zum Beispiel Wasser mit Zitronensaft, trinken.

* Bewegung

Sämtliche Stoffwechselvorgänge geraten bei mangelnder Bewegung ins Stocken und laufen nach einiger Zeit nur noch träge ab. Wer viel im Büro oder im Auto arbeitet und sitzen muss, der sollte dafür sorgen, dass der Körper Bewegung bekommt. Das muss kein Leistungssport in der Mittagspause sein. Ein kurzer Spaziergang, die Fahrt mit dem Fahrrad zur Arbeit oder kleine Gymnastikübungen regen die Verdauung und die Entgiftung an und helfen zuverlässig beim Abnehmen.

Schlank mit den richtigen Gewürzen

Wer erfolgreich, gesund und auf Dauer abnehmen will, der muss nicht auf leckere Speisen verzichten. Gewürze sorgen für das richtige Aroma, sie helfen, den Appetit zu zügeln, die Verdauung zu optimieren und einige sind sogar in der Lage den Stoffwechsel anzukurbeln und die Fettverbrennung zu steigern.

Generell ist es sehr einfach mit Butter, Käse, Sahne, Crème fraîche oder fettem Fleisch Geschmack ins tägliche Essen zu bringen. Sogleich schmeckt alles gut gewürzt und cremig. Allerdings ist diese Art des Würzens eine sehr kalorienreiche Angelegenheit und kann auf Dauer dick machen.

Wer eher die magere Variante von Milch- und Fleischprodukten wählt, Gemüse zum Hauptgang macht und dieses mit ausgesuchten Gewürzen und Kräutern anreichert, der hat nicht nur eine gesunde und leckere Mahlzeit, sondern hilft seinem Körper damit, schlank zu werden und zu bleiben. *Mit den richtigen Gewürzen können sogar ganz leicht Fett, Salz und Zucker als Geschmacksverstärker reduziert oder sogar ganz darauf verzichtet werden.* Die gesundheitsschädigende Wirkung von zu viel Fett, Zucker und Salz wird damit minimiert. Gerade wer viel Speisesalz in sein tägliches Essen gibt, der sorgt dafür, dass im Körpergewebe Wasser gebunden wird, was sich auf der Waage bemerkbar macht und sich negativ auf den Blutdruck auswirkt. Außerdem verstärkt Salz den Durst auf kalorienhaltige Getränke, womit wir wieder beim dick machenden Zucker angekommen wären.

Es ist also wesentlich besser, Speisen mit Gewürzen zu aromatisieren.

* Feurige und milde Fettverbrenner

Nicht nur das Aromatisieren mit Gewürzen ist vorteilhaft für die schlanke Linie. Einige Gewürze enthalten sogar Inhaltsstoffe, die den Appetit zügeln, die Fettverbrennung anregen und Heißhungerattacken vermeiden helfen.

Zu den klassischen Kräutern, Samen und Wurzeln, mit denen die Fettverbrennung gesteigert werden kann, gehören zum Beispiel der scharfe Senf, Chili, Pfeffer, Ingwer, Gartenkresse und Meerrettich.

Unser Körper reagiert auf sie mit einem Temperaturanstieg und gerät daraufhin ins Schwitzen, um damit die erhöhte Temperatur wieder in den Griff zu bekommen und herunterzukühlen.

Diese Körperreaktion verbraucht reichlich Energie, die in den Fettdepots, denen es an den Kragen gehen soll, zur Genüge vorhanden ist. *Wer sein Essen regelmäßig scharf würzt, bringt sein Fett zum Schmelzen.* Wer kein Fan von scharfen Speisen ist, der kann auf mildere Kräuter setzen. Der Beifuß enthält beispielsweise einen speziellen Bitterstoff, der bei der Fettverbrennung hilfreich ist, Dill wirkt sehr ähnlich, jedoch aufgrund von ätherischen Ölen, und Basilikum erhöht den Fettstoffwechsel durch die in ihm enthaltenen Gerbstoffe, regt allerdings zeitgleich den Appetit an.

* Köstliche Appetitzügler

Zu den bekanntesten Appetitzüglern gehört die *Gartenkresse*. Sie enthält Chrom, welches das Hungergefühl dämpft. Da die Kresse zudem auch recht scharf ist, unterstützt sie gleichzeitig die Fettverbrennung und wirkt damit zweifach gegen die unliebsamen Pfunde.

Auch *Schwarzkümmel* zählt zu den Appetitzüglern und ist zudem in der Lage, die Blutfettwerte zu senken. In den arabischen Ländern gilt er schon seit Jahrhunderten als Allheilmittel. Ebenfalls aus fernen Ländern stammt *Kurkuma*. Sein Hauptwirkstoff Curcumin hat viele Eigenschaften, die das Abnehmen begünstigen. Auch er bremst unter anderem das Hungergefühl.

Auch der scharfe *Zimt* gehört in die Kategorie appetitzügelnder Gewürze. Zimt steigert die Aktivität von Insulin im Körper und sorgt damit für einen ausgeglichenen Blutzuckerspiegel. Heißhungerattacken werden dadurch effektiv verhindert.

Auf ähnliche Weise wirken *Petersilie*, *Zwiebeln*, *Bockshornklee*, *Stevia* und *Pfefferminze*.

* Würzige Verdauungshilfen

Wichtig beim Abnehmen ist eine gut funktionierende Verdauung. Alle Magen- und Darm-Trakt beruhigenden Kräuter gehören hierhin. So helfen *Anis*, *Kümmel*, *Majoran*, *Thymian* und *Oregano* auf der einen Seite, die Magensaftsekretion anzuregen, damit ankommende Nahrung sofort angedaut werden kann, und auf der anderen Seite beruhigen sie den Magen, sodass ein Wohlgefühl entsteht und keine Verkrampfung die Verdauung stört.

Aber auch Kräuter wie zum Beispiel der gerade im Frühling frisch vorhandene *Bärlauch* und *Löwenzahn* sowie *Wermut* und die Gewürzmischungen *Curry* und *Garam Masala* verhelfen unserem Darm zu einer reibungslosen Verdauung, indem sie den gesamten Stoffwechsel gehörig auf Trab bringen.

* Hilfreiche Abnehmgewürze im Überblick

Stoffwechsel anregend:
Bärlauch, Brennnessel, Curry, Garam Masala, Kurkuma, Zwiebel, Meerrettich, Wermut, Wacholder, Brunnenkresse und Löwenzahn

Magen-Darmtrakt unterstützend:
Petersilie, Pfefferminze, Oregano, Majoran, Thymian, Liebstöckel, Lavendel, Fenchel, Dill, Rosmarin, Ingwer, Kümmel und Gewürznelke

Blutzuckerspiegel regulierend und Heißhungerattacken verhindernd:
Petersilie, Zimt, Chili, Zwiebeln, Ingwer, Bockshornklee, Stevia, Brennnessel und Pfefferminze

Energieverbrauch steigernd:
Kurkuma, Chili, Pfeffer, Ingwer, Knoblauch und Senfsamen

Fettverbrennung anregend:
Pfeffer, Cayennepfeffer aus Chilischoten, Ingwer, Meerrettich, Kresse, Dill, Barbarakraut, Beifuß, Thymian, Basilikum und Schnittlauch

Appetit zügelnd:
Ingwer, Kurkuma, Schwarzkümmelsamen (zerstoßen und ohne Fett in der Pfanne kurz angeröstet), Zimt und Muskat

REZEPT

TIPP

INGWERWASSER

Das ideale Getränk während der Zeit der Gewichtsreduzierung ist Ingwerwasser.

Es zügelt den Appetit, kurbelt die Fettverbrennung an, ist verdauungsfördernd und sorgt für einen höheren Energieverbrauch.

Zutaten

- *für circa 1 Liter Wasser*
- *1 daumendickes und daumenlanges Stück frische Ingwerwurzel*
- *1 Bio-Zitrone*

Zubereitung

1. *Den Ingwer dünn schälen und die Zitrone heiß abwaschen.*
2. *Die Zitrone und die Ingwerwurzel in dünne Scheiben schneiden.*
3. *Mit 1 Liter heißem Wasser übergießen.*
4. *Das Wasser frühestens nach einer Zugzeit von 30 Minuten trinken.*
5. *Die Zitronenscheiben entfernen, die Ingwerscheiben verbleiben im Wasser, am besten in einer Thermoskanne.*

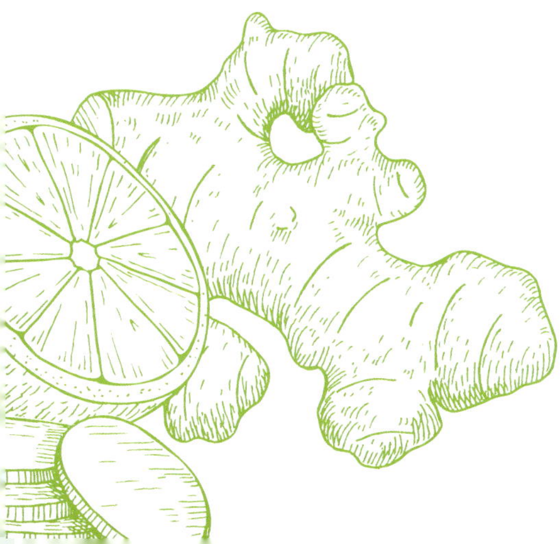

Abnehmen mit Wildkräutern inklusive Wochenendkur

Eine blühende Frühlingswiese ist eine Augenweide und ein Genuss für die Seele. Sie lässt jedoch nicht nur das Herz eines Romantikers höherschlagen. Wer gesund abnehmen will, sollte die essbaren Wildpflanzen, die auf einer solchen Wiese zu finden sind, in seinen Speiseplan integrieren.

Zum einen enthalten sie oftmals viel mehr Vitamine, Mineralstoffe, gesundheitsfördernde sogenannte sekundäre Pflanzenstoffe und Omega-3-Fettsäuren als Kulturpflanzen.

Und zum anderen sind es vor allem **Bitterstoffe, Gerbstoffe, der Pflanzenfarbstoff Chlorophyll sowie Scharfstoffe** wie zum Beispiel die Senfölglycoside, die den Verdauungsstoffwechsel ankurbeln und beim Abnehmen helfen.

** Wilde Multivitaminkräuter*

Die wilden Kräuter unterscheiden sich enorm von den Kulturpflanzen, die wir im Supermarkt kaufen können. Die meisten Kulturpflanzen wachsen im Gewächshaus, bekommen eine optimale Nährstoffversorgung, erhalten Mittel gegen Schädlinge und sehen sehr hübsch aus.

Verpflanzt man ein solches Geschöpf in die freie Natur, so hält es weder Regen, Sonne, Wind noch Fraßfeinden stand und geht sehr schnell ein.

Treibhauspflanzen mussten in ihrem ganzen Leben keine Abwehrstoffe gegen Fraßfeinde bilden, sich niemals gegen zu intensive Sonnenbestrahlung schützen oder stabile Zellwände bilden, die bei Wind und Wetter einen festen Stand garantieren.

Für uns Menschen sind es aber gerade diese Inhaltsstoffe, welche die Pflanzen zu ihrem Schutz bilden, die uns gesund erhalten, wenn wir die Pflanzen essen. *Ein Kraut, das sich seinen Platz in der Natur erobern musste, ist nach Möglichkeit einem Kulturpflänzchen aus dem Gewächshaus vorzuziehen.*

Auch die auf dem Feld angebauten Gemüse- und Kräutersorten sind mit Pestiziden und Fungiziden geschützte Pflanzen und enthalten im Vergleich zu den Wildpflanzen nur einen Bruchteil an gesunden Vitaminen, Mineralien und anderen gesunden Inhaltsstoffen.

* *Helfer beim Abnehmen*

Wildkräuter enthalten außer Vitaminen, Mineralien und Vitalstoffen weitere Inhaltsstoffe, die beim Abnehmen gute Dienste leisten.

Die Bitterstoffe werden von den Pflanzen gebildet, um Fraßfeinde zu vergraulen. Bei uns Menschen kurbeln sie den Verdauungsstoffwechsel an und sorgen für eine reibungslose Verwertung und Verarbeitung unserer Nahrung.

In Kulturpflanzen wurden diese nahezu vollständig weggezüchtet und sind nur noch selten anzutreffen, wie zum Beispiel beim Chicorée (allerdings in den letzten Jahren auch immer weniger) oder dem Endiviensalat. Der Magenbitter in Form eines Schnapses hat hier die Ersatzfunktion übernommen. *Wer Wildkräuter isst, kann sich den Magenbitter sparen!*

Vor allem der *Löwenzahn*, die *Schafgarbe* und das *Gänseblümchen* dürften wohlbekannt sein und können gerade jetzt im Frühling frisch gesammelt und im Essen verarbeitet werden.

Auch Gerbstoffe bilden die Pflanzen, um nicht gefressen zu werden. In unserem Essen wirken Kräuter mit diesem Inhaltsstoff **antiviral, antibakteriell, zusammenziehend, entzündungshemmend, antiallergen und sie neutralisieren Gifte.**

Selbst Kulturpflanzen verzichten nicht auf die Bildung von Gerbstoffen, enthalten diese aber nicht in vergleichbaren Mengen wie die Wildpflanzen. Gerbstoffe entwickeln eine entschlackende, das heißt **entgiftende, reinigende Wirkung**, welche beim Abnehmen erwünscht ist.

In Wildkräutern enthaltene Scharfstoffe erhöhen die Körpertemperatur und verbrennen dadurch Körperfett. Bekannte scharfe Wilde sind das *Barbarakraut* und die *Wilde Rauke*.

Chlorophyll, der grüne Pflanzenfarbstoff, hilft bei der **Blutneubildung** und entschlackt in hohem Maße. Vor allem die *Brennnessel* enthält sehr viel von diesem grünen Pflanzenfarbstoff.

* Wenig ist viel

Aufgrund der viel höheren Konzentration an gesunden Vitalstoffen ist es nicht notwendig, eine große Menge an Wildpflanzen zu sich zu nehmen, um einen positiven Effekt bezüglich Gesundheit und Abnehmen zu erzielen.

Größere Mengen können sogar problematisch werden, da sich in einigen wilden Kräutern Inhaltsstoffe befinden, deren tägliche Aufnahmemenge gering gehalten werden sollte.

Ein bekanntes Beispiel ist die *Oxalsäure*, welche Kalzium umbaut, was man mit der Zunge am stumpfen Gefühl auf den Zähnen sogar erfühlen kann. Ein zu großer Konsum oxalhaltiger Pflanzen wie *Sauerampfer*, *Rhabarber* oder *Melde* kann unter anderem zu sogenannten Glaszähnen führen.

Ein weiteres Beispiel sind Kräuter, die Pyrrolizidinalkaloide enthalten, welche bei geringem, aber dauerhaftem Konsum einen Leberschaden verursachen können und als krebserregend gelten. Das sehr beliebte Borretschkraut und der Huflattich gehören zu diesen Wildpflanzen.

Als Schmankerl hin und wieder genossen sind solche Pflanzen aber unbedenklich.

Eine Faustregel gibt es nicht, allerdings existieren Wildkräuter, die auch in **größeren Mengen** und häufig verzehrt werden können, und dazu zählen beispielsweise *Giersch*, *Bärlauch*, *Brennnessel* und mit Einschränkungen auch die *Wilde Rauke*. Die meisten anderen Wildkräuter werden nur als Gewürz verwendet und dementsprechend sparsam dosiert.

* Wilde Abnehmhelfer

Beifuß

- kurbelt die Fettverbrennung an und fördert die Verdauung, Anregung der Magensaftsekretion.
- schmeckt leicht bitter bis herb.
- wird als Gewürz oder Tee verwendet.

Brennnessel

- reinigt das Blut, entwässert und regt den Stoffwechsel an.
- schmeckt gekocht mild und leicht sämig, roh mild-grün.
- wird roh als Salat, gekocht wie Spinat und gepulvert als Gewürz verwendet.

Barbarakraut

- greift direkt die Fettpolster an, Senfölglycoside lösen Darmblockaden und fördern die Verdauung.
- schmeckt von Blatt zu Blatt schärfer, würzig.
- wird als Pesto, Gewürz, frisch im Dip und als Tee verwendet.

Bärlauch

- reguliert die Verdauung und senkt die Blutfettwerte.
- schmeckt knoblauchartig und leicht scharf.
- wird als Pesto, Gewürz oder frisch im Dip oder auf Brot verwendet.

Dost

- magenfreundlich, regt die Darmtätigkeit an und unterstützt die Lebertätigkeit.
- schmeckt typisch italienisch, scharf-würzig bis bitter-herb.
- wird als Tee, frisch oder getrocknet als Gewürz oder als Pesto verwendet.

Löwenzahn

- hohe Konzentration an Bitterstoffen, regt sämtliche Verdauungsorgane an, Nieren und Leber werden in ihrer Funktion gestärkt, die Nahrung wird besser verdaut und der hohe Magnesiumgehalt beruhigt die Nerven.
- schmeckt bitter bis herb.
- die Wurzel wird als Tee, die Blätter und Blüten im Salat oder im Pesto, die Blüten als Gelee oder Marmelade verwendet.

Pfefferminze

- regt den Gallenfluss und die Leberfunktion an, beugt Heißhungerattacken vor, indem sie die Lust auf Süßes nimmt.
- schmeckt frisch-mentholig.
- wird frisch oder getrocknet als Tee oder Gewürz verwendet.

Schafgarbe

- anregend auf die Sekretion der Verdauungsdrüsen, reguliert den Magen-Darm-Trakt und den Gallenbereich.
- schmeckt herb-scharf, muskatnussartig.
- wird frisch oder getrocknet als Tee, Blätter als Gewürz verwendet.

Wilde Rauke

- die enthaltenen Bitterstoffe regen die Fettverbrennung an.
- schmeckt scharf-herb.
- wird frisch als Salat und Gewürz verwendet.

Eine kleine 2-Tage-Wochenend-Wildkräuter-Kur

Wer ein Mal im Monat ein Wochenende lang verstärkt Wildkräuter in seine täglichen Speisen integriert, der nimmt ab und entgiftet gleichzeitig seinen Körper.

TAG 1
MORGENS

*** 1 Glas stilles Wasser &**
1 grüner Wildkräuter-Smoothie mit Apfel

REZEPT

WILDKRÄUTER-SMOOTHIE

Zutaten

- *1 Handvoll junge Wildkräuter, zum Beispiel Bärlauch, Brennnessel, Schafgarbenblätter, Dost, Wilde Rauke, Barbarakraut, Pfefferminze, Löwenzahnblätter oder Giersch (mengenmäßig von Wilder Rauke, Giersch oder Brennnessel am meisten)*
- *1 großer süßsaurer Apfel*
- *¼ Avocado*
- *Saft ½ Zitrone*
- *Wasser nach Belieben*

Zubereitung

1. *Kräuter waschen und klein schneiden.*
2. *Den Apfel entkernen und mit der Schale in kleine Stücke schneiden.*
3. *Alle Zutaten in den Mixer geben und miteinander verquirlen.*
4. *Zitronensaft hinzufügen.*
5. *Mit Wasser aufgießen.*

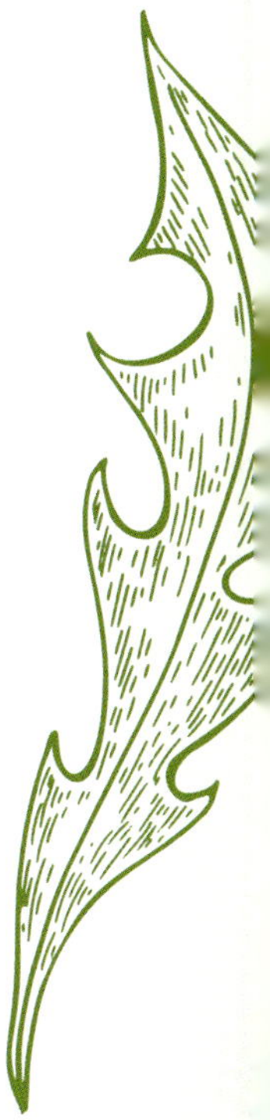

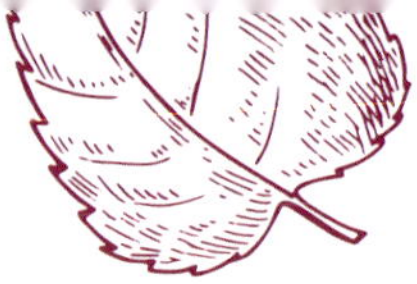

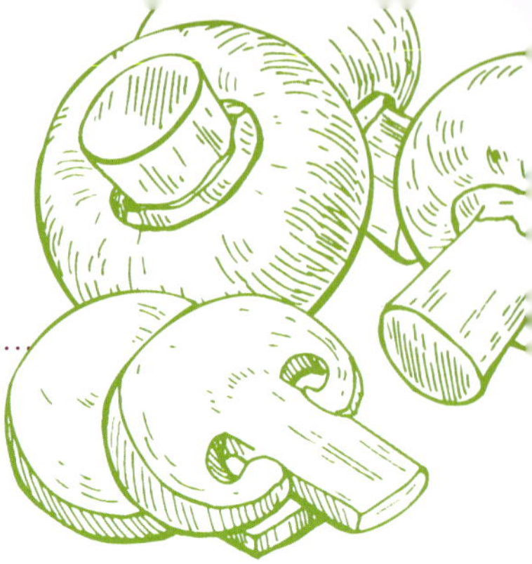

MITTAGS

REZEPT

BRENNNESSELSPINAT MIT GEBRATENEN CHAMPIGNONS

Zutaten

- 4–5 Handvoll junge Brennnesselblätter (die oberen 4–6)
- 200 g frische Champignons
- 1 große rote Zwiebel
- Salz
- Pfeffer
- 2–3 EL Gemüsebrühe
- etwas Rapsöl

Zubereitung

1. Die Zwiebel klein schneiden.
2. Etwas Öl in einen Topf geben und ½ Zwiebel darin glasig dünsten.
3. 2–3 EL Gemüsebrühe dazugeben.
4. Die Brennnesselblätter waschen und leicht trocken schütteln, in den Topf geben und 3 Minuten mitdämpfen.
5. Mit Salz und Pfeffer abschmecken.
6. Champignons bürsten und in Scheiben schneiden.
7. Etwas Öl in einer Pfanne erhitzen und die verbliebene ½ Zwiebel darin glasig dünsten.
8. Die Champignons dazugeben und diese einige Minuten weich köcheln.
9. Mit Salz und Pfeffer abschmecken und auf den Brennnesselblättern anrichten.

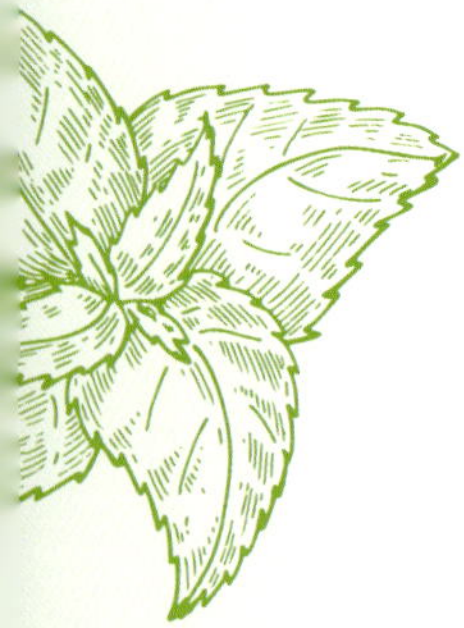

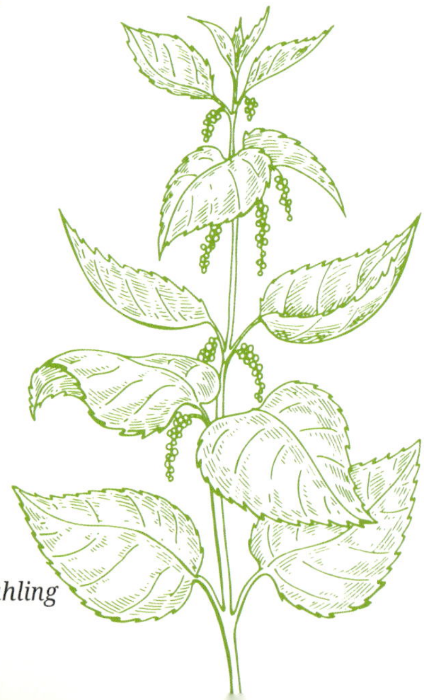

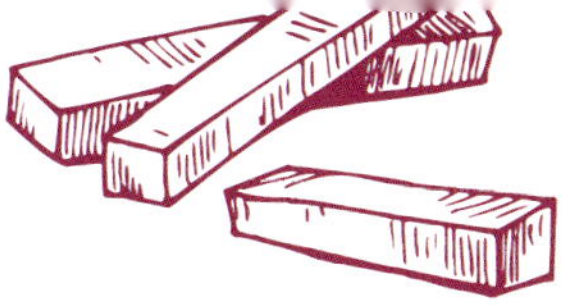

ABENDS

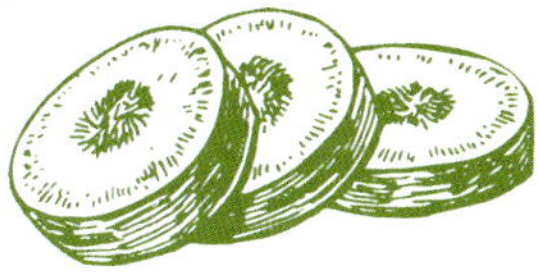

** Gemüsesticks mit Wildkräuter-Dips*

REZEPT

GEMÜSESTICKS

Zutaten

- *2 Karotten*
- *1 kleiner Kohlrabi*
- *5–6 Radieschen*
- *1 Stangensellerie*
- *etwas Rote Beete*
- *½ Salatgurke*

Zubereitung

1. *Gemüse waschen, putzen und in handliche und mundgerechte Sticks und Scheiben schneiden.*

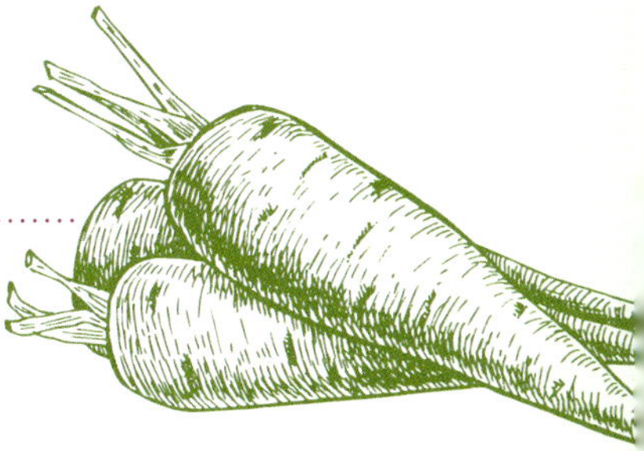

HÜTTENKÄSE-RAUKE-DIP

Zutaten

- *200 g Hüttenkäse*
- *1 kleine Handvoll Rauke*
- *abgeriebenen Schale von ½ Zitrone*
- *etwas Pfeffer*
- *1 Prise Kräutersalz*

Zubereitung

1. *Rauke waschen und sehr klein schneiden*
2. *Mit den anderen Zutaten vermischen und gut verrühren.*

Die Veganer unter uns können zum Beispiel auf einen herzhaft-fruchtigen Tomatendip mit Rauke oder/und scharfem Barbarakraut ausweichen.

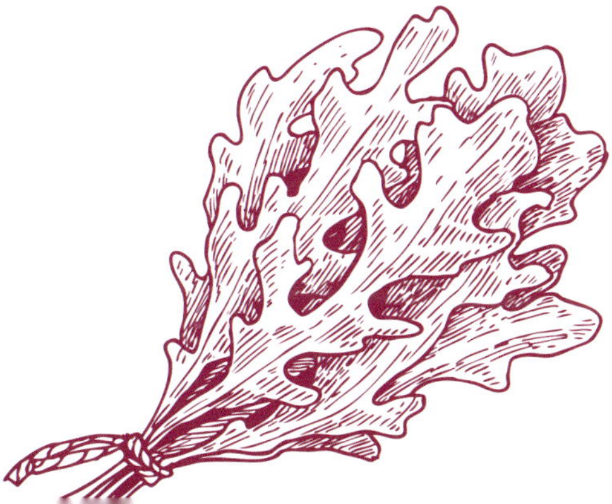

REZEPT

PAPRIKA-JOGHURT-DIP

Zutaten

- 150 g fettarmer Joghurt (oder Sojaghurt)
- 1 fein geschnittene Knoblauchzehe
- ½ geschnittener gelbe Paprika
- 1 EL süßes Paprikapulver
- 1 Prise Salz
- 1 Messerspitze gemahlener Kreuzkümmel

Zubereitung

1. Alle Zutaten miteinander vermischen und verrühren.

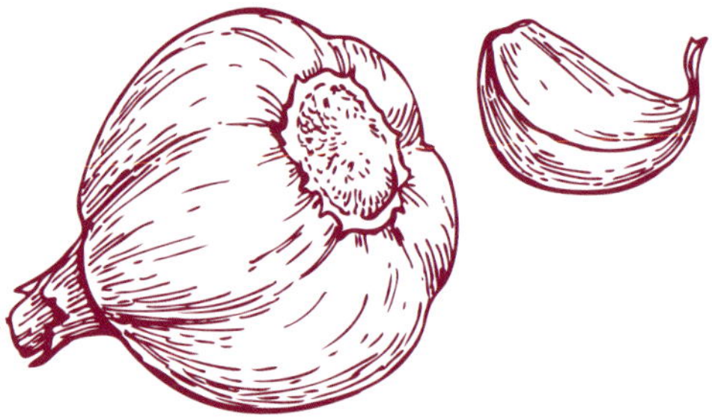

TAG 2
MORGENS

*** 1 Glas stilles Wasser &**
1 grüner Wildkräuter-Smoothie mit Birne

REZEPT

WILDKRÄUTER-SMOOTHIE

Zutaten

- 1 Handvoll junge Wildkräuter (siehe Tag 1)
- 2 kleine süßsaure Birnen
- ¼ Avocado
- Saft von ½ Zitrone
- Wasser nach Belieben

Zubereitung

1. Kräuter waschen und klein schneiden.
2. Die Birnen entkernen und mit Schale in kleine Stücke schneiden.
3. Die übrigen Zutaten dazugeben und alles im Mixer verquirlen.

REZEPT

WILDKRÄUTERSALAT MIT GEBRATENEM APFEL UND WALNÜSSEN

Zutaten

- 1 Handvoll gemischte Wildkräuter (der Hauptanteil sollte aus Rauke bestehen)
- 1 Handvoll Krachsalat
- 2 kleine Äpfel
- 6–9 Walnusshälften
- Saft von 1 Zitrone
- 1 EL Olivenöl
- Kräutersalz
- Pfeffer
- etwas Senf

Zubereitung

1. Die Walnusshälften in einer Pfanne ohne Fett rösten, bis sie angenehm zu duften beginnen.
2. Äpfel vierteln, entkernen und mit Schale in dünne Scheiben oder Schnitze schneiden.
3. Die Apfelscheiben in einer beschichteten Pfanne mit etwas Öl braten, bis sie leicht bräunlich werden.
4. Derweil die Kräuter waschen, klein schneiden und auf einem Teller anrichten.
5. Zitronensaft, Senf und Öl verrühren und mit Kräutersalz und Pfeffer abschmecken.
6. Salatsauce über den Salat geben und mit den Apfelscheiben und Nüssen belegen.

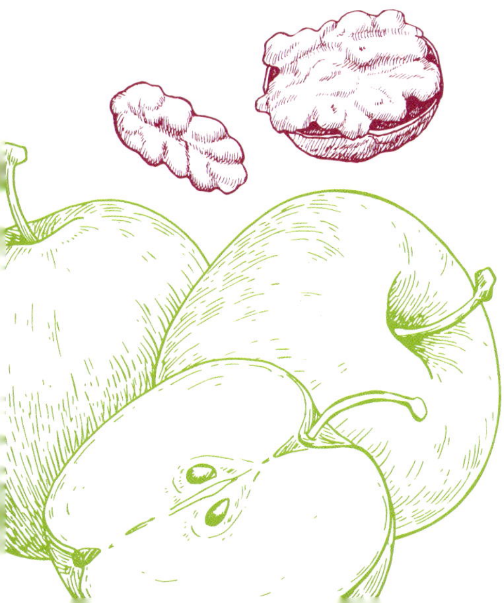

ABENDS

REZEPT

Gebratene Löwenzahnknospen mit Kiwischeiben auf Vollkornbrot

Zutaten

- *1 Handvoll Löwenzahnknospen (nur die Köpfchen, ohne Stiel und Blättchen)*
- *1 TL Semmelbrösel*
- *1 Zwiebel*
- *1 Kiwi*
- *1 große Scheibe oder 2 kleine Scheiben Vollkorntoast*
- *Olivenöl*
- *Salz*

Zubereitung

1. *Die klein geschnittene Zwiebel in etwas Olivenöl in einer Pfanne glasig dünsten.*
2. *Die Löwenzahnknopsen hinzufügen.*
3. *Semmelbrösel darüberstreuen und 1 Minute braten.*
4. *Mit Salz abschmecken.*
5. *Derweil das Vollkornbrot toasten und mit etwas Olivenöl beträufeln.*
6. *Die Kiwi in Scheiben schneiden und zusammen mit den Zwiebel-Löwenzahnknospen auf dem Vollkorntoast verteilen.*

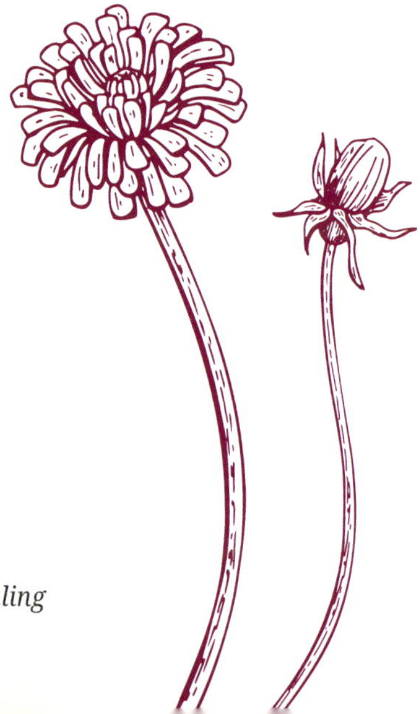

IMMER ZWISCHENDURCH FÜR TAG 1 UND TAG 2

* Stilles Wasser pur oder mit natürlichem Aroma, Kräutertee

Insgesamt 3 Liter stilles Wasser (in manchen Gegenden geht auch Leitungswasser) über den Tag verteilt trinken. Nicht jedem schmeckt das Wasser pur. Damit das Trinken leichtfällt, kann man alternativ Kräutertee verwenden oder das Wasser mit angequetschten Kräutern wie beispielsweise Pfefferminze und etwas Zitronensaft aromatisieren.

Hilfreiche Unterstützung

Der grüne Weg zum gesunden Körper sollte durch 3 weitere Verhaltensweisen unterstützt werden:

· *ausreichende Flüssigkeitszufuhr*
· *ausreichende Bewegung*
· *ausreichend viel Schlaf*

* Ausreichend Flüssigkeit

Häufig wird bei einer Diät jedes Gramm gezählt, dass man am nächsten Morgen weniger auf der Waage hat. Dieser Ehrgeiz kann dazu führen, dass die Flüssigkeitszufuhr drastisch runtergefahren wird, weil dann weniger Kilos auf der Waage angezeigt werden.

Unser Körper funktioniert aber nur einwandfrei, wenn er ausreichend mit gesunder Flüssigkeit versorgt wurde.

Gerade bei einer Diät sollten die Stoffwechselvorgänge reibungslos funktionieren, damit vor allem das Fett abgebaut, Vitamine und Mineralstoffe aufgenommen, Nahrung effektiv verdaut und die guten Bakterienstämme in unserem Darm, die uns gesund erhalten, optimal ernährt werden können.

Im Normalfall sollten es **1,5 bis 3 Liter pro Tag** sein, die wir in Form von Wasser oder Genusskräutertees, wie zum Beispiel Haustees (Zubereitung siehe Seite 231 ff) unserem Körper zur Verfügung stellen.

Am besten bereitet man dies am Anfang der Umstellung auf den grünen Weg schon am Morgen für den Tag vor, indem 3 Liter Wasser oder Tee bereitgestellt oder zur Arbeit mitgenommen werden. **Abends sollte dieser Vorrat geleert sein.**

Ärgern Sie sich nicht, wenn sie häufiger als sonst zur Toilette müssen, denken Sie an Ihre Nieren, die nun hervorragende Arbeit leisten und Giftstoffe und schädliche Bakterien schnell und unkompliziert entsorgen können.

* *Bewegung*

Unsere Organe, unser Stoffwechsel, unsere Muskulatur, eigentlich ist es unser gesamter Organismus, der leidet, wenn er nicht bewegt wird.

Gesundes Abnehmen ohne Bewegung geht nicht.

Eine Diät, die das verspricht, ist letztlich schädlich, da sie wahrscheinlich ausschließlich mit Verzicht auf Nahrung arbeitet.

Lebt man nach erfolgreicher Abnahme wieder normal, dann kommt es zum Jo-jo-Effekt und die Waage zeigt mehr Kilos an als vor der Diät. Warum? Ganz vereinfacht ausgedrückt: **Unser Körper sorgt damit für schlechte Zeiten vor, denn eine Verzicht-Diät ist für ihn eine schlechte Zeit gewesen.**

Er hatte für einen gewissen Zeitraum zu wenige Kohlenhydrate, zu wenig Fett, zu wenig Proteine, zu wenige Vitamine und nun, da wieder normal gegessen wird, muss er davon unbedingt etwas für schlechte Zeiten (die nächste Diät) auf die Seite packen .... das heißt als Fettpolster speichern und man nimmt zu = Jo-Jo-Effekt.

Der Trick für eine dauerhaft angemessene Figur ist eine ausgeglichene Ernährung mit ausreichend Vitaminen und Mineralstoffen, nicht hungern und regelmäßige Bewegung, da nur durch Bewegung der Grundumsatz an verbrauchten Kohlenhydraten steigt.

Nach ungefähr drei Monaten hat unser Körper diesen Mehrumsatz gespeichert und verbraucht diese Kohlenhydrate auch, wenn man sich für kurze Zeit nicht mehr zusätzlich bewegt oder bewegen kann oder wieder etwas mehr isst. Macht man eine zu lange Bewegungspause, pendelt sich der Körper wieder auf ein niedrigeres Niveau ein und man nimmt wieder leichter zu. Wir sind ein ganz energieeffizientes Gebilde, das nicht unnötig Energie verbraucht, wo es keine verbrauchen müsste. Wer das weiß, der kann der Gewichtszunahme gegensteuern.

Damit Bewegung nicht zur Qual wird, sollte es etwas sein, das Spaß macht und auch bei voller Berufstätigkeit funktioniert. Entscheidend ist nicht das Abrackern am Wochenende im Fitness-Studio oder das Absolvieren einer halben Marathonstrecke, sondern das **permanente Inanspruchnehmen und Bewegen** des Körpers, vor allem, wenn Sie den ganzen Tag stehen oder sitzen.

Gehen sie 5 Mal die Woche abends noch eine halbe Stunde zügig um den Block. Tun Sie so, als müssten Sie Ihren Körper Gassi führen. Mit einem Hund würden Sie das doch auch tun.

Wenn Sie Lust haben und den zügigen Spaziergang genießen, weil zum Beispiel das Wetter gerade so schön ist, dann gehen Sie einfach etwas länger und wenn Sie weniger Lust dazu haben, dann nehmen Sie das Fahrrad, gehen schwimmen oder zu Fuß einkaufen oder Ähnliches. Aber zeigen Sie Ihrem Körper, dass er gebraucht wird.

Und das möglichst oft und auch bei jedem Wetter, denn auch das Immunsystem wird dadurch zusätzlich perfekt trainiert. Das ist wichtig und hält sogar jung.

* Guter, gesunder Schlaf

Wer schlecht schläft, nimmt ganz schlecht bis gar nicht ab, ja es kann sogar zu einer Gewichtszunahme führen.

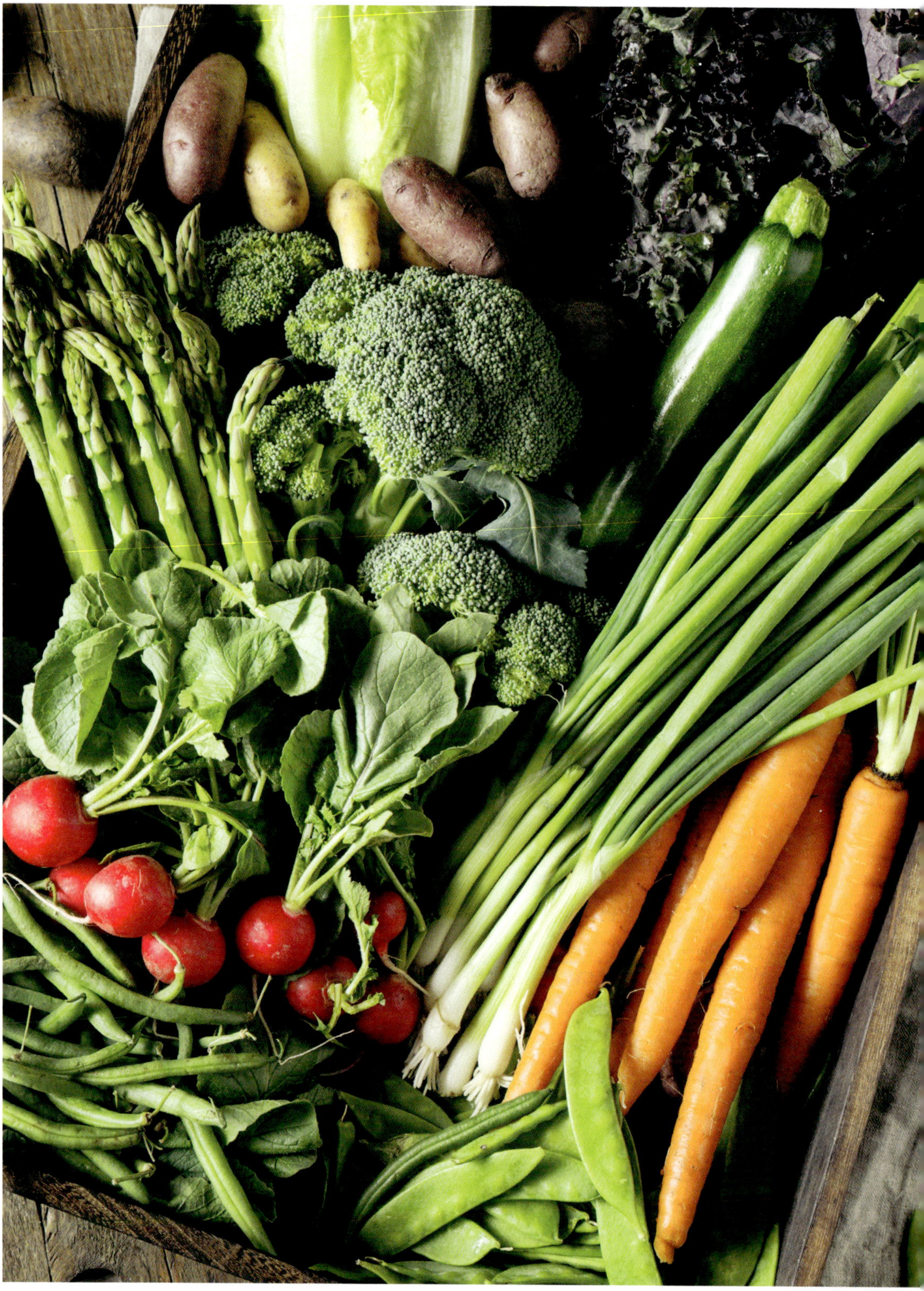

Mit grünem Gemüse entschlacken

Entschlackung, auch Detox genannt, ist in aller Munde. Aber was bedeutet es eigentlich, den Körper zu entschlacken?

Unter Schlacken versteht man Giftstoffe und schädliche Stoffwechselprodukte, die sich im Körper anreichern und ihm schaden können.

Der Begriff Schlacken stammt aus einer Zeit, da die Menschen noch mit Holzöfen geheizt haben und der menschliche Körper sehr häufig mit einer kompliziert arbeitenden, rauchenden Maschine verglichen wurde.

So wie beim Verbrennen von Heizmaterial in einem Ofen Rückstände, sogenannten Schlacken, entstehen und zurückbleiben, so müssten auch – nach damaliger Ansicht – durch die vielen Stoffwechselvorgänge in unserem Körper solche Rückstände entstehen, die man entfernen muss, damit alles wieder reibungslos verlaufen kann.

Schlacken wie bei der Ofenverbrennung entstehen in unserem Körper nicht. Es sind Abfallstoffe, die ständig aus unserem Körper ausgeschieden werden. Sie sammeln sich nicht an einem Ort an, wie bei einem Ofen. Trotzdem hat sich dieser Begriff etabliert, obwohl wir heute etwas anderes darunter verstehen. Entschlacken ist Entgiften.

Ursprünglich bezog man sich bei Entschlackungsmaßnahmen für den Organismus lediglich auf den Darm. Nach moderner Auffassung wird jedoch der gesamte Körper mit einbezogen – mit dem Ziel, ihn vitaler und gesünder zu machen und das Immunsystem zu stärken.

Generell ist der Körper in der Lage, die meisten Giftstoffe und Stoffwechselprodukte selbst zu entsorgen. *Diese hochkomplexe Aufgabe übernehmen sieben Entgiftungsorgane: Leber, Lunge, Lymphe, Blut (in diesem Fall wird auch Blut als Organ angesehen), Haut, Darm und die Nieren.*

Bei einer Entschlackungs-, bzw. Entgiftungskur wird diesen Entgiftungsorganen durch **Bewegung, genügend Flüssigkeitszufuhr und eine spezielle Ernährung** auf unterschiedlichste Weise geholfen, optimal arbeiten zu können.

* *Harntreibende Wirkung*

Zu den wichtigsten Entgiftungsorgananregern gehört Gemüse.

Da unsere Nieren den Säure-Basen-Haushalt im Gleichgewicht halten können, indem sie überschüssige Säuren über den Urin ausscheiden, ist es wichtig, sie in ihrer Tätigkeit zu unterstützen. Das funktioniert nicht nur durch eine ausreichende Zufuhr von Flüssigkeit, sondern auch durch bestimmte Gemüsesorten, die harntreibend wirken.

Der Spargel ist die Nummer 1 unter den nierenanregenden Gemüsen. Doch auch der zu den Gemüsen zählende **Rhabarber** und die **wilde Brennnessel** gehören dazu.

* *Unterstützende Wirkung*

Artischocken und Avocados regen die Tätigkeit der Leber an, ein Organ, das Gifte abbauen und neutralisieren kann und wie eine Art Kläranlage Gifte aus dem Blut filtert.

Kohl hilft durch den in ihm enthaltenen Schwefel, schädliche Chemikalien abzubauen, und entlastet dadurch unter anderem unsere Haut bei ihrer entgiftenden Aufgabe.

Brokkoli hilft der Lunge mit speziellen sekundären Pflanzenstoffen, ihre ausscheidenden Funktionen zu erfüllen.

* *Der helfende grüne Pflanzenfarbstoff*

Nicht zuletzt ist es auch der grüne Pflanzenfarbstoff Chlorophyll selbst, der die Ausleitung von Schwermetallen und Umweltgiften fördert.

Doch er kann noch viel mehr.

Chlorophyll sorgt für die Neubildung von roten Blutkörperchen im Knochenmark, was sich positiv bei Eisenmangel auswirken kann. Außerdem sorgen grüne Gemüsesorten durch ihr magnesiumhaltiges Chlorophyll für Ausgeglichenheit bei innerer Unruhe und wirken positiv auf das Herz-Kreislauf-System.

Muskelkrämpfen wird entgegengewirkt und letztlich sollen sogar Darmkrebszellen in ihrem Wachstum gehemmt werden können.

Wer also viel grünes Gemüse isst, der schützt und unterstützt effektiv die Entgiftungsorgane seines Körpers.

Neue Geschmackserlebnisse

Nicht zuletzt wirken auch die neuen Geschmackserlebnisse sehr anregend. Häufig erkunden wir neue, extravagante kulinarische Genüsse, indem wir auf exotische Gewürze und Gemüse zugreifen.

Wer aber hat schon einmal eine **Gundermann-Sahne, ein Giersch-Pesto, mild-zarten Brennnessel-Spinat** oder **scharf aromatischen Barbarakraut-Frischkäse** auf warmem, selbst gebackenem **Kräuterbrot** genossen? Es gibt noch so vieles im Bereich der Wildkräuterküche zu entdecken. Auch für Gäste wird so ein wildes Mahl frisch von der Wiese eine ganz neue Erfahrung sein. Also ran an die wilden Pflanzen und jetzt im Frühjahr so oft wie möglich.

REZEPT

BLUTREINIGEND, ENTZÜNDUNGSHEMMEND, STOFFWECHSELANREGEND

HERZHAFT-SCHARFER SCHNITTLAUCH-BARBARAKRAUT-QUARK

Zutaten

- *Jeweils ½ Handvoll frischer Schnittlauch & Barbarakraut*
- *250 g Quark*
- *etwas Milch, Salz und Pfeffer*

Zubereitung

1. *Die Kräuter abbrausen und klein schneiden.*
2. *Mit den übrigen Zutaten vermischen und mit Salz und Pfeffer abschmecken.*

REZEPT

FÜR DIE LUNGENENTGIFTUNG

GRÜNER GEMÜSETELLER MIT MANDEL-ORANGEN-SAUCE

Zutaten

- *1 Brokkoli*
- *eine Handvoll Grünkohlblätter*
- *100 g helles Mandelmus*
- *Saft 1 Orange*
- *½ abgeriebene Orangenschale*
- *1 TL Honig*
- *150 ml stilles Wasser*
- *Salz, Pfeffer*

Zubereitung

1. *Brokkoli und Grünkohl putzen und in mundgerechte Stücke schneiden.*
2. *Beides weich kochen.*
3. *Für die Sauce in einem Topf das Mandelmus mit dem Wasser und dem Orangensaft verrühren.*
4. *Die abgeriebene Schale von ½ Bio-Orange und den Honig dazugeben und erwärmen, nicht kochen lassen.*
5. *Anschließend die Sauce über das Gemüse geben.*

REZEPT

FÜR DIE DARMENTGIFTUNG

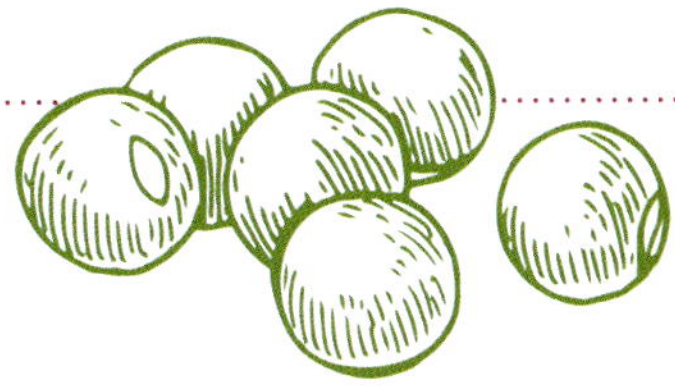

GRÜNE SUPPE

Zutaten

- *1 kleiner Romanesco*
- *1 Tasse grüne Erbsen*
- *3 EL Distelöl oder Butterschmalz*
- *2 Schalotten*
- *1 Tasse grüne Bohnen*
- *circa 10 Rosenkohlköpfchen*
- *ein paar Grünkohlblätter*
- *1½–2 l Gemüsebrühe*

Zubereitung

1. *Das Gemüse putzen und in mundgerechte Stücke schneiden.*
2. *Das Öl/Butterschmalz in einem Topf erhitzen und das Gemüse 3 Minuten darin unter Wenden dünsten.*
3. *Anschließend mit der Gemüsebrühe aufgießen und kochen lassen, bis das Gemüse weich ist.*
4. *Alles pürieren.*

APPETITANREGEND, VERDAUUNGSFÖRDERND, DESINFIZIEREND, STIMMUNGSAUFHELLEND

DOST*-BUTTER

Zutaten

- *1 Handvoll klein geschnittener frischer Dost*
- *250 g Süßmolkebutter*

Zubereitung

1. *Kräuter mit der Butter gut vermischen. Mit einer Gabel funktioniert es sehr gut.*

**Wilder Majoran*

REZEPT

FÜR DIE LEBERENTGIFTUNG

GEKOCHTE ARTISCHOCKE

Zutaten

- *2 Artischocken*
- *2 Schalotten*
- *3 EL Distelöl*
- *2 EL fruchtiger Essig, zum Beispiel Feigenessig*
- *1 TL scharfer Senf*
- *1 TL Agavendicksaft oder Honig*
- *Salz, Pfeffer*

Zubereitung

1. *Das trockene Ende des Artischockenstiels entfernen*
2. *Die Artischocken circa 45 Minuten kochen (je nach Größe; sie sollten weich sein)*
3. *Für die Sauce die Schalotten klein schneiden, die übrigen Zutaten dazugeben, verrühren und in ein Gefäß geben*
4. *Nun von den garen Artischocken die äußeren Blätter von unten her abziehen, in die Sauce tunken und das Weiche am Blattansatz ablutschen.*
5. *Werden die Blätter nach innen trocken, zupft man sie ab und legt sie beiseite, bis man am Artischockenboden angelangt ist*
6. *Dieser kann nun mit Sauce verspeist werden*

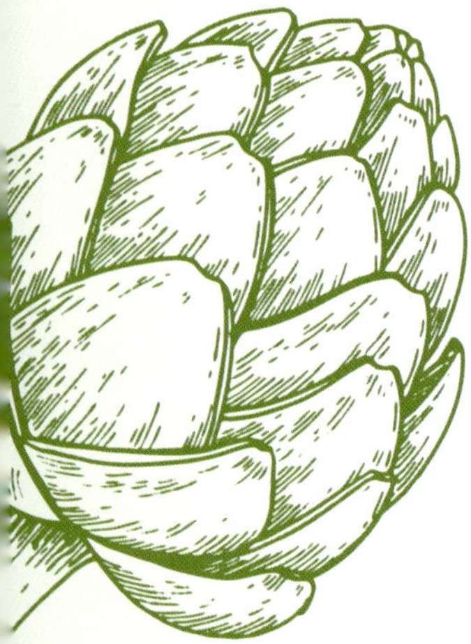

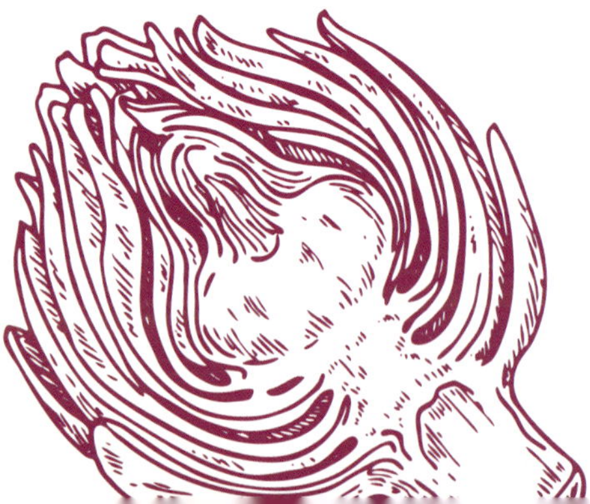

REZEPT

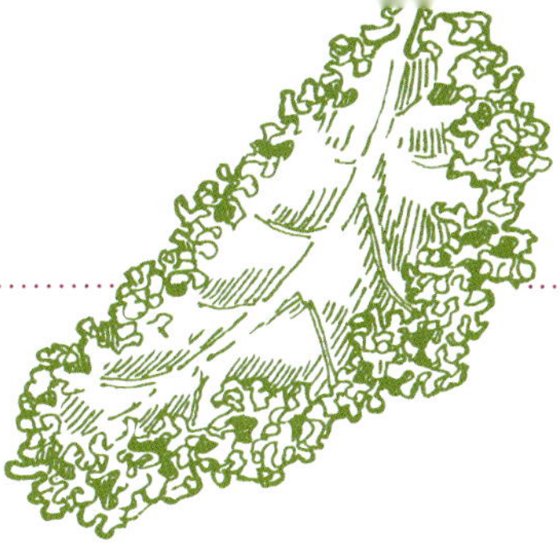

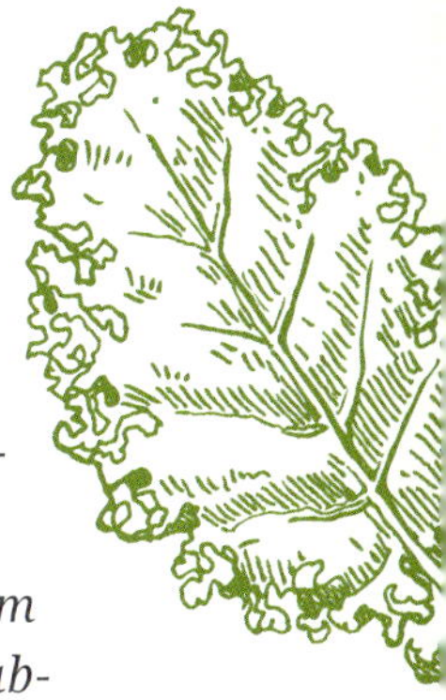

FÜR DIE HAUTENTGIFTUNG

GRÜNKOHL-SMOOTHIE

Zutaten

- *150 g Grünkohl*
- *1 Orange*
- *1 Banane*
- *etwas geriebener frischer Ingwer*
- *circa 250 ml stilles Wasser*

Zubereitung

1. *Grünkohl waschen, putzen und in kleine Stücke schneiden.*
2. *Die Kohlstückchen in heißem Wasser kurz blanchieren, abgießen und kalt abspülen.*
3. *Orange und Banane pellen und zusammen mit dem Kohl, dem Ingwer und dem Wasser im Mixer pürieren.*

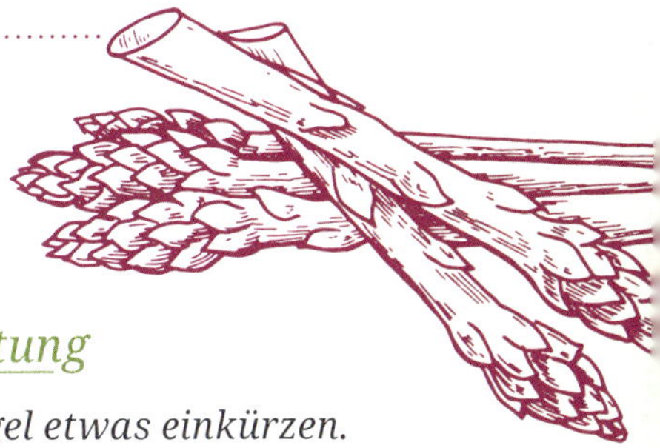

FÜR DIE NIERENENTGIFTUNG

GRÜNER SPARGEL

Zutaten

- *500 g grüner Spargel*
- *Saft einer Zitrone*
- *Mandelblättchen*

Zubereitung

1. *Den Spargel etwas einkürzen.*
2. *Die Spargelstangen in 2,5 cm lange Stücke schneiden und in kochendes Wasser geben.*
3. *Circa 5–10 Minuten kochen.*
4. *Abgießen, mit dem Saft der Zitrone beträufeln und mit gerösteten Mandelplättchen bestreuen.*

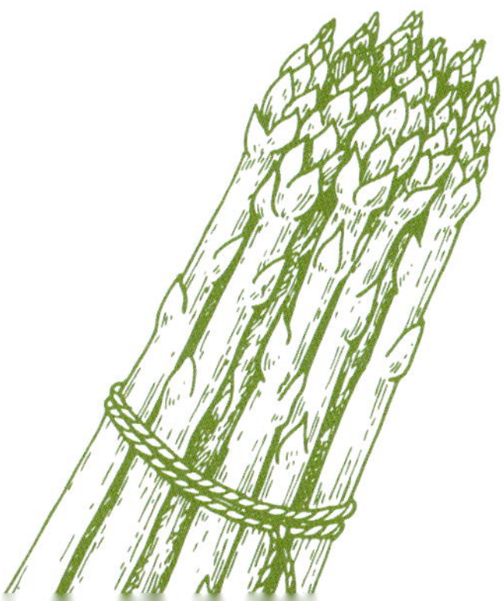

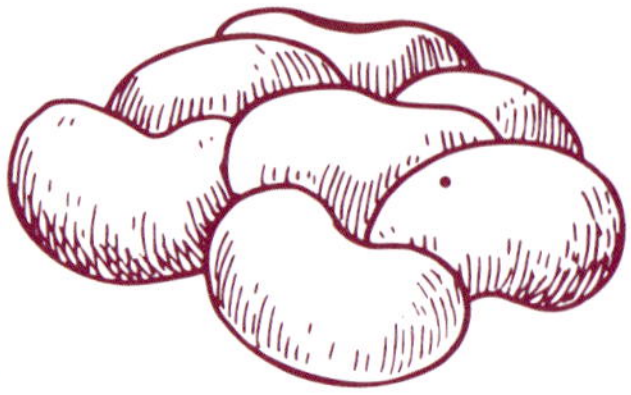

REZEPT

FÜR DIE ENTGIFTUNG DES LYMPHSYSTEMS

GURKEN-ERBSEN-BOHNEN-SALAT

Zutaten

- *½ Salatgurke*
- *100 g grüne Erbsen (TK)*
- *100 g grüne Bohnen*
- *Saft einer Zitrone*
- *2–3 EL Olivenöl*
- *50 g feine Kokosflocken*
- *1 TL Honig*
- *Salz, Pfeffer*

Zubereitung

1. *Die Gurke in dünne Scheiben hobeln.*
2. *Die Erbsen und Bohnen 10 Minuten kochen, abgießen und kalt abschrecken.*
3. *Ein Dressing aus dem Zitronensaft, Olivenöl, Kokosflocken, Salz und Pfeffer herstellen und das Gemüse damit vermischen.*
4. *Alle Gerichte können innerhalb einer Entgiftungskur oder wann immer man mag, zur Unterstützung der Entgiftungsorgane gegessen werden.*

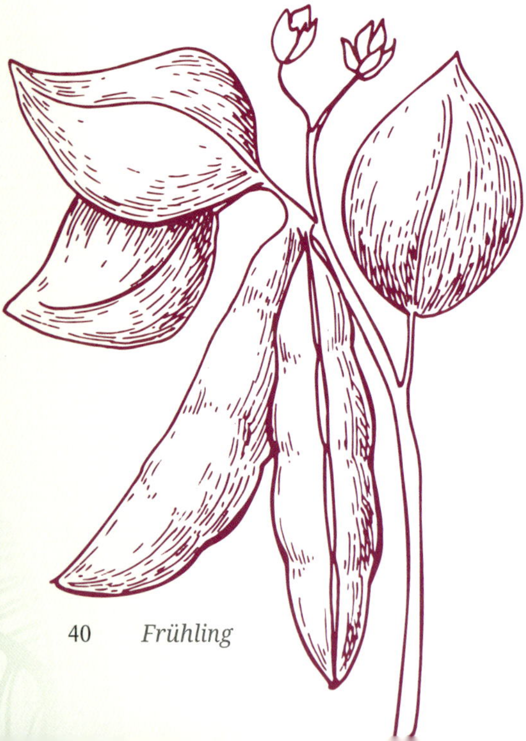

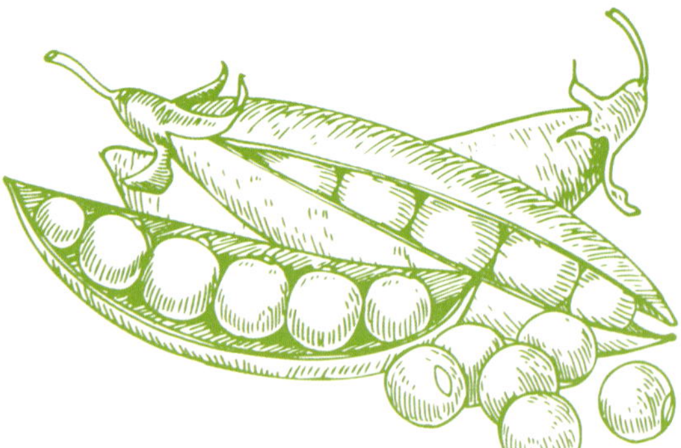

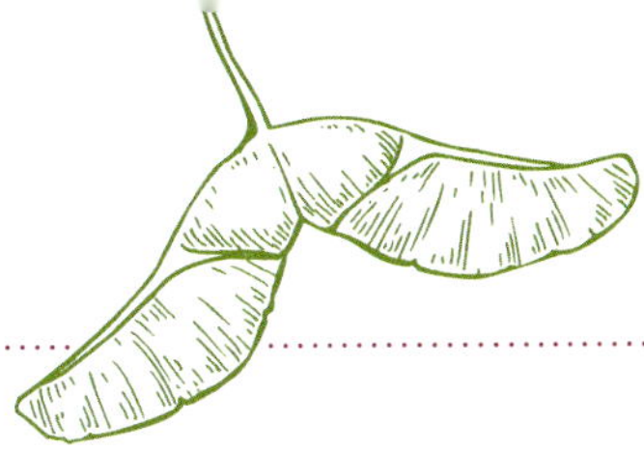

REZEPT

GRUNDREZEPT

AHORNKEIMLING-SALAT

Ahornkeimlinge sind eine gute Zutat für die Frühjahrskur, denn sie enthalten *Gerbstoffe, Flavonoide, viel Eisen, Magnesium, Kalium, Mangan, Kalzium und Eiweiß.*

Zur Mineralstoffanreicherung von Salaten, Suppen oder Gemüsegerichten

Zutaten

- *1 kleine Handvoll Ahornkeimlinge (bevorzugt von jüngeren Bäumen, da diese weniger Bitterstoffe eingelagert haben)*
- *½ Apfel*
- *etwas Butter oder Olivenöl*

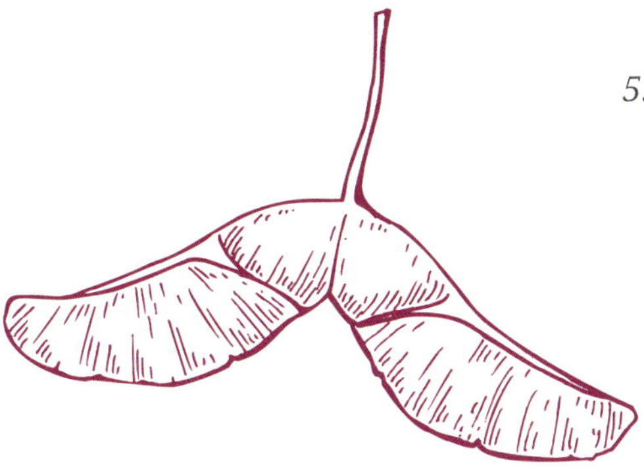

Zubereitung

1. *Keimlinge vorsichtig aus der Samenhülle lösen.*
2. *10 Minuten in Salzwasser einlegen und anschließend unter kaltem Wasser abbrausen.*
3. *Den Apfel in hauchdünne Scheiben schneiden und diese noch einmal stückeln.*
4. *Etwas Butter/Öl in der Pfanne erhitzen.*
5. *Apfelstückchen und Keimlinge unter ständigem Rühren anrösten.*

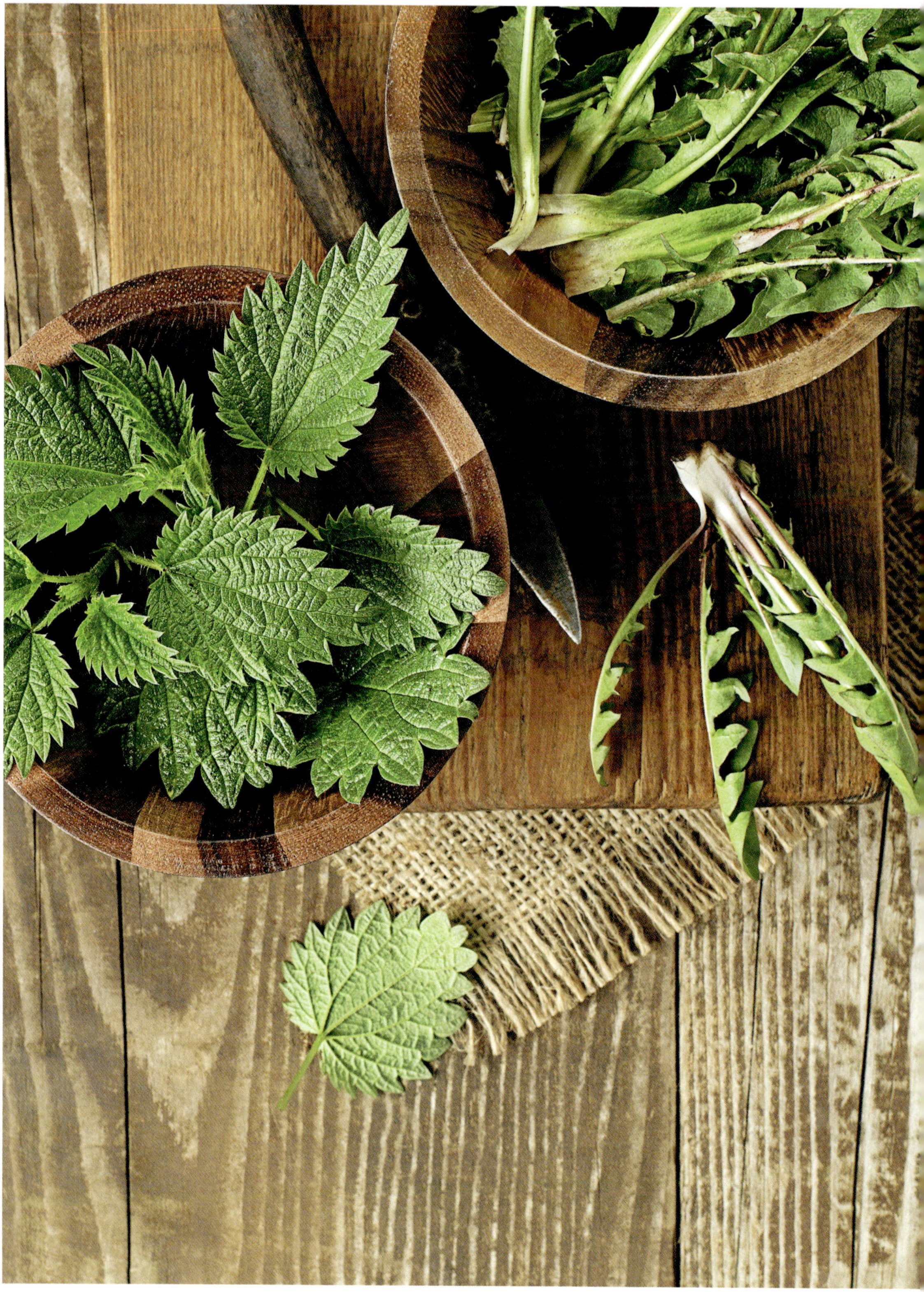

Der sanfte Weg die Nieren zu reinigen und zu unterstützen

Sobald von Entschlackung die Rede ist, kommen unsere Nieren ins Spiel. Sie sind neben Leber, Galle, Darm, Lunge und Haut die wichtigsten Entgiftungsorgane unseres Körpers.

Nieren regulieren den Flüssigkeitshaushalt, die Konzentration der Blutsalze und bilden zudem ein Hormon – das Erythropoetin –, das die Blutbildung anregt. Sie sorgen dafür, dass frisches Blut durch unsere Adern fließt. Aber das ist längst nicht alles.

Gerade im Frühling, wenn uns die ersten Sonnenstrahlen verwöhnen, beginnt unser Körper verstärkt das lebensnotwendige Vitamin D3 zu produzieren, welches einen großen Anteil an der Gesunderhaltung unserer Knochen hat. Dieses Vitamin können wir mit Hilfe von Sonnenlicht selbst herstellen (siehe auch Seite 82). *Erst in den Nieren wird das benötigte Vitamin D3 in seine wirksame Form umgewandelt.*

Die Durchspülungstherapie

Eine Durchspülungstherapie basiert primär auf reichlich zusätzlicher Flüssigkeitszufuhr, am besten Quellwasser, um Keime herauszuspülen. Bakteriellen Infektionen, entzündlichen Reizungen und Steinleiden wird vorgebeugt und eine uneingeschränkte Funktion der Nieren gewährleistet.

Zu beachten ist hierbei, dass nicht alle Menschen eine Erhöhung der Flüssigkeitsmenge im Körper gut vertragen. **So wird bei Hypertonie, Ödemen infolge eingeschränkter Herz- und Nierenfunktion oder bei Nierenversagen in der Schwangerschaft von einer Durchspülungstherapie abgeraten.**

Ansonsten sollte die Flüssigkeitszufuhr durch Quellwasser bei zusätzlichen **zwei bis drei Litern pro Tag** liegen, die gleichmäßig über den Tag verteilt getrunken werden.

Bei der Durchspülungstherapie wirkt allerdings nicht nur die erhöhte Flüssigkeitsmenge. Zusätzlich wird **circa ein Liter Kräutertee** aus Pflanzen zubereitet, die landläufig für eine blutreinigende Wirkung bekannt sind, die sogenannten *Aquaretika*.

* *Die Teekur*

Aquaretika enthalten beispielsweise ätherische Öle, welche die Nierendurchblutung steigern, oder Bitterstoffe (wie zum Beispiel Löwenzahn).

Die Brennnessel wirkt durch den hohen Anteil an Flavonoiden (gelbe Pflanzenfarbstoffe), die eine kapillarregulierende Wirkung haben, und zusätzlich wirken die enthaltenen antibakteriellen Inhaltsstoffe der Kräuter.

Eine Teekur mit solchen Kräutern (neun Kräuter für die Nieren) *sollte maximal vier bis sechs Wochen lang und nur ein bis zwei Mal im Jahr durchgeführt werden.* Die verwendeten Kräuter erhalten im Rahmen der Teekur eine wesentlich längere Zugzeit als üblicherweise, damit möglichst viele Inhaltsstoffe, zum Beispiel Flavonoide, herausgezogen werden können. Dadurch gleicht der Tee geschmacklich eher einer Medizin als einem Genussmittel. Eine Zugzeit von 20–30 Minuten ist jedoch ausreichend.

Der Tee sollte während der Zubereitung abgedeckt werden, damit nicht zu viele ätherische Öle entweichen können. Wenn es bei der Teezubereitung gut duftet, dann ist dies ätherisches Öl, das entweicht und für die Heilung verloren ist.

Ein zusätzliches Umrühren ab und an hilft, noch mehr Inhaltsstoffe zu lösen. *Klassische Durchspülungskräuter sind Brennnessel, Löwenzahn und Ackerschachtelhalm, Giersch, Birne, Vogelmiere, Gänseblümchen, Schlüsselblume und Thymian.*

REZEPT

ZUR GESUNDERHALTUNG DER NIEREN

TEEKUR

Zutaten

- *2 TL eines der neun Nierenkräuter (siehe Seite 48), zum Beispiel Birkenblätter*
- *250 ml Wasser*

ANWENDUNG

Mehrmals täglich 1 Tasse Tee bis zur Gesamtmenge von 1 Liter trinken. Nicht länger als 4–6 Wochen und nicht öfter als 1–2 Mal im Jahr anwenden.

Zubereitung

1. *Circa 2 TL des Krautes mit 250 ml heißem Wasser übergießen.*
2. *Abgedeckt 20–30 Minuten ziehen lassen.*
3. *Abseihen.*

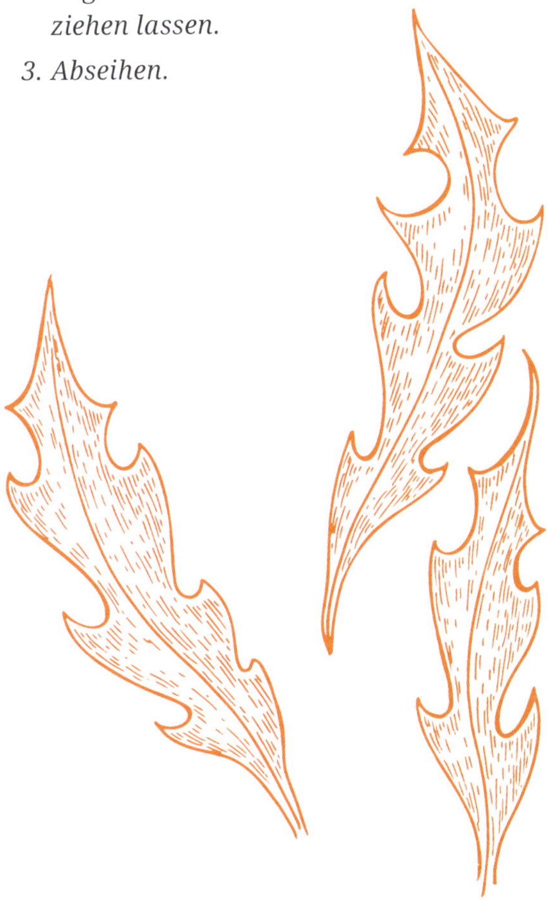

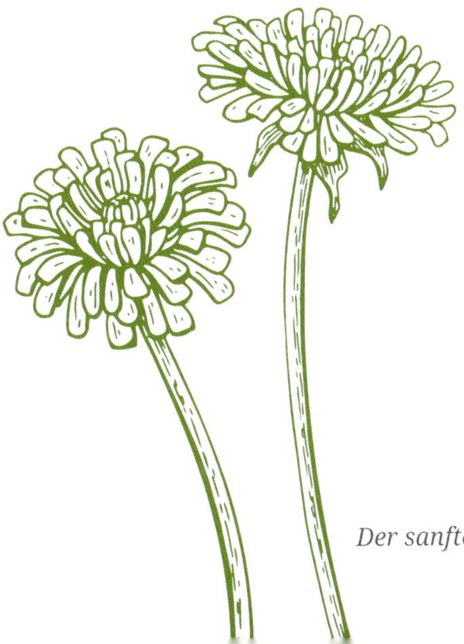

Die Frischsaftkur

Eine Frischsaftkur dauert in der Regel 4 Wochen. Hierbei wird kalter, gepresster Saft zur Entgiftung verwendet. Klassische entgiftende Frischsaftkurpflanzen sind *die Birke*, *die Brennnessel*, *der Ackerschachtelhalm* sowie *der Löwenzahn*.

Eine Woche lang wird aus jeweils einer dieser Pflanzen ein Presssaft hergestellt und ein Mal pro Tag werden 2–5 Esslöffel davon getrunken. Dann wird zur nächsten Pflanze gewechselt.

Zusätzlich wird auch hier die Flüssigkeitszufuhr durch Quellwasser deutlich erhöht.

REZEPT

FÜR DIE ENTGIFTUNG DER NIEREN

FRISCHER BRENNNESSEL-PRESSSAFT

Zutaten

- *Ausreichend Brennnesselblätter für 2–5 EL Brennnesselsaft*

ANWENDUNG

Anfänglich 2 EL Saft, dann über die Woche hinweg auf bis zu 5 EL Saft pro Tag steigern.

Nach 1 Woche zur nächsten Pflanze wechseln und genauso verfahren, bis 4 Wochen gefüllt wurden.

Zubereitung

1. *Für den Saft die Blätter reinigen und in einem Zentrifugalentsafter oder per Hand entsaften.*
2. *Den Saft mit etwas Wasser und Zitronensaft auffüllen.*

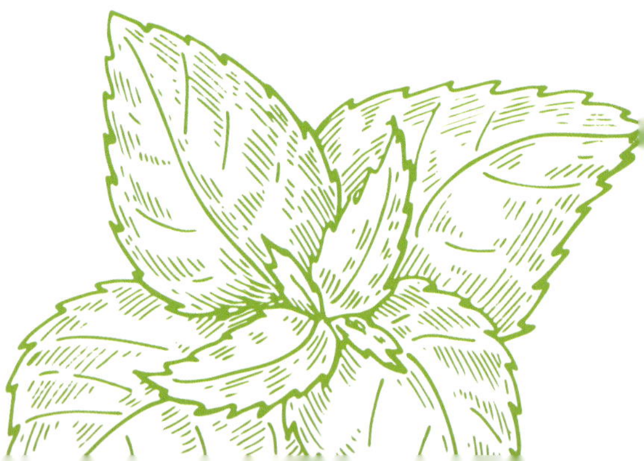

* Der Wilde Salat

Weniger intensiv als die Frischsaftkur, dafür aber das ganze Jahr über möglich sind Wildkräutersalate, die eine reinigende Wirkung haben.

Neben den oben genannten klassischen Kräutern wie Brennnessel und Löwenzahn kommen hier vor allem *der Giersch*, *das Gänseblümchen* und *die zarte Vogelmiere* zur Anwendung.

Zusätzliches Würzen mit *Thymiankraut* verleiht dem Salat eine keimtötende Wirkung und hilft unseren Nieren, gesund zu bleiben, da das im Thymian enthaltene ätherische Öl *Thymol* Entzündungen vorbeugt. Genauso wirkt es übrigens als Zusatzkraut im Entgiftungstee.

REZEPT

VITAMIN- & MINERALSTOFFREICH, LEICHT ENTWÄSSERND, ENTZÜNDUNGSHEMMEND & VERDAUUNGSANREGEND

WILDKRÄUTERSALAT

Zutaten

- *Giersch-, Brennnessel- und Löwenzahnblätter*
- *Gänseblümchenblüten*
- *Salat*

ANWENDUNG

Sooft man mag, eine Portion Wildkräutersalat verspeisen, am besten vor dem Essen.

Zubereitung

1. *Eine Handvoll Wildkräuter mit einer Handvoll Salatsorten mischen. Sauce nach Wahl.*

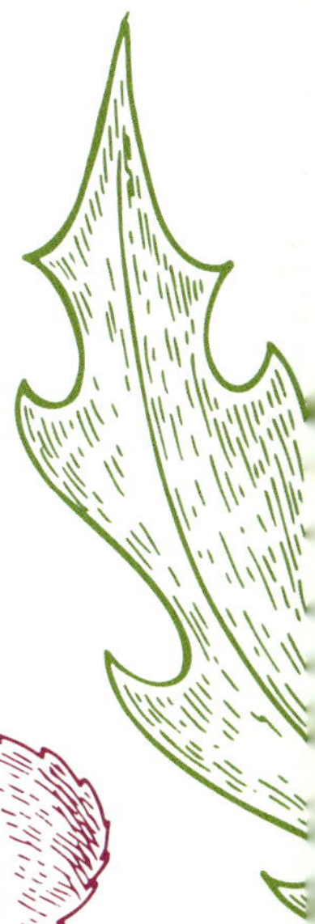

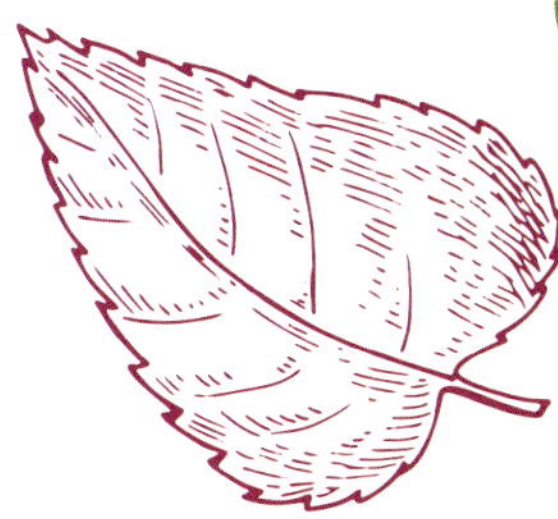

Die neun besten Frühlingskräuter für die Nieren

* **Brennnessel** *(Urtica dioica)*

Brennnesselkraut gehört zu den bekanntesten und am meisten verwendeten Pflanzen für eine Durchspülungstherapie. Nicht nur bei entzündlichen Erkrankungen der ableitenden Harnwege. Tee und der frische Presssaft halten Nieren und Blase gesund.

* **Giersch** *(Aegopodium podagraria)*

Gierschblätter-Tee hat eine leicht harntreibende und entzündungshemmende Wirkung. Die schmackhaften jungen Blätter können nahezu das ganze Jahr zur Stärkung der Nieren als Salat oder Suppengrün verwendet werden.

* **Löwenzahn** *(Taraxacum officinale)*

Löwenzahn enthält viel Kalium, das für die harntreibende Wirkung verantwortlich gemacht wird. Zusätzlich zur Durchspülung wirkt die gesamte Pflanze Entzündungen und der Steinbildung entgegen. Als Tee, Presssaft oder Salat ist er sehr vielseitig verwendbar.

* **Vogelmiere** *(Stellaria media)*

Dieses hübsche, fast unscheinbare Kraut wird nur noch in der Volksmedizin und der Homöopathie eingesetzt. Die frischen, blühenden oberirdischen Teile enthalten viel Kalium und Vitamin C, sodass sie sich für eine Durchspülungstherapie als Tee oder Salat sehr gut eignen.

* **Gänseblümchen** *(Bellis perennis)*

Die frischen, jungen Blätter haben eine stoffwechselanregende Wirkung, die auch die Entgiftungsorgane in Schwung bringen. Zudem wirken sie leicht harntreibend, sodass eine leichte Durchspülung der Nieren mit Gänseblümchentee möglich ist. Wirksam ist auch eine Tinktur aus den jungen Blättern.

** **Echte Schlüsselblume** (Primula veris)*

Seit Langem schon wird die Wurzel der Schlüsselblume aufgrund ihres Saponingehaltes als harntreibendes Mittel für eine Durchspülungstherapie verwendet. Auch die honigartig duftenden Blüten sind Bestandteil vieler Tees für Nieren und Blase.

** **Hängebirke** (Betula pendula)*

Aufgrund der in den Birkenblättern enthaltenen Flavonoide kommt es beim Trinken des Birkenblättertees zu einer vermehrten Wasser- und Elektrolytausscheidung, ohne die Nieren zu reizen. Birkenblättertee wirkt zudem antibakteriell.

** **Ackerschachtelhalm** (Equisetum arvense)*

Sowohl bei Nierengrieß und entzündlichen Erkrankungen der ableitenden Harnwege als auch zur Vorbeugung und Gesunderhaltung der Nieren wird traditionell in der Volksmedizin Ackerschachtelhalmtee empfohlen. Er enthält reichlich Kalium.

** **Thymian** (Thymus vulgaris)*

Thymiankraut ist aufgrund seines hohen Thymolgehaltes ein hochwirksames und schmackhaftes Beikraut für einen guten Durchspülungstee. Thymol wirkt keimtötend und hilft, Entzündungen vorzubeugen und sie zu heilen.

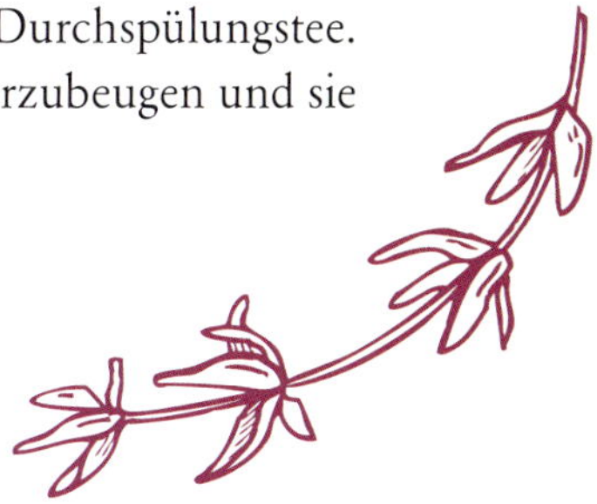

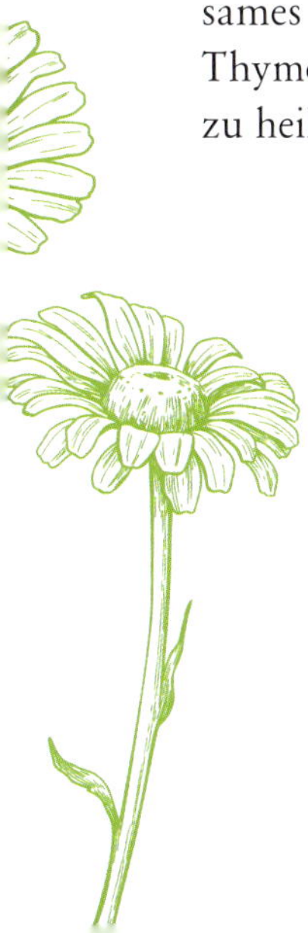

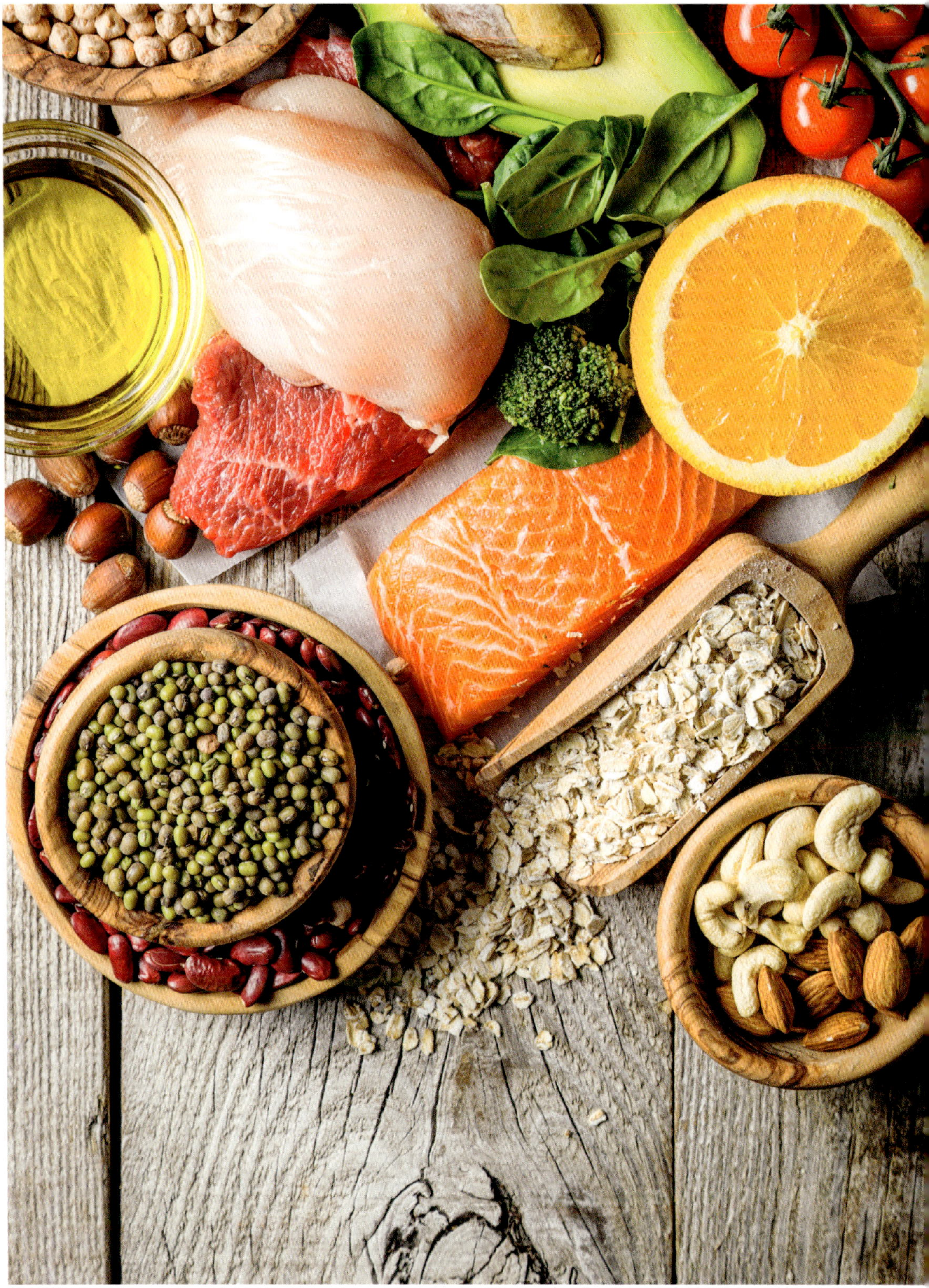

Harmonie für den Körper – Basisch ausgeglichen

Basisch oder sauer?

Der empfindliche Säure-Basen-Haushalt unseres Körpers hängt von der Balance unterschiedlicher pH-Werte im Körper ab. Mit unserer Ernährung tragen wir entscheidend dazu bei, ob diese Balance erhalten bleibt oder nicht.

** Es ist ganz leicht gesund und basisch zu essen.*

Säuren und Basen müssen im menschlichen Körper immer in einem ausgeglichenen Verhältnis vorhanden sein. Überwiegen auf Dauer die Säuren, dann kann dies zu ernsthaften Erkrankungen führen. Die ersten Anzeichen einer Übersäuerung können zum Beispiel **Kraftlosigkeit, Kopfschmerzen, Muskelverhärtungen, Sodbrennen und Magenbeschwerden** sein.

Aber auch das vermehrte Auftreten von Pilzerkrankungen und Allergien wird mittlerweile mit einer Übersäuerung des Körpers in Verbindung gebracht. *Vor allem leiden unsere Ausscheidungsorgane, wie beispielsweise die Nieren, die Leber, die Lunge und unsere Haut.*

Um sie in ihrer Arbeit zu unterstützen, ist es ratsam, sich gesund zu ernähren, denn eine Niere, die vor allem zur Entsäuerung des Körpers beiträgt, neigt ansonsten zu Nierensteinen.

Sauer ist nicht gleich sauer

Welche Lebensmittel zu den basenbildenden und welche zu den säurebildenden gehören, kann nicht am Geschmack festgestellt werden.

Eine saure Zitrone ist ein basisches Obst, süßer Zucker hingegen wirkt stark säurebildend auf unseren Organismus. Generell kann man sagen, dass alles, was eiweißhaltig ist, zu den Säurebildnern gehört.

Das sind vor allem alle tierischen Lebensmittel. In dieser Kategorie gibt es nur wenige schwach säuernde Produkte.

Säurebildende Lebensmittel enthalten zudem oft Schwefel, Phosphor oder Chlor.

Basische Nahrungsmittel entgegen weisen häufig organisch gebundene Mineralstoffe und Spurenelemente auf, die Säuren binden oder neutralisieren können, wie zum Beispiel Kalium, Kalzium und Magnesium.

Das richtige Verhältnis

Circa 70–80 % unserer Nahrung sollte basisch sein und 20–30 % säurebildend, denn dies entspricht ungefähr dem natürlichen Säure-Basen-Haushalt unseres Körpers.

Ideal wäre demnach ein Vollkornnudelgericht mit frischem Gemüse, wobei die Nudeln nur ⅓ des Gerichts ausmachen sollten.

Vollkornprodukte zählen zu den sogenannten guten Säurebildnern, die in Verbindung mit basenbildenden Nahrungsmitteln eine gesunde Mischung ergeben.

Zum Nachtisch gibt es leckeres Obst und das Mittagessen ist perfekt ausgeglichen.

Wer das richtige Mengenverhältnis von sauren und basischen Lebensmitteln beachtet, wird keine großen Probleme haben, seinen Säure-Basen-Haushalt in einem harmonischen Gleichgewicht zu halten.

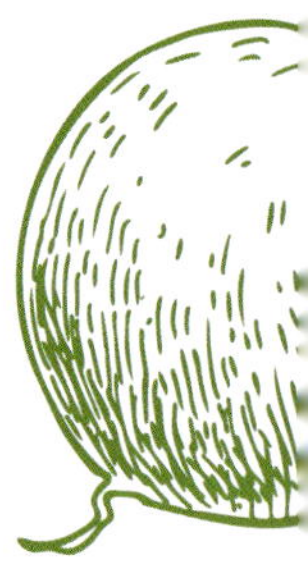

Basische Lebensmittel

Basenbildende Nahrungsmittel aktivieren die Basenbildung in unserem Körper und liefern basische Mineralstoffe.

* Basisches Obst

Die meisten Obstsorten wirken basisch, von schwach bis mittel zu stark ist alles dabei.
Äpfel, Ananas, Aprikosen, Avocados, Bananen, Birnen, Brombeeren, Clementinen, Datteln (frisch), Erdbeeren, Feigen, Grapefruits, Granatäpfel, Heidelbeeren, Himbeeren, Johannisbeeren, Khakifrüchte, Kirschen, Kiwis, Kumquats, Litschis, Limetten, Mandarinen, Mangos, Mirabellen, Nektarinen, Oliven, Orangen, Pampelmusen, Papayas, Pfirsiche, Pflaumen, Preiselbeeren, Physalis, Quitten, Rosinen, Sauerkirschen, Stachelbeeren, Weintrauben, Zitronen, Zwetschgen.

* Basisches Gemüse

Gemüse zählt zu den wichtigsten und gesündesten basischen Lebensmitteln.
Algen: Nori, Wakame, Chlorella, Spirunlina; Artischocken, Auberginen, Blumenkohl, Bohnen (grün), Brokkoli, Butterrüben, Chicorée, Chinakohl, Erbsen (frisch), Fenchel, Frühlingszwiebeln, Grünkohl, Gurken, Honigmelonen, Karotten, Kartoffeln, Knollensellerie, Knoblauch, Kohlrabi, Kürbis (alle Sorten), Lauch, Mangold, Navets-Rübchen, Okraschoten, Paprika, Pastinaken, Petersilienwurzel, Radieschen, Rote Beete, Rotkohl, Schalotten, Schwarzer Rettich, Schwarzwurzeln, Spargel, Spitzkohl, Staudensellerie, Stielmus, Süßkartoffeln, Tomaten, Topinambur, Wassermelonen (zählen zu Gemüse), Weißkohl, Wirsing, Zucchini, Zuckererbsen, Zuckerschoten, Zwiebeln.

* Süßungsmittel

Es gibt nur wenige Süßungsmittel, die keine starken Säurebildner sind.
Stevia (frische oder getrocknete Blätter oder grünes Pulver), Dicksaft aus Trockenfrüchten und Wasser, selbst gemacht.

* Sprossen und Keimlinge

Sprossen und Keimlinge enthalten sehr viele gut säurebindende Mineralstoffe und Spurenelemente.
Alfalfa, Bockshornklee, Braunhirse, Brokkoli, Dinkel, Gerste, Hirse, Leinsamen, Linsen, Mungobohnen, Radieschen, Rauke (Rucola), Roggen, Rotkohl, Senf, Sonnenblume, Weizen.

* Basische Getränke

Getränke ohne Teein, Koffein, Zucker und Alkohol sind geeignete basische Durstlöscher.
Früchtesmoothies, Grüne Smoothies aus Kräutern (selbst gemacht), Kräutertees, Proteinshakes (selbst gemacht), Wasser ohne Kohlensäure mit Apfelessig oder frischem Zitronensaft, Ingwerwasser.

* Pilze

Diese Pilzarten können zu einem ausgeglichenen Säure-Basen-Haushalt beitragen:
Austernpilze, Champignons, Egerlinge, Herbsttrompeten, Krause Glucke, Morcheln, Pfifferlinge, Portabella-Pilze, Shiitake, Trüffeln.

* Nüsse, Samen und Co.

Sie enthalten einen sehr hohen Anteil an gut säurebindenden Inhaltsstoffen.
Anissamen, Blütenpollen, Erdmandelflocken, Esskastanien, Fenchelsamen, frische Walnüsse, Brottrunk, Leinsamen, Mandeln, Mandelmus, Sesam.

* Salate und Kräuter

Die große basische Gruppe der Salate und Kräuter bringt Vielfalt ins tägliche Essen.
Artischockenkraut, Augentrost, Basilikum, Bataviasalat, Bibernelle, Birkenblätter, Bohnen, Bohnenkraut, Borretsch, Brennnessel, Brombeerblätter, Brunnenkresse, Chicorée, Chinakohl, Dill, Eichblattsalat, Eisbergsalat, Eisenkraut, Endiviensalat, Feldsalat, Frauenmantelkraut, Frisée, Gänseblümchen, Gartenkresse, Gewürznelken, Giersch, junger Spinat, Hagebuttenschalen, Heidekraut, Heidelbeerblätter, Himbeerblätter, Holunderblüten, Kamille, Kapern, Kreuzkümmel, Kümmel, Kurkuma, Labkraut, Lattich, Lavendelblüten, Liebstöckel, Lindenblüten, Löwenzahn, Lollo-Salate, Lorbeer, Lungenkraut, Majoran, Malvenblätter, Mariendistel, Meerrettich, Melde, Melissenblätter, Muskat, Odermennig, Oregano, Portulak, Petersilie, Pfeffer, Pfefferminze, Piment, Queckenwurzel, Quendel, Ringelblumenblüten, Romanasalat, Rosenblütenblätter, Rosmarin, Rucola, Safran, Salbei, Sauerampfer, Schafgarbe, Schnittlauch, Schwarzkümmel, Sellerieblätter, Spitzwegerich, Stiefmütterchenkraut, Thymian, Vanille, Verbenenkraut, Wacholderbeeren, Walnussblätter, Weinblätter, Wermut, Winterkresse, Ysopkraut, Zimt, Zitronenmelisse.

Säurebildende Lebensmittel

Grundsätzlich sind alle Lebensmittel, die *Eiweiß* enthalten, Säurebildner. Zu einer gesunden Ernährung gehören allerdings die sogenannten guten Säurebildner dazu.

* Gute Säurebildner

Säurebildende Lebensmittel, die nur wenig Säure bilden und eine große Menge Vitalstoffe liefern, gehören zu einer vollwertigen Kost dazu.
Amarant, Buchweizen, Bulgur, Couscous, dunkle Schokolade, Erdnüsse (ohne Salz und Öl), Haferflocken, Hirse, Hülsenfrüchte, Kokosblütenzucker in geringen Mengen, Mais, Nüsse, Ölsaaten, Quinoa, Tofu in Bioqualität, Vollkorngetreide, Vollkornreis.

* Getränke

Grüntee, Lupinenkaffee, Matcha, pflanzliche Drinks zum Beispiel aus Hafer, Soja oder Reis.

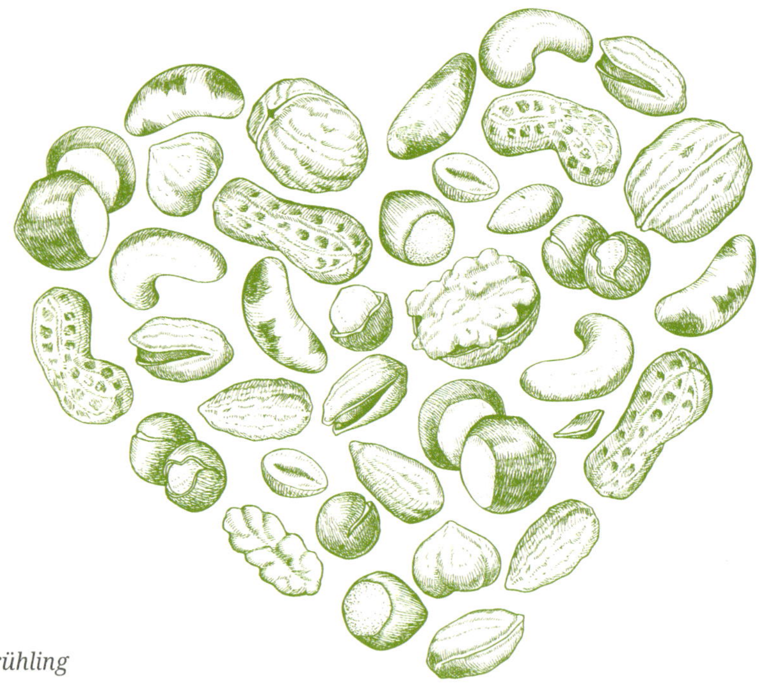

* Schlechte Säurebildner

Einige Lebensmittel wirken nicht nur sauer, sondern entziehen dem Körper auch wertvolle Mineralien.
Dicksäfte (nicht selbst gemacht), Honig, Eier, Essig, Fleisch, Fleischbrühe, Wurst, Fisch, Meeresfrüchte, Getreideprodukte, glutenhaltige Produkte, Ketchup, Milchprodukte, Sauerkonserven, Senf, Sojaprodukte (stark verarbeitet), Speiseeis, Süßungsmittel, Zucker.

* Getränke

Alkohol, Abnehmdrinks, Früchte- und Schwarztee, Getreide- und Instantkaffee, Kaffee (auch koffeinfreier), kohlensäurehaltige Getränke (auch Mineralwasser), Milch, Milchshakes, Proteindrinks, Softdrinks.

* Neutrale Lebensmittel

Manche Nahrungsmittel sind nur sehr schwach säurebildend.
Butter, Butterschmalz (Ghee), Sahne in Bio-Qualität.

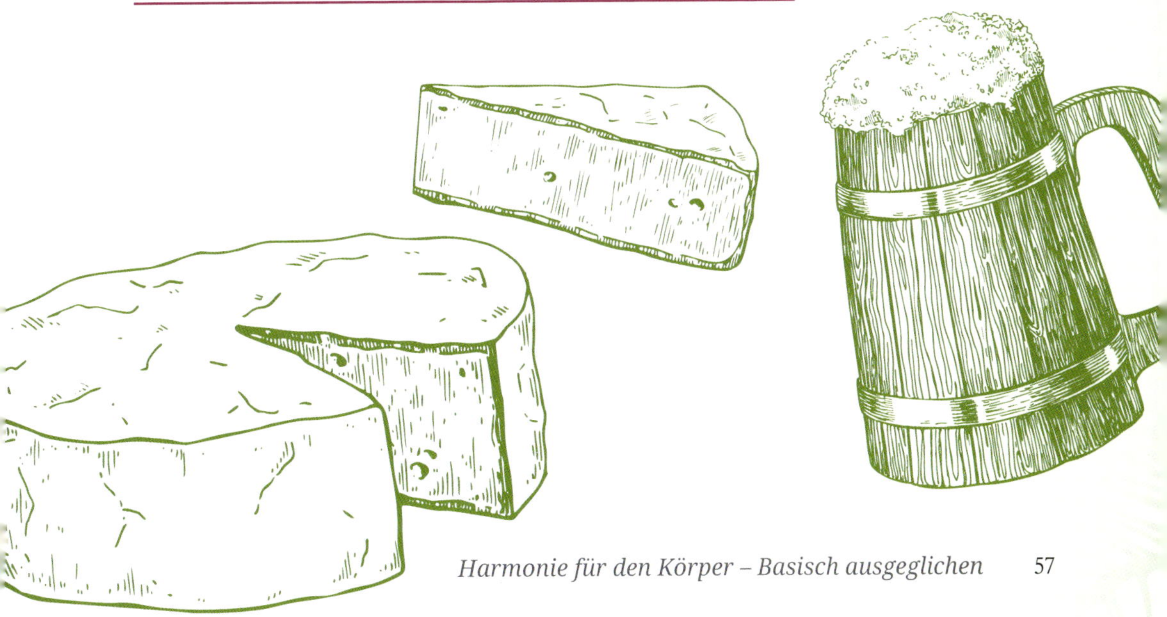

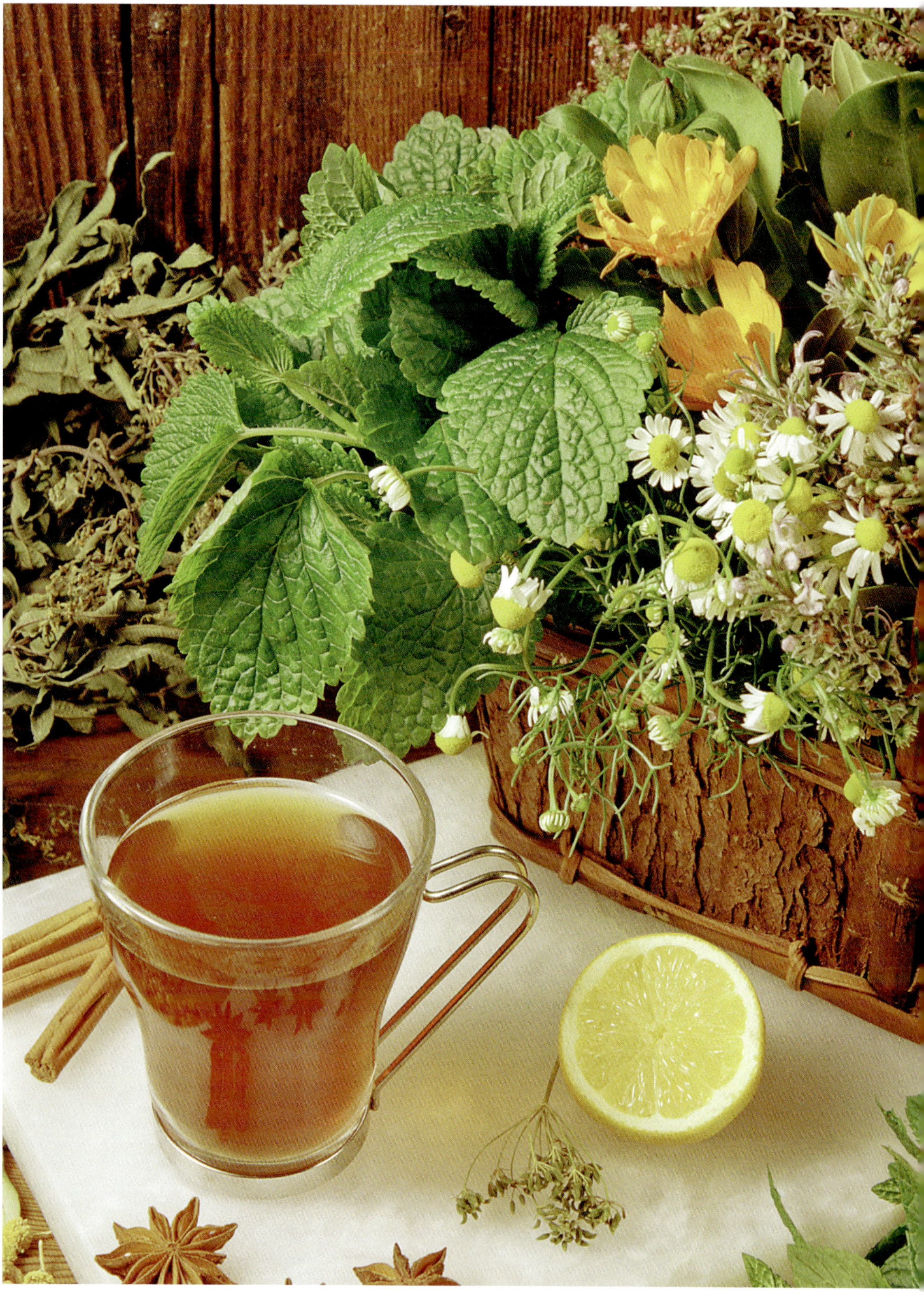

Basentees selber mischen

Kräutertee zählt zu den klassischen basischen Getränken, die eine Basenkur in ihrer Wirkung nicht nur unterstützen, sondern auch in vielerlei Hinsicht darüber hinaus wohltuend auf den Körper wirken.

Während einer Basenkur sollte dem Organismus genauso viel Flüssigkeit zugeführt werden wie unter normalen Umständen auch. Allerdings müssen die Getränke, die während dieser Zeit für die nötige Flüssigkeit sorgen, basisch sein.

Hierzu zählen Quellwasser und stilles Wasser sowie Kräutertee in vielen Variationen, nicht jedoch sprudelndes Mineralwasser.

Der Basentee-Klassiker

Der Heilpraktiker Matthias Leisen (1879–1940) leitete in den 1920er-Jahren die Kurabteilung einer Klinik im rheinland-pfälzischen Bad Bodendorf an der Ahr.

Sein Hauptaugenmerk lag auf den sogenannten *schlackenbedingten Erkrankungen*. Seine Erfahrungen mit über 150 verschiedenen Pflanzen sind dokumentiert.

49 Kräuter hat Matthias Leisen schließlich zu einem entschlackenden Basentee zusammengestellt. Die meisten käuflichen Tees beruhen auch heute noch auf diesem Rezept. Häufig wird er sogar als Leisen-Basen-Tee angeboten.

Für wissenschaftlich orientierte Pharmazeuten ist die Vielzahl der verwendeten Pflanzen nicht nachzuvollziehen. Doch die jahrzehntelange Anwendung des Kräutergemischs bekräftig die besondere Wirksamkeit des mittlerweile zum Klassiker gewordenen Basentees des Heilpraktikers von der Ahr.

** Die 49 Leisen-Kräuter:*

Seit den 1920er-Jahren bilden die 49 Entschlackungskräuter des Heilpraktikers Matthias Leisen den klassischen Basentee. Er besteht aus folgenden Heilpflanzen:

Melissenblätter, Lungenkraut, Lindenblüten, Malvenblätter, Hagebuttenschalen, Birkenblätter, Heidelbeerblätter, Brombeerblätter, Himbeerblätter, Walnussblätter, Kümmel, Zimtrinde, Frauenmantelkraut, Holunderblüten, Löwenzahnwurzel und -kraut, Spitzwegerichkraut, Stiefmütterchenkraut, Fenchel, Anis, Süßholzwurzel, Ehrenpreiskraut, Labkraut, Artischockenkraut, Lavendelblüten, Salbei, Augentrost, Brennnesselblätter, Eisenkraut, Ysopkraut, Koriander, Kerbel, Queckenwurzel, Ringelblumenblüten, Kornblumenblüten, Ingwerwurzel, Rosenblütenblätter, Sellerieblätter, Schnittlauch, Majoran, Rosmarinblätter, Bärlauchkraut, Basilikumkraut, Bohnenkraut, Dillkraut, Estragonkraut, Liebstöckelblätter und Rosenblätter.

Basische Kräuternatur

Die meisten Kräuter sind basischer Natur. Sie enthalten Spurenelemente und Mineralien, die helfen, Säuren zu neutralisieren und unsere Ausscheidungsorgane zu stimulieren, vermehrt Gifte, Abfallstoffe und Säuren auszuscheiden.

Vor allem unsere Nieren tragen dazu bei, überschüssige Säuren loszuwerden. Aus diesem Grund ist unser Urin sauer. Teststreifen, die man in den Urin tauchen soll, um zu sehen, ab wann man sich basisch ernähren soll, sind insofern sinnlos.

Zeigen sie einen sauren Wert an, so heißt das nur, dass unsere Nieren ihre Arbeit gut verrichten und Säuren ausscheiden. Es heißt nicht, dass man fortan ausschließlich basisch essen sollte.

Alles, was die Nieren nicht verstoffwechseln können, muss auf einem anderen Weg ausgeschieden oder umgewandelt werden.

Hier kommen Kräuter mit ihren speziellen Inhaltsstoffen ins Spiel.

Gute Mischungen

Eine gute Basenteemischung sollte zum einen Kräuter beinhalten, die basisch wirkende Mineralien aufweisen, wie beispielsweise Kalium, Magnesium oder Kalzium.

Zum anderen Pflanzen, die eine anregende Wirkung auf unsere Ausscheidungsorgane, vor allem unsere Nieren, ausüben. Hierzu gehören alle harntreibenden Kräuter, wie zum Beispiel die *Brennnessel*.

Zuletzt kann eine basische Teemischung auch Pflanzen enthalten, die einen bestimmten anderen Effekt haben: Beruhigende Kräuter für den Abend, anregende für den Morgen, neutrale für einen basischen Haustee ergeben schließlich spezielle basische Tees, die mehr können als ausschließlich entschlacken.

Das gehört nicht in einen basischen Tee

In eine basische Teemischung gehören keine Kräuter oder Pflanzenteile, die säurebildender Natur sind. Aus diesem Grund sollte man auch auf eine Beimischung von Schwarzem Tee, Grünem Tee oder Roibusch verzichten. Häufig liest man, dass Grüner Tee basisch sei. Das ist er nicht, da er Teein enthält, das genau wie Koffein säurebildend ist. Er ist zwar nicht stark säuernd wie Kaffee, aber auf keinen Fall basisch.

Wer unbedingt einen süßen Tee trinken möchte, der kann 2–3 Steviablätter in die Kräutermischung geben. Dann behält der Tee seine basische Natur.

Genau wie weißer Zucker ist auch Alkohol ein stark säurebildendes Produkt, sodass ein Schuss Kräuterschnaps in einem basischen Tee nichts verloren hat.

Die Möglichkeiten, sich einen köstlichen und hilfreichen Basentee zusammenzustellen, sind jedoch so zahlreich, dass man getrost auf die wenigen Ausnahmen verzichten kann.

REZEPT

WOHLFÜHLTEE, DER AUCH BEI STRESS & UNRUHE HILFT

ALLGEMEINER HAUS-BASENTEE

Zutaten

- Gleiche Teile von Melissenblätter, Himbeerblätter, Rosenblütenblätter, Hopfendolden, Zitronenverbeneblätter
- 250 ml Wasser

Zubereitung

1. 2 TL der Mischung mit 250 ml heißem Wasser übergießen.
2. 10 Minuten ziehen lassen.
3. Abseihen.

ANWENDUNG

1–3 Tassen Tee pro Tag bei Stress, Unruhe oder einfach nur zum Wohlfühlen und Runterkommen warm, in kleinen Schlucken trinken.

MAGENBERUHIGENDER BASENTEE

Zutaten

- Pfefferminz- und Brombeerblätter
- Kamillenblüten
- Anissamen
- Fenchelfrüchte
- 250 ml Wasser

ANWENDUNG

Bei Bedarf 1–3 Tassen Tee pro Tag trinken.

Zubereitung

1. Die Anissamen und Fenchelfrüchte mit einem Teelöffel oder Möserstößel anquetschen.
2. 1 TL der Mischung in eine Tasse geben.
3. Alles mit 250 ml heißem Wasser überbrühen.
4. 10 Minuten abgedeckt ziehen lassen und abseihen.

REZEPT

GUTEN-MORGEN-BASENTEE

Zutaten

- Je 2 EL Pfefferminzblätter, Rosmarin, Rosenblüten-, Himbeer- und Salbeiblätter (jeweils getrocknet)
- 250 ml Wasser

ANWENDUNG

1 Tasse Tee in kleinen Schlucken vor dem Frühstück warm trinken.

Zubereitung

- Jeweils 2 EL einer jeden Zutat in eine Schale geben, mit den Fingern grob zerkrümeln und mischen.
- 1 TL der Mischung mit 250 ml heißem Wasser übergießen.
- 10 Minuten ziehen lassen.
- Abseihen.

GUTEN-ABEND-BASENTEE

Zutaten

- Je 2 EL Melissenblätter, Kamillenblüten, Hopfendolden
- ca. 2–3 cm Zimtrinde oder 1 Msp. gemahlenen Zimt
- 250 ml Wasser

ANWENDUNG

1 Tasse Tee eine halbe Stunde von dem Schlafengehen in kleinen Schlucken warm trinken.

Zubereitung

1. Jeweils 2 EL einer jeden Zutat in eine Schale geben, mit den Fingern grob zerkrümeln und mischen.
2. 1 TL der Mischung mit 250 ml heißem Wasser übergießen.
3. 10 Minuten ziehen lassen.
4. Abseihen.

REZEPT

BEI ANTRIEBSLOSIGKEIT, STRESS ODER INNERER UNRUHE

ANREGENDER BASENTEE

Zutaten

- *Je 2 EL Brennnessel- und Pfefferminzblätter, Weißdornblüten und -blätter, Lindenblüten, Eukalyptus- und Rosmarinblätter*
- *250 ml Wasser*

ANWENDUNG:

1–3 Tassen Tee über den Tag verteilt trinken.

Zubereitung

1. *Jeweils 2 EL einer jeden Zutat in eine Schale geben, mit den Fingern grob zerkrümeln und mischen.*
2. *1 TL der Mischung mit 250 ml heißem Wasser übergießen.*
3. *10 Minuten ziehen lassen.*
4. *Abseihen.*

BEI PRÜFUNGSSTRESS ODER STRESS BEI DER ARBEIT & WENN DER KOPF NICHT ZUR RUHE KOMMT

NERVENBERUHIGENDER BASENTEE

Zutaten

- *Je 2 EL Melissen-, Himbeer-, Rosenblüten- und Zitronenverbeneblätter, Hopfendolden*
- *250 ml Wasser*

ANWENDUNG

1–3 Tassen Tee warm und in kleinen Schlucken über den Tag verteilt trinken.

Zubereitung

1. *Jeweils 2 EL einer jeden Zutat in eine Schale geben, mit den Fingern grob zerkrümeln und mischen.*
2. *1 TL der Mischung mit 250 ml heißem Wasser übergießen.*
3. *10 Minuten ziehen lassen und abseihen.*

REZEPT

ENTSPANNENDER UND WÄRMENDER TEE

Zutaten

- 3 frische, kleine Scheiben Ingwer
- Je 2 EL getrocknete Lavendelblüten, Melissen- und Zitronenverbeneblätter
- 250 ml Wasser

Zubereitung

1. Jeweils 2 EL einer jeden Zutat in eine Schale geben, mit den Fingern grob zerkrümeln und mischen.
2. 1 TL der Mischung mit 250 ml heißem Wasser übergießen.
3. 10 Minuten ziehen lassen.
4. Abseihen.

ANWENDUNG

1–4 Tassen Tee können über den Tag verteilt getrunken werden.

WILDKRÄUTER-BASENTEE

Zutaten

- Je 2 EL Löwenzahnwurzeln und -blätter, Brennnesselblätter, Eisenkraut, Gänseblümchenblüten, Queckenwurzel, Birkenblätter, Schafgarbendolden und -kraut, Brombeerblätter
- 250 ml Wasser

Zubereitung

1. Jeweils 2 EL einer jeden Zutat in eine Schale geben, mit den Fingern grob zerkrümeln und mischen.
2. 1 TL der Mischung mit 250 ml heißem Wasser übergießen.
3. 10 Minuten ziehen lassen.
4. Abseihen.

ANWENDUNG

1–4 Tassen Tee können über den Tag verteilt getrunken werden.

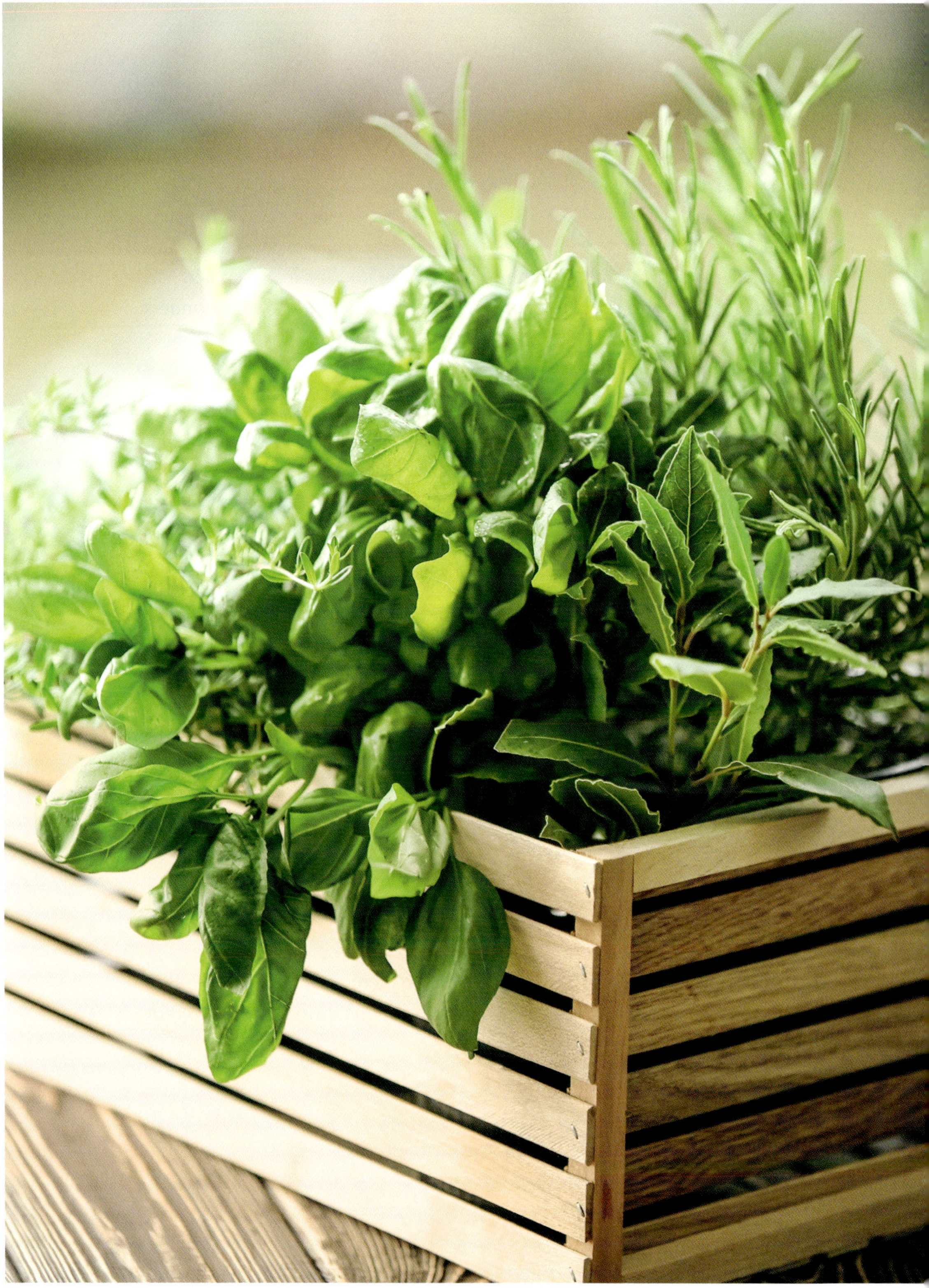

Die wichtigsten Kräuter für die Fastenzeit

Viele Menschen fasten im Frühling, um ihren Körper zu entlasten und ihm quasi einen Neustart zu ermöglichen. Gerade in dieser für den Organismus entbehrungsreichen und anstrengenden Zeit ist es besonders wichtig, sich rundherum wohlzufühlen.

Mutter Natur sorgt mit den folgenden Kräutern dafür, dass dies gelingt.

* **Basilikum** *(Ocimum basilicum)*

Anwendungsnutzen während der Fastenzeit:
Das leckere und beliebte Würzkraut findet vor allem bei Magen- und Darmstörungen sowie bei Blähungen Anwendung. Es regt insgesamt den Verdauungsstoffwechsel an und sorgt damit dafür, dass die karge Fastenmahlzeit optimal vom Körper genutzt werden kann.
Anwendungsform:
Wer weniger isst oder Brühe trinkt, kann Basilikum als Gewürzkraut oder als Pesto verwenden. Menschen, die ausschließlich Flüssigkeit zu sich nehmen, können sich aus Basilikumkraut einen Tee aufbrühen, der die Verdauungstätigkeit reguliert.

* **Anis** *(Pimpinella anisum)*

Anwendungsnutzen während der Fastenzeit:
Das ätherische Anisöl wird unter anderem als leichtes Abführmittel verwendet. Es unterstützt damit während der Fastenzeit die Entleerung des Magen-Darm-Traktes. Auch bei kolikartigen Schmerzen sowie bei Blähungen, verursacht durch die ungewohnte Nahrung, hilft Anis durch sein linderndes ätherisches Öl.
Anwendungsform:
Die frisch zerstoßenen Früchte des Anis eignen sich als Tee oder als Würzmittel für Brot, Salate und Saucen.

*** Thymian** *(Thymus vulgaris)*

Anwendungsnutzen während der Fastenzeit:
Thymian kennt man vor allem als schleimlösendes Kraut bei festsitzendem Husten. Dieses antibakterielle und auswurffördernde Kraut hat jedoch auch eine für Magen und Darm entspannende Wirkung und hilft bei Verstimmungen in diesem Bereich.
Anwendungsform:
Thymian ist ein vielseitiges Gewürzkraut und kann als Tee oder Tinktur verwendet werden.

*** Gartenfenchel** *(Foeniculum vulgare)*

Anwendungsnutzen während der Fastenzeit:
Die darmberuhigende und blähungstreibende Wirkung des Gartenfenchels sorgt dafür, dass der Magen-Darm-Trakt sich entkrampft und die strapaziöse Fastenzeit besser übersteht.
Anwendungsform:
Frisch zerstoßene Früchte als Tee aufgebrüht verarbeitet.

*** Tausendgüldenkraut** *(Centaurium erythraea)*

Anwendungsnutzen während der Fastenzeit:
Wenn die Fastenzeit zu Ende geht, hilft das Tausendgüldenkraut, die Verdauung wieder in Schwung zu bringen und den Appetit anzuregen. Es zählt zu den klassischen Bitterkräutern, die durch die Anregung der Speichel- und Magensaftsekretion die Verdauung fördern.
Anwendungsform:
Tee und Schnaps

** **Spitzwegerich** (Plantago lanceolata)*

Anwendungsnutzen während der Fastenzeit:

Spitzwegerich wirkt vor allem reizmildernd bei entzündeter Schleimhaut im Magen-Darm-Trakt. Diese entzündungshemmende und beruhigende Wirkung auf den Magen und den Darm ist vor allem während der belastenden Zeit des Fastens lindernd und sehr angenehm.

Anwendungsform:

Frisch oder getrocknet als Tee oder Gewürz.

** **Rosmarin** (Rosmarinus officinalis)*

Anwendungsnutzen während der Fastenzeit:

Rosmarin ist der Muntermacher unter den Kräutern. Selbst bei Burn-out ist er hilfreich. Er bringt den gesamten Stoffwechsel in Schwung. Gerade nach der Beendigung der Fastenzeit helfen die im Rosmarin vorhandenen Bitterstoffe, die Verdauung wieder anzukurbeln und den trägen Darm zu vitalisieren.

Anwendungsform:

Frisch oder getrocknet als Tee, Gewürz, Medizinalwein oder als vitalisierender Badezusatz.

** **Linde** (Tilia cordata, Tilia platyphyllos)*

Anwendungsnutzen während der Fastenzeit:

Eine kurmäßige Anwendung getrockneter Blütenstände stärkt die körpereigene Abwehr, beruhigt den Magen und den Darm und regt die Nierentätigkeit an.

Anwendungsform:

Als Tee und Tinktur.

** **Melisse** (Melissa officinalis)*

Anwendungsnutzen während der Fastenzeit:
Melisse ist das passende Kraut bei nervösen Magen- und Darmstörungen sowie bei nervösen Herzbeschwerden. Auch bei leichten Einschlafstörungen ist Melisse als Gute-Nacht-Tee eine willkommene Hilfe.
Anwendungsform:
Frisch oder getrocknet als Tee, Gewürz und entspannender Badezusatz.

** **Löwenzahn** (Taraxacum officinale)*

Anwendungsnutzen während der Fastenzeit:
Auch der Löwenzahn zählt zu den klassischen Bitterstoffpflanzen. Er regt die Verdauungsdrüsen und den Gallenfluss an und hat eine leicht harntreibende Wirkung. Seine Blätter und die Wurzel sind deswegen ein geeignetes Kraut bei Beendigung der Fastenzeit, um die Darmfunktion wieder anzutreiben.
Anwendungsform:
Aus den Wurzeln Tee und Kaffeeersatz, die Blätter als Salat.

** **Hopfen** (Humulus lupulus)*

Anwendungsnutzen während der Fastenzeit:
Bei leichten Verdauungsproblemen ist der Hopfen sehr hilfreich. Seine Zapfen finden hauptsächlich als mildes Schlaf- und Beruhigungsmittel Anwendung. Wenn ein leerer Magen den Schlaf verhindert, kann der Hopfen über diese schwere Zeit hinweghelfen.
Anwendungsform:
Als Tee und Einschlaf-Kräutersäckchen.

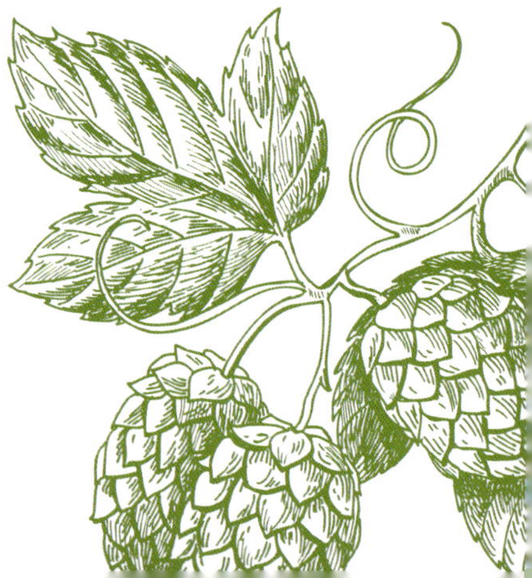

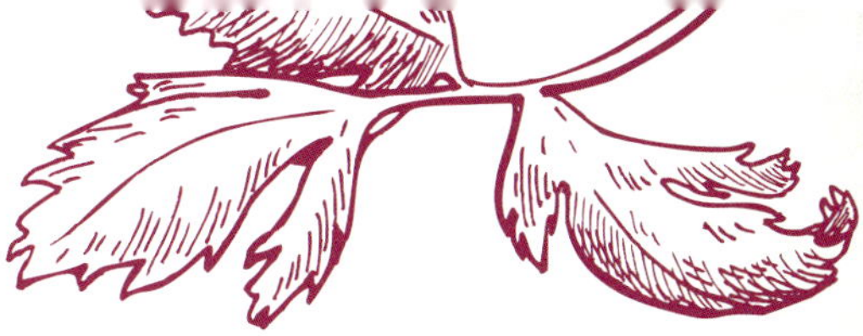

*** Ingwer** *(Zingiber officinale)*

Anwendungsnutzen während der Fastenzeit:
Ingwerwurzeln werden hauptsächlich zum Durchwärmen, Entspannen und Entkrampfen des Körpers sowie zur leichten Schmerzlinderung verwendet.
Anwendungsform:
Als Tee, Auflage, Badezusatz, Gewürz und Massageöl.

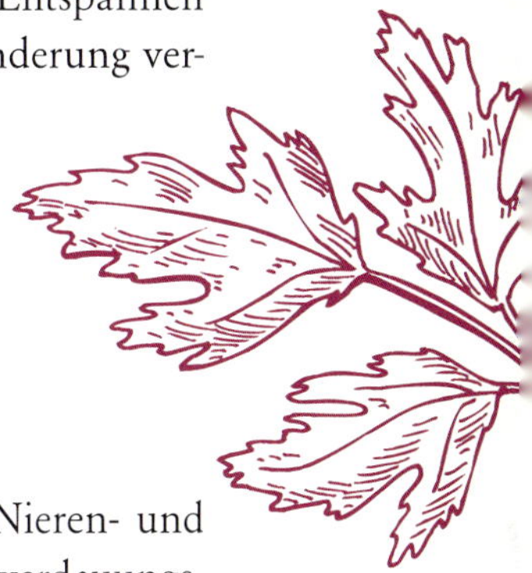

*** Petersilie** *(Petroselinum crispum)*

Anwendungsnutzen während der Fastenzeit:
Wurzel und Kraut werden zur Durchspülungstherapie bei Nieren- und Verdauungsproblemen eingesetzt, da sie harntreibend und verdauungsregulierend wirken.

Vorsicht! Petersilie ist wehenfördernd. Nicht in der Schwangerschaft anwenden!
Anwendungsform:
Als Tee und Gewürzkraut.

*** Zinnkraut / Ackerschachtelhalm** *(Equisetum arvense)*

Anwendungsnutzen während der Fastenzeit:
Kocht man es kurz, dann ist es ein gutes harntreibendes Mittel. Kocht man es 20 Minuten und länger, dann lösen sich die reichlich vorhandenen Kieselsäuren und helfen, Haut, Haare und Fingernägel gesund zu erhalten.
Anwendungsform:
Als Tee und Abkochung.

* **Mariendistel** *(Silybum marianum)*

Anwendungsnutzen während der Fastenzeit:
Die Früchte enthalten Silymarin, einen Stoff, der die Leber heilt und als konzentriertes Extrakt sogar bei Knollenblätterpilzvergiftung hilft. Zudem wirken die Mariendistelsamen gallensekretionsanregend und krampflösend.

Der Tee ist nur sehr mild wirksam, da das Silymarin durch einfaches Aufbrühen nicht in ausreichender Menge gelöst werden können. Ein alkoholischer Auszug als Tinktur oder ein isoliertes Extrakt hingegen hat eine stark entgiftende und leberschützende Wirkung.
Anwendungsform:
Als Tee, Tinktur oder isoliertes Silymarinextrakt (Apotheke).

* **Artischocke** *(Cynara scolymus)*

Anwendungsnutzen während der Fastenzeit:
Gegen Ende einer Fastenzeit schwächelt die Verdauung, da sie nicht viel zu tun bekommen hat. Die Artischocke bringt die Verdauung wieder in Schwung. Zudem hilft sie, die Leber zu schützen und den Cholesterinspiegel zu senken.
Anwendungsform:
Als Gemüse oder Artischockenextrakt (Fertigpräparat).

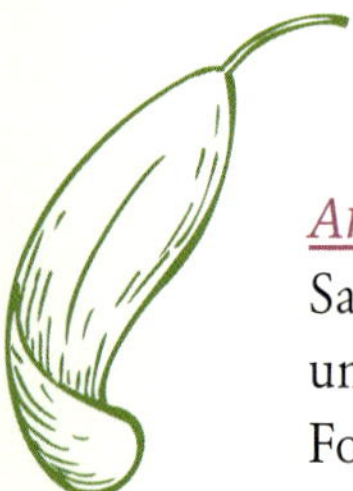

* **Salbei** *(Salvia officinalis)*

Anwendungsnutzen während der Fastenzeit:
Salbei ist nicht nur die perfekte Pflanze gegen Erkältungserkrankungen und Atemwegskatarrhe. Sie lindert vor allem Verdauungsbeschwerden in Form von Völlegefühl und Blähungen.
Anwendungsform:
Als Tee oder Tinktur und als Gewürz.

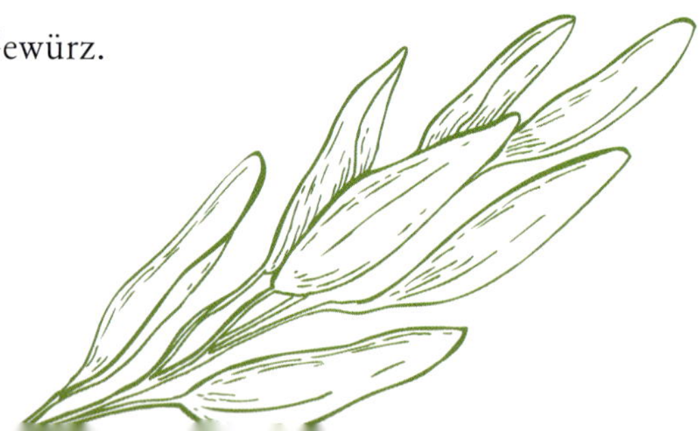

* **Brennnessel** *(Urtica dioica)*

Anwendungsnutzen während der Fastenzeit:

Vor allem der Frischpflanzenpresssaft der Brennnessel treibt den Stoffwechsel kräftig an und ist deswegen ein fester Bestandteil einer Frühjahrskur und nach Beendigung der Fastenzeit.

Anwendungsform:

Als Tee, Frühlingsgemüse, Frischpflanzenpresssaft.

* **Waldmeister** *(Galium odoratum)*

Anwendungsnutzen während der Fastenzeit:

In der Volksmedizin wird der Waldmeister bei Schlafstörungen und Bauchschmerzen eingesetzt, da er beruhigend und leicht krampflösend wirkt. In der Schulmedizin findet der Waldmeister aufgrund seines starken Cumaringehaltes vor allem als Extrakt zur Behandlung von Venenerkrankungen Anwendung.

Anwendungsform:

Extrakt (Fertigpräparat) oder als Tee und Aroma für Getränke.

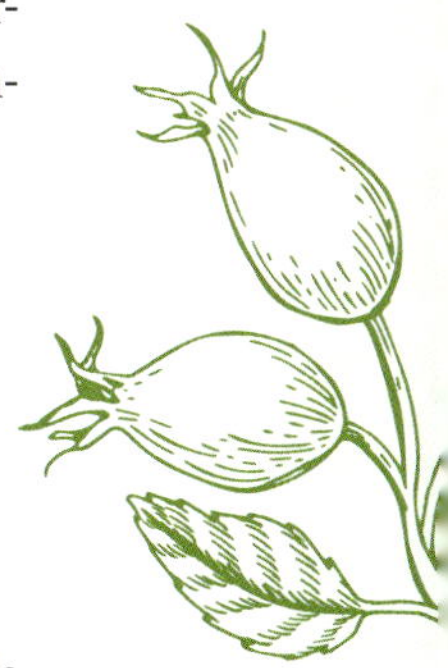

* **Hagebutte** *(Rosa canina)*

Anwendungsnutzen während der Fastenzeit:

Vor allem die Hundsrose trägt viele Früchte – Hagebutten. Sie gelten als schwach harntreibend und mild abführend, weshalb sie in Hausteemischungen und während der Fastenzeit beliebt sind. Besonders frische Hagebutten enthalten viel Vitamin C.

Anwendungsform:

Als Tee und in Teemischungen, als Mus oder Marmelade.

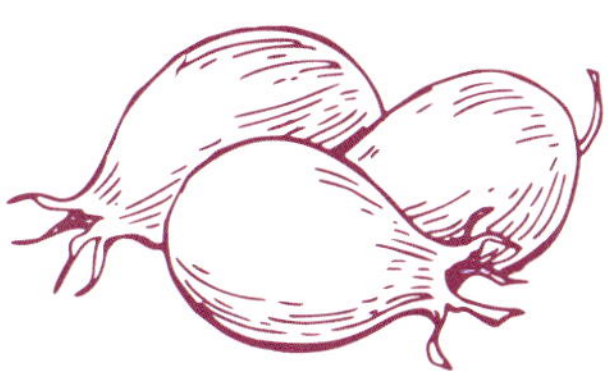

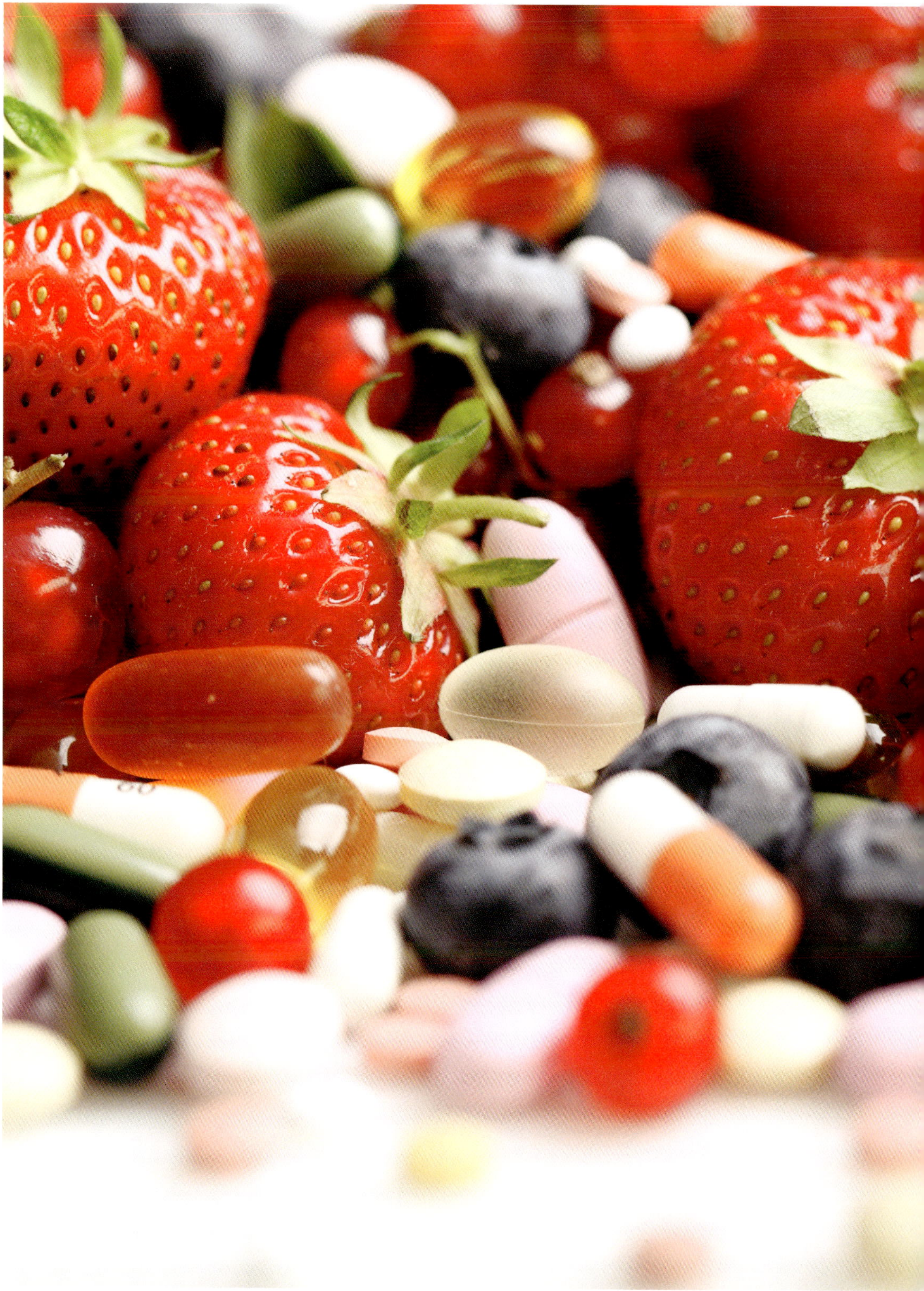

Lebenswichtig – Vitamine

Im Gegensatz zu Tieren müssen wir Menschen Vitamine regelmäßig mit der Nahrung zuführen. Gesundes Essen ist daher überlebenswichtig.

Dass wir Menschen ein Teil der Natur sind und nicht losgelöst von ihr leben können, zeigt sich eindrucksvoll in der Abhängigkeit unseres Körpers von der Pflanzenwelt. Pflanzen produzieren nicht nur den für uns notwendigen Sauerstoff – sie sind auch die Hauptlieferanten für Vitamine, die wir brauchen. Einen geringeren Teil beziehen wir aus tierischer Nahrung. *Um einem Vitaminmangel vorzubeugen, sollte deswegen der Hauptbestandteil der täglichen Lebensmittel aus Pflanzenprodukten und nur ein kleiner Teil aus tierischen Nahrungsmitteln bestehen.*

Einen kleinen Teil produzieren wir selbst

Abgesehen von den vielen Vorstufen von Vitaminen, den sogenannten Provitaminen, gibt es *13 Vitamine, von denen wir 11 ständig über die Nahrung zuführen müssen, damit unser Organismus funktioniert.* Lediglich **Vitamin D3** kann der Mensch mithilfe von Sonnenlicht in der oberen Hautschicht selbst produzieren.

Auch **Niacin (B3)** wird in Eigensynthese hergestellt, ist aber bereits von Ernährungsgewohnheiten abhängig.

Einige Bakterien in unserem Darm bilden zwar **Vitamin K und B12,** aber nicht in ausreichender Menge.

Die Vielzahl der vorhandenen Provitamine und Vitamine in den einzelnen Lebensmitteln macht es jedoch nicht gerade leicht, sich einen Überblick zu verschaffen.

Eine einfache Faustregel hilft hier weiter:
$2/3$ bis $3/4$ der täglichen Speisen sollten aus pflanzlichen Produkten bestehen. Wobei nur ein kleiner Teil aus Obst und Getreide und ein großer Teil aus Gemüse zusammengestellt werden sollte. $1/3$ bis $1/4$ der täglichen

Lebensmittel können tierischen Ursprungs sein. Eier, Milchprodukte und Fleisch sind vor allem für die B-Vitamingruppe wichtig. Vegan lebende Menschen stehen hier vor einem Problem. Sie müssen dem Körper vor allem Vitamin B12 durch Nahrungsergänzungsmittel hinzufügen.

Wasser- und fettlöslich

Grundsätzlich lösen sich Vitamine entweder in Wasser oder in Öl. Nur in diesem gelösten Zustand können sie von unserem Körper verwendet werden.

Die Vitamine A, D, E und K sind fettlöslich.

Deswegen ist ein wenig Olivenöl zum Möhrensaft nicht nur lecker, es dient auch der optimalen Aufnahme und Verwertung von Provitamin A, einer Vorstufe von Vitamin A.

Fettlösliche Nahrungsmittel sollte man also immer in Kombination mit ein wenig Fett oder Öl zu sich nehmen, da die wertvollen Vitamine sonst den Verdauungstrakt durchlaufen, ohne aufgenommen zu werden.

Eine weitere Besonderheit der fettlöslichen Vitamine ist, dass sie nicht täglich zugeführt werden müssen, da unser Körper sie speichern kann.

Ein Überschuss an wasserlöslichen Vitaminen – wie die Vitamine C, B1, B2, B6 und B7 – wird hingegen meist über die Nieren wieder ausgeschieden, sodass man die Vitamine dieser Gruppe ständig über den Tag verteilt zu sich nehmen sollte.

Eine Ausnahme hiervon bildet das Vitamin B12, das in der Leber gespeichert werden kann. Wer sich abwechslungsreich und bewusst gesund ernährt, erhält normalerweise ausreichend Vitamine über die Nahrung.

Synthetisch hergestellte sind deswegen nicht erforderlich. Da fettlösliche Vitamine wie oben beschrieben von unserem Körper gespeichert und Überschüsse nicht ausgeschieden werden, kann es gerade bei den Vitaminen A, D, E und K zu einer Überdosierung kommen.

Überdosierung

Bei einem Zuviel an **Vitamin A** durch die Einnahme von Nahrungsergänzungsmitteln oder durch einen zu hohen Fleischkonsum kann es im Extremfall zu **Schwindel, Kopfschmerzen, Erbrechen** und dem **vollständigen Verlust der Körperbehaarung** kommen.

Bei einer Überdosierung mit dem **Provitamin A (Carotin)** hingegen ist unser Körper in der Lage, die Umwandlung in Vitamin A zu reduzieren, sodass es lediglich zu der bekannten harmlosen **Gelbfärbung der Haut kommt.**

Zu viel **Vitamin D3** macht sich mit leichten bis schweren **Vergiftungserscheinungen** wie Erbrechen, Erschöpfung, Verwirrung und Ohnmacht bemerkbar. Eine hochdosierte zusätzliche Einnahme von Vitamin E über einen längeren Zeitraum kann das **Blutungsrisiko** stark erhöhen und zu unangenehmen **Magen-Darm-Beschwerden** führen.

Eine Überversorgung mit **Vitamin K** ist jedoch nach derzeitigem Wissenstand bei Erwachsenen nicht gefährlich. Bei Neugeborenen hingegen kann sie eine **Hämolyse** (Zerfall der roten Blutkörperchen) auslösen.

In der Regel muss man sich keine Gedanken bezüglich einer Überdosierung mit **Vitamin B12** machen. Zwar kann dieses wasserlösliche Vitamin ausnahmsweise gespeichert werden, ist dieser Speicher jedoch voll, scheidet der Körper zusätzliches Vitamin B12 normalerweise über die Nieren einfach aus.

Lediglich in Fällen, in denen Vitamin B12 zu therapeutischen Zwecken hochdosiert gespritzt wird, ist eine Überdosierung möglich. Das Bundesinstitut für Risikobewertung (BfR) in Deutschland empfiehlt, eine tägliche Zufuhr von 25 Mikrogramm nicht zu überschreiten. Die Folgen einer Überdosierung von Vitamin B12 können lokale allergische Reaktionen und akneähnliche Beschwerden sein.

Teilweise wird ein erhöhtes Lungenkrebsrisiko bei Männern durch eine starke Supplementierung von Vitamin B12 angenommen, bei Frauen konnte dieser Effekt nicht festgestellt werden. *(Journal of Clinical Oncology Journal; Long-Term, Supplemental, One-Carbon Metabolism-Related Vitamin B Use in Relation to Lung Cancer Risk in Vitamins and Lifestyle (Vital) Cohort; 2017)*

Vitaminmangel

Eine krasse Unterversorgung mit Vitaminen kommt hierzulande so gut wie nicht vor. Bei Frauen ist laut Bundesinstitut für Ernährung und Lebensmittel lediglich die Zufuhr von Vitamin E häufig nicht optimal.

Wenn Frauen ihren Körper das ganze Jahr über bis auf die Hände und das Gesicht mit Kleidung bedecken, leiden sie zudem oft unter einem starken Vitamin D3-Mangel, der das **Osteoporoserisiko** erhöht.

Für Männer ergeben die vom Institut ausgewerteten Daten hingegen eher eine nicht ganz optimale Zufuhr von Vitamin C und – genau wie bei den Frauen – einen leichten Mangel bei Vitamin E und D3.

Letzteres ist häufig mit Arbeitstätigkeiten verbunden, die im Inneren von Gebäuden ausgeübt werden, sodass auch Männer zu wenig ans Licht und in die Sonne kommen, damit ihr Körper Vitamin D3 produzieren kann.

Überblick über die 10 wichtigsten Vitamine:

** Vitamin A:*

- *Hierzu zählen zum Beispiel Retinol und Betacarotin, eine Vorstufe von Vitamin A, ein sogenanntes Provitamin.*
- *Vitamin A ist fettlöslich.*
- *Es ist enthalten in tierischen Lebensmitteln, wie beispielsweise in Leber, Butter, Käse, Milch und Eiern. Bei den aufgeführten Lebensmitteln liegt Vitamin A vor. Provitamin A, das vom Körper in Vitamin A umgewandelt wird, ist vor allem in pflanzlichen Lebensmitteln wie Möhren, Spinat, Paprika, Brokkoli, Tomaten, Aprikosen, Sanddornfrüchten, Kresse und Hagebutten enthalten.*
- *Vitamin A ist unter anderem wichtig für ein gesundes Zellwachstum, Haut, Narbenheilung, Schleimhäute und die Augen.*
- *Achtung! Vitamin A ist lichtempfindlich und reagiert mit Sauerstoff. Vitamin-A-haltige Lebensmittel sollte deswegen dunkel und in verschlossenen Behältern aufbewahrt werden.*
- *Es ist recht hitzestabil.*

** **Vitamin B** (Vitamin B1):*

- *Vitamin B enthält eine der wichtigsten Vitamingruppen wie B1 (Thiamin), B2, B3, B6, B7 und B12.*
- *Vitamin B1 ist wasserlöslich.*
- *Es ist enthalten in Vollkornprodukten und Hülsenfrüchten wie Bohnen, Linsen, Erbsen sowie in Kartoffeln, Spinat, Spargel, Walnüssen, Schweinefleisch, Scholle und Thunfisch.*
- *Vitamin B1 ist wichtig für das Nervensystem und die Kollagenbildung.*
- *Achtung! Lebensmittel mit Vitamin B1 keiner großen Hitze aussetzen, schonend garen, da das Vitamin B1 hitzeempfindlich ist. Es reagiert ebenfalls negativ auf Sonneneinstrahlung (dunkel lagern) und Sauerstoff (luftdicht verpacken).*

** **Vitamin B2** (früher Vitamin G genannt):*

- *Vitamin B2 ist wasserlöslich.*
- *Es ist hauptsächlich enthalten in Vollkornprodukten, Brokkoli, Grünkohl, Hefe, Milch, Joghurt, Käse, Fleisch, Seelachs und Makrele.*
- *Vitamin B2 ist wichtig für den Eiweiß- und Energiestoffwechsel. Man nennt es auch das Wachstumsvitamin.*
- *Achtung! Vitamin B2 ist lichtempfindlich (dunkel lagern), jedoch hitzestabil.*

** **Vitamin B6** (Pyridoxin):*

- *Vitamin B6 ist wasserlöslich.*
- *Es ist hauptsächlich enthalten in Fleisch und Fisch, Vollkornprodukten, Hülsenfrüchten, Kartoffeln, Grünkohl, Brokkoli, Rosenkohl, Feldsalat, Spinat, Tomaten, Erdnüssen, Walnüssen, Avocados, Bananen, Sojabohnen, Orangen und Haferflocken.*
- *Vitamin B6 ist wichtig für die Nerven, das Immunsystem und es lindert PMS-Beschwerden.*
- *Achtung! In pflanzlichen Lebensmitteln ist die enthaltene Vitamin-B6-Form recht licht- und hitzebeständig, in tierischen Lebensmitteln ist die vorliegende Vitamin-B6-Form hitze- und lichtempfindlich. Zudem ist die Bioverfügbarkeit von tierischem Vitamin B6 höher als bei pflanzlichen Lebensmitteln, weshalb man von diesen mehr zu sich nehmen muss, um den täglichen Bedarf zu decken.*

*** Vitamin B7**
(Biotin – auch Vitamin H und Beauty-Vitamin genannt):

- *Vitamin B7 ist wasserlöslich.*
- *Es ist hauptsächlich enthalten in Sojabohnen, Speisekleie, Erdnüssen, Bäckerhefe, Schweineleber, Eiern, Vollmilch, Haferflocken und Erbsen.*
- *Vitamin B7 ist wichtig für den Fett- und Eiweißstoffwechsel, für Haut, Haare, Fingernägel und den Genschutz.*
- *Achtung! Vitamin B7 ist lichtempfindlich. Das Verspeisen von rohen Eiern beeinträchtigt die Aufnahme von Biotin (Vitamin B7).*

*** Vitamin B12** *(Cobalamin):*

- *Vitamin B12 ist wasserlöslich.*
- *Es ist vor allem enthalten in Steckmuscheln, Rinderleber, Schweineleber, Lamm- und Hühnerleber, Austern, Ostseehering, Makrele, Camembert, Eiern, Vollmilch und Quark.*
- *Vitamin B12 ist wichtig für den Stoffwechsel, die Blutbildung und den Abbau von Fettsäuren.*
- *Achtung! Vitamin B12 ist licht- und hitzeempfindlich. Obwohl Vitamin B12 wasserlöslich ist, wird ein Überschuss in unserer Leber gespeichert. Veganer sollten Vitamin-B12-Präparate zusätzlich zur täglichen Nahrung einnehmen.*

*** Vitamin C** (Ascorbinsäure):*

· *Vitamin C ist wasserlöslich.*

· *Es ist vor allem in der Acerola, Hagebutten, Sanddornbeeren, Schwarzen Johannisbeeren, Paprika, Brokkoli, Meerrettich, Rosenkohl, Kiwis, Blumenkohl und Giersch enthalten.*

· *Vitamin C ist wichtig für das Immunsystem, Stoffwechselvorgänge wie den Hormonaufbau und die Bildung von Bindegewebe. Es fördert die Aufnahme von Eisen, wirkt antioxidativ und krebshemmend.*

· *Achtung! Vitamin C ist licht- und hitzeempfindlich. Obst und Gemüse sollte deswegen immer so frisch wie möglich verzehrt oder im Kühlschrank aufbewahrt werden.*

*** Vitamin D** (primär D3):*

· *Vitamin D3 ist fettlöslich.*

· *Es ist hauptsächlich enthalten in Lebertran, geräuchertem Aal, Matjesheringen, Steinpilzen, Eiern, Margarine, Pfifferlingen, Champignons, Vollmilch und Butter.*

· *Vitamin D3 ist wichtig für starke Knochen, Muskelkraft und das Herz-Kreislauf-System.*

· *Achtung! – Kann nur im Sommer bei ausreichender Sonneneinstrahlung vom Körper selbst hergestellt werden. 15–25 Minuten pro Tag im Freien reichen aus. Bei weitgehend bedeckter Haut oder im Winter sind Nahrungsergänzungsmittel ratsam, um einem Mangel vorzubeugen.*

· *Sonnen durch eine Fensterscheibe reicht nicht, um Vitamin D3 bilden zu können, da das Glas 80 % der erforderlichen Strahlung filtert.*

· *In pflanzlichen Lebensmitteln ist kein Vitamin D3 enthalten. Dort findet sich Vitamin D2, das allerdings im menschlichen Körper zu Vitamin D3 umgebildet wird.*

** **Vitamin E** (Tocopherol):*

- *Vitamin E ist fettlöslich.*
- *Es ist vor allem enthalten in Weizenkeimöl, Sonnenblumen- und Sojaöl, Margarine, Olivenöl, Paranüssen, Walnüssen, Schwarzwurzeln, Paprika, Speisekleie, Spinat, Eiern und Käse.*
- *Vitamin E ist wichtig für den Zellschutz, den Fettstoffwechsel, Haut und Haare.*
- *Achtung! Vitamin E ist zwar hitzestabil, aber sehr lichtempfindlich.*
- *Rauchen und Alkoholkonsum verschlechtern die Aufnahme von Vitamin E.*

** **Vitamin K:***

- *Vitamin K ist fettlöslich.*
- *Es ist vor allem enthalten in Grünkohl, Spinat, Kichererbsen, Rosenkohl, Brokkoli, Kopfsalat, Hagebutten, Speisekleie, Schweineleber, Haferflocken, Pistazienkernen, Aal, Sojabohnen und Olivenöl.*
- *Vitamin K ist wichtig für eine gute Blutgerinnung, die Aktivierung der Knochenbildung und wirkt vorbeugend gegen Arterienverkalkung und Plaque.*
- *Achtung! Vitamin K ist lichtempfindlich, jedoch hitzebeständig.*

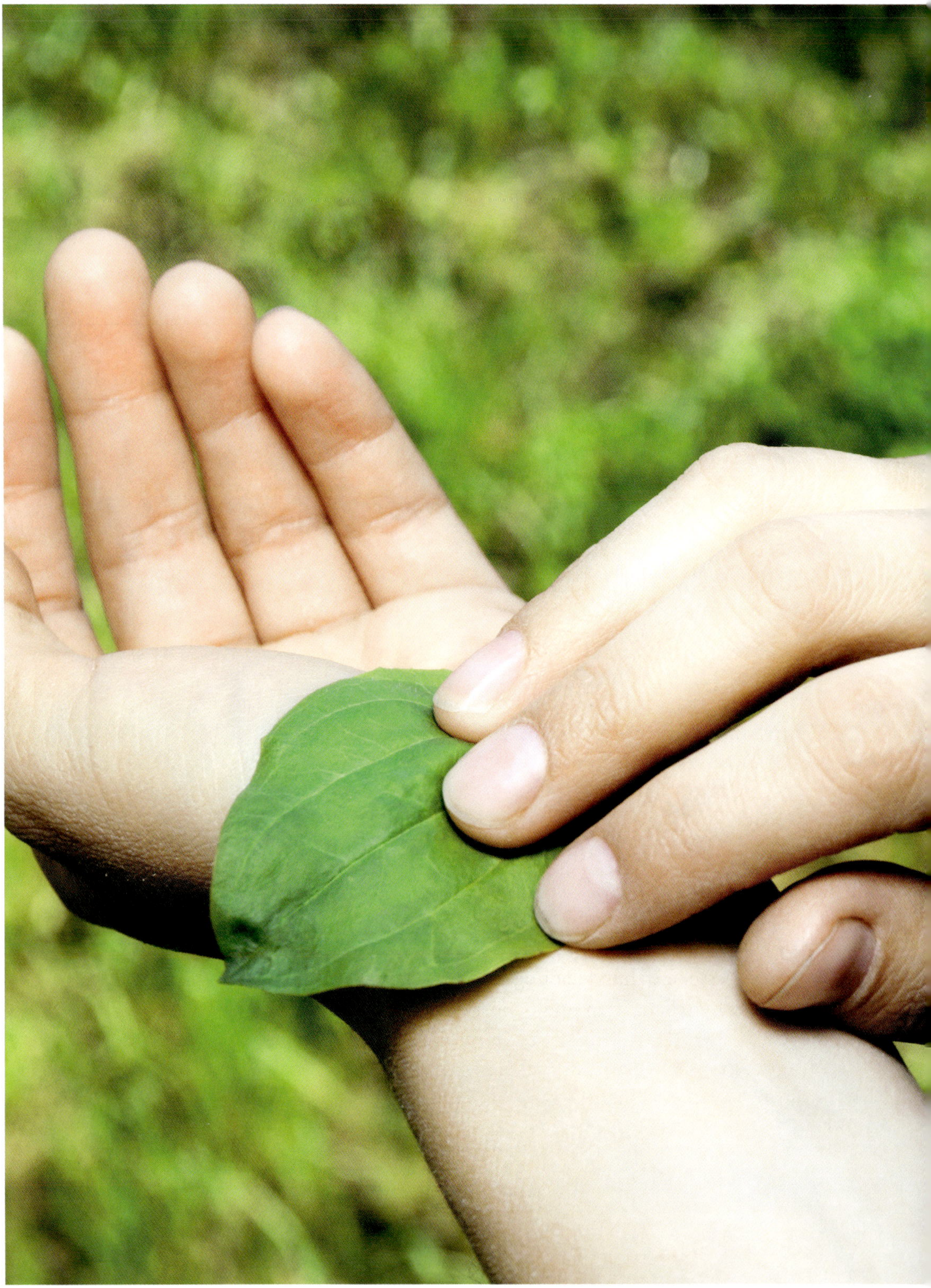

Erste Hilfe bei kleinen Verletzungen im Garten

Die Gartenzeit hat begonnen und es darf endlich wieder draußen gewerkelt werden. Gegen die dabei zugezogenen Blessuren helfen Kräuter und alte Hausmittel schnell und unkompliziert.

Nach einem Tag im Garten ist die Seele erfrischt, der Teint rosig und die Kleidung durch die Gartenarbeit schmutzig wie in Kindertagen.

Das alles wäre perfekt, wären da nicht die kleinen Schnitte, Insektenstiche, Schürfwunden, die Rückenschmerzen, Zerrungen und sogar Verstauchungen, weil eine Unebenheit übersehen wurde.

Um solche Blessuren zu vermeiden, helfen vorbeugende Maßnahmen und wenn doch etwas passiert ist, dann gibt es die guten alten Hausmittel und helfenden Kräuter.

Allgemeine Vorsorge

Es müssen nicht gleich ausgedehnte Fitnessübungen vor jedem Start der Gartenarbeit sein, aber wer sich den ganzen Winter hindurch kaum bewegt hat, der sollte langsam die Dauer der Gartenarbeit steigern, damit der Rücken, die Muskeln und die Gelenke eine Chance erhalten, sich an die neuen Anforderungen zu gewöhnen,

Hilfreich ist ebenfalls die richtige Körperhaltung beim Umgraben der Beete und beim Einpflanzen von Setzlingen.

Ein gutes **Kniekissen** ist Goldes wert. Es hilft, entspannter zu arbeiten und Zerrungen im Rücken und den Beinen zu vermeiden.

Angemessene Schutzkleidung und atmungsaktive, schützende Handschuhe helfen, Schnitten und Schürfwunden vorzubeugen.

Wer sich zusätzlich die Zeit nimmt, den Garten vor dem Start in die Saison einmal in aller Ruhe zu begehen und Ausschau nach Stolperfallen und Notfallheilkräutern zu halten, der ist dem reinen Gartenglück schon einen riesigen Schritt nähergekommen.

Alte Hausmittel und Heilkräuter

Bei kleineren Blessuren, Brennnesselbrand und leichten Verstauchungen oder Zerrungen helfen die traditionellen Hausmittel und Heilkräuter recht schnell. Letztere wachsen sogar meist direkt in den Beeten oder auf der Wiese und stehen bei Bedarf sofort zur Verfügung.

Ihre Anwendung ist unkompliziert, genauso wie die Herstellung eines schmerzlindernden Öls oder einer entzündungshemmenden Salbe.

Diese natürlichen Nothelfer können bereits im Vorfeld zubereitet werden, sodass sie im Schadensfall griffbereit zur Verfügung stehen.

Kräuterhilfe bei Zerrungen, Verstauchungen und Verrenkungen

Wenn eine Zerrung, Verstauchung oder Verrenkung frisch vorliegt, sind Sofortmaßnahmen das A und O für eine schnelle Heilung.

* Entlastung

Der Muskel sollte sofort entlastet werden, beispielsweise das Bein hochlagern, betroffene Arme und den Rücken schonen.

* Warmes Nelkenöl

Anschließend hilft Nelkenöl, das direkt, leicht erwärmt, bei einer Zerrung auf den betroffenen Muskel aufgetragen und sanft einmassiert wird.

Das Öl hat eine betäubende, schmerzlindernde, abschwellende und entzündungshemmende Wirkung.

* Apfelessig-Umschlag

Auch ein Umschlag mit Apfelessig wirkt entzündungshemmend, sodass entzündlichen Prozessen in der Muskulatur vorgebeugt werden kann. Dafür einfach ein Baumwolltuch mit leicht verdünntem Apfelessig tränken und um die betroffene Stelle wickeln.

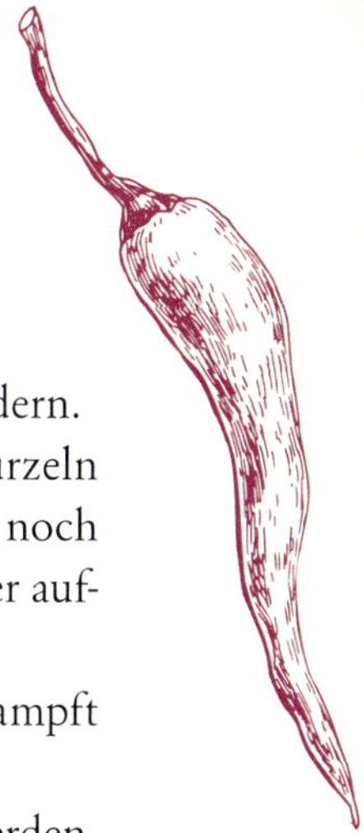

* Beinwell-Umschlag

Verstauchungen lassen sich gut durch einen Beinwell-Umschlag lindern.

Dafür werden 100 g getrocknete oder 300 g frische Beinwellwurzeln mit 1 Liter Wasser 20 Minuten gekocht, Baumwollwickel mit dem noch lauwarmen Sud getränkt und um die betroffene Stelle gewickelt oder aufgelegt.

Alternativ kann aus einer Handvoll frischer Wurzeln ein Brei gestampft und dieser auf ein Mulltuch gestrichen und aufgelegt werden.

Beinwell sollte jedoch nur auf unverletzter Haut angewendet werden, da er eine hautreizende Wirkung hat!

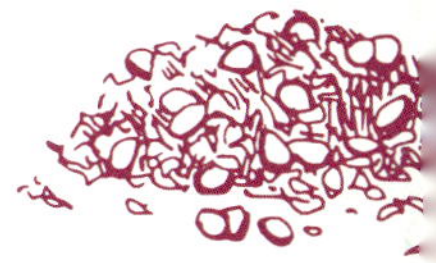

* Gepulverte Chilischoten

Gepulverte Chilischoten, auch Cayennepfeffer genannt, helfen bei **Verrenkungen** durch einen durchblutungsanregenden Effekt.

Das in den Chilischoten enthaltene **Capsaicin** wirkt auf die Nerven im schmerzenden Bereich ein, beispielsweise auf einen Muskel nach einer Zerrung, mit der Folge, dass bestimmte schmerzauslösende Signalstoffe nicht mehr ausgeschüttet werden.

Je nach Verträglichkeit (zunächst mit ¼ TL oder weniger ausprobieren; für Kinder ist diese Anwendung ungeeignet!), etwas Cayenne-Pfeffer mit lauwarmem Wasser und etwas Honig zu einem Brei anrühren, in ein Tuch streichen und auflegen.

Bitte nur auf unverletzter Haut anwenden!

Bei zu starker Wirkung kann der Brei mit kaltem Wasser oder besser noch kalter Milch entfernt werden.

* Knoblauchöl

Milder als Chili wirkt selbst gemachtes Knoblauchöl. **Dafür 3–6 angequetschte Knoblauchzehen 3 Wochen in einem guten Öl ausziehen.**

Als natürliches Schmerzmittel unterstützt es die Durchblutung und den Heilungsprozess.

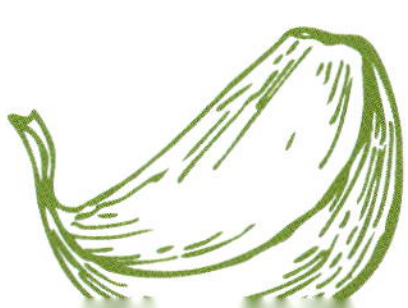

Hilfe bei leichten Schürf- und Schnittwunden

Wunden sind Eintrittsstellen für Bakterien, Pilze und andere Mikroorganismen, die eine Entzündung auslösen können. Aus diesem Grund ist es wichtig, sie so schnell wie möglich zu reinigen und zu schließen.

** Gute und schnelle Reinigung der Wunde*

Das Abspülen mit kaltem Wasser ist sicher eine gut geeignete Maßnahme, um groben Schmutz abzuwaschen. Ein zusätzliches Abspülen mit **kaltem Thymiantee** sorgt zudem für eine Beruhigung der Haut und wirkt gleichzeitig **antibakteriell.**

** Honig*

Auf **bereits gereinigten Abschürfungen** und **kleinen Schnitten** beugt das Bestreichen mit Honig etwaigen Schwellungen vor, legt eine antibakterielle Schicht über die Wunde und lindert die Schmerzen. Die bestrichene Stelle anschließend mit einem Tuch locker abdecken.

Honig eignet sich sehr gut zur **schnellen Wundbehandlung**, da er in fast jedem Haushalt vorhanden sein dürfte.

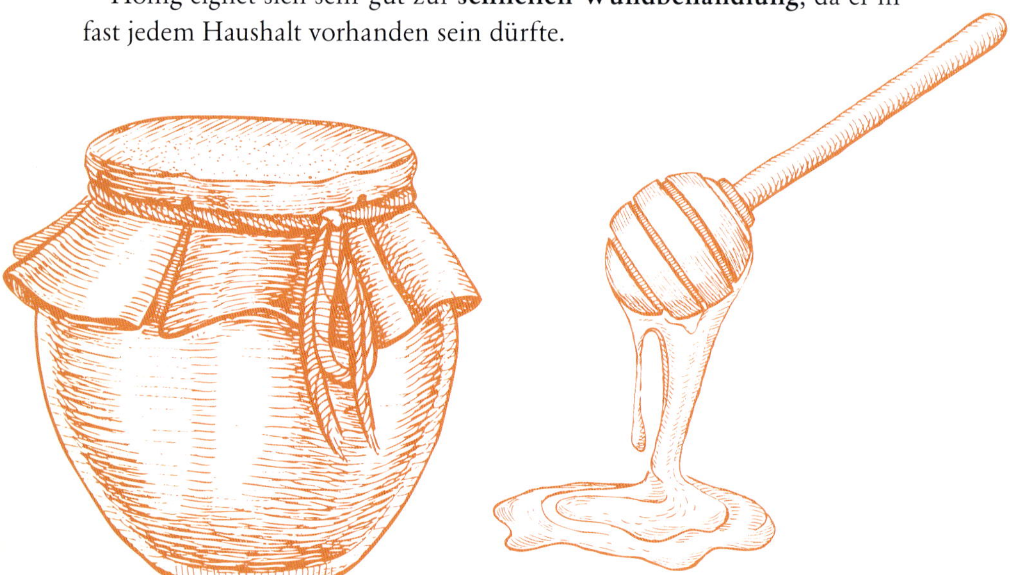

REZEPT

BERUHIGEND, ENTZÜNDUNGSHEMMEND, KEIMHEMMEND

RINGELBLUMEN- UND SCHAFGARBEN-SALBE

Wer vorsorgen möchte, der kann vor der Gartensaison eine einfache Salbe aus Butterschmalz (alternativ Kokosöl) und Ringelblumenblüten und -öl oder blühendem Schafgarbenkraut herstellen.

Zutaten

- *125 g Butterschmalz oder Kokosöl*
- *1 Handvoll Heilkraut*
- *kleine Schraubgläser*

ANWENDUNG

Dünn auf die Wunde auftragen. Die Salbe hält sich im Kühlschrank circa 3 Wochen.

Zubereitung

1. *Die Salbengrundlage in einem Topf schmelzen.*
2. *Das Kraut hineingeben und 15 Minuten leise köcheln lassen.*
3. *Anschließend die Salbe durch ein Mulltuch abseihen.*
4. *In kleine Schraubgläser füllen und sofort verschließen.*

* *Ringelblumen- und Schafgarbentee*

Eine schnell hergestellt Alternative zur Salbe ist ein länger gekochter Tee (15–20 Minuten) aus den Kräutern, in dem kleine Tücher getränkt und sodann lauwarm aufgelegt werden.

Auch dieser sogenannte Absud-Umschlag von der Ringelblume oder der Schafgarbe hat eine wundheilende und desinfizierende Wirkung bei oberflächlichen Schürfwunden und kleinen Schnitten.

Schnelle Hilfe bei Brennnesselbrand

Jeder kennt das scharfe Brennen und das anschließende zermürbende Jucken nach einem Kontakt mit den Brennhaaren einer Brennnessel.

* *Sofort kalt abspülen*

* *Auflegen von Heilkraut*

Wenn nicht sofort kaltes Wasser zur Verfügung steht, kann durch das Auflegen bestimmter angequetschter Blätter eine schnelle Linderung des Brennnesselbrands erzielt werden.

Spitzwegerich, Barbarakraut, Krauser Ampfer, Schafgarben- und Hirtentäschelkraut sind in diesem Fall die Spitzenreiter unter den Soforthelfern direkt von der Wiese.

Entweder zerdrückt man genügend Kraut, bis sich ein wenig Pflanzensaft zeigt, und tupft diesen auf die gebrannte Stelle oder man legt die gequetschten Blätter direkt auf und bindet sie mit einem Tuch oder einem Strumpf fest.

* Pflanzensud-Umschläge

Hilfreich ist ebenfalls eine **Abkochung** (Teezubereitung mit mindestens 15–20 Minuten Zugzeit) aus den auf Seite 90 genannten Pflanzen. In dem abgekühlten Pflanzensud getränkte Baumwolltücher werden um die betroffene Stelle gewickelt.

Das kühlt angenehm, verringert den Juckreiz und hilft, etwaigen Entzündungen vorzubeugen.

Siehe auch: Natürlicher Insektenschutz & grüne Hilfe bei Stichen und Bissen, Seite 255 ff

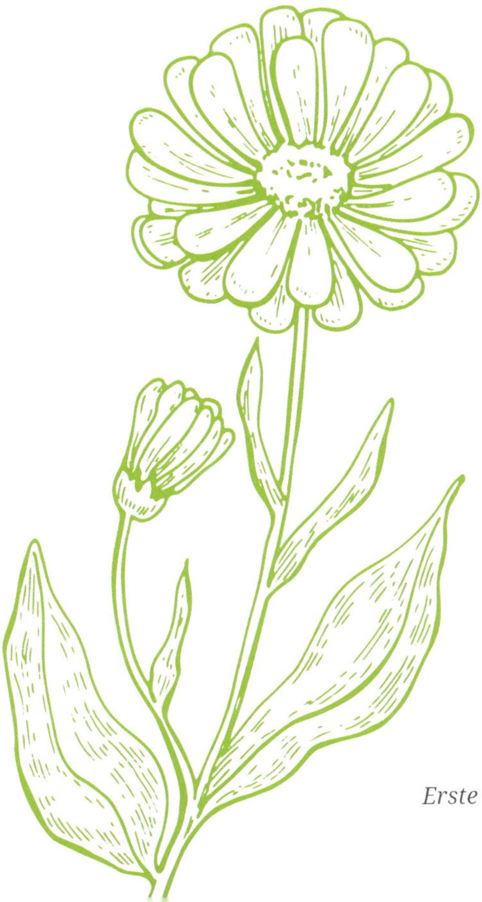

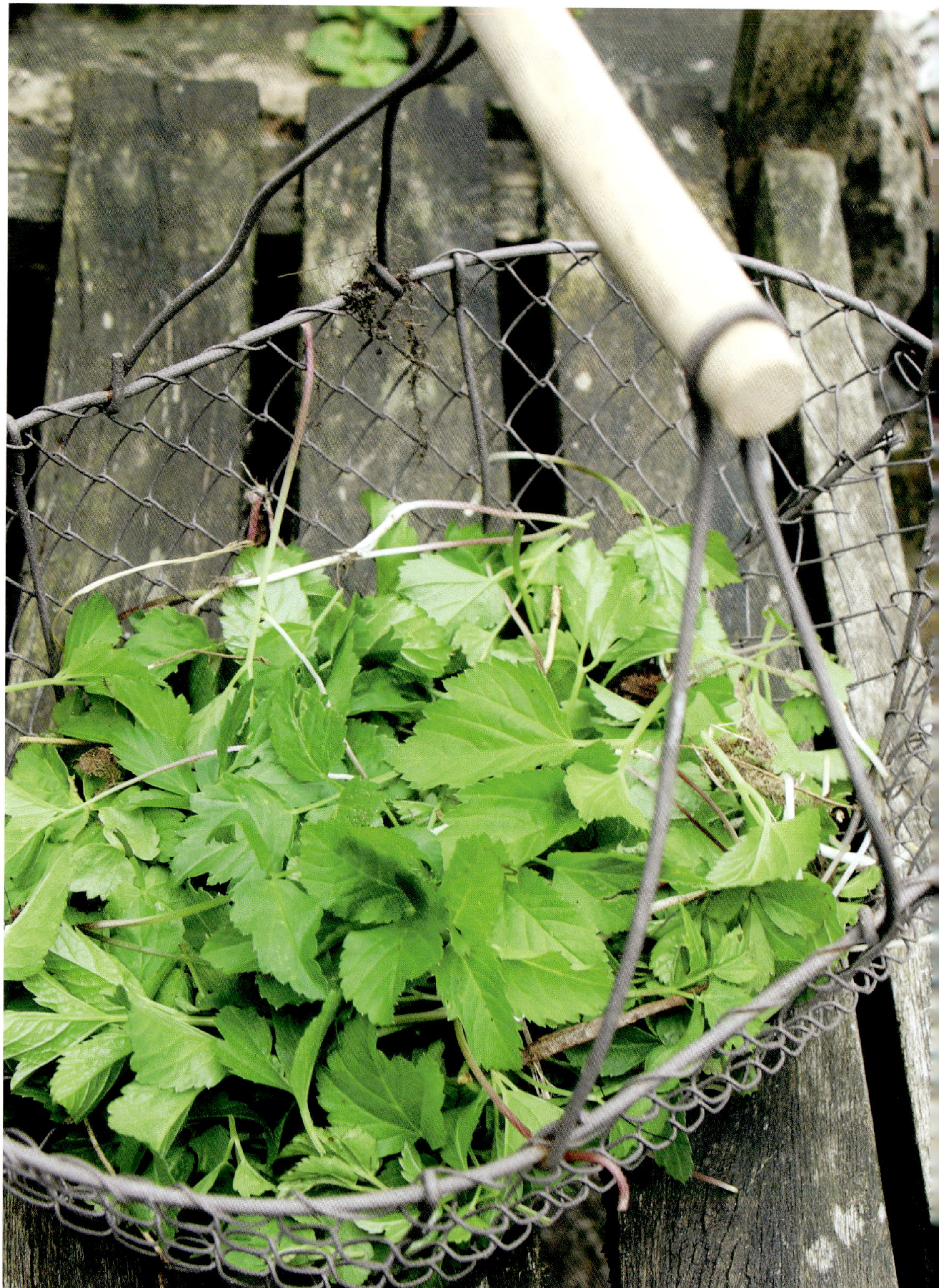

Geliebter Giersch

Der Gemeine Giersch hat einen schlechten Ruf als lästiges Unkraut. Doch wer einen kleinen Teil seines Gartens für den Giersch reserviert, besitzt einen Schatz für die Gesundheit.

Den meisten Gärtnern ist der Giersch als nahezu **unausrottbares Unkraut** wohlbekannt. Sie sind das ganze Jahr damit beschäftig, diese kraftvolle Pflanze mit allen erdenklichen Mitteln aus ihrem Garten zu verbannen, anstatt den Giersch nach alter Sitte zu verwenden.

Die wenigsten wissen, dass er eine bewährte und geschätzte Heilpflanze und ein erstaunlich nährstoffreiches, gesundes und entsäuerndes Wildgemüse ist.

Zudem lässt er sich, bevor er Samen angesetzt hat, ohne Wurzeln als mineralstoffreiches Kraut zur **Verbesserung des Komposts** verwenden.

(Ich habe den Giersch vor vielen Jahren in unseren Garten geholt ... freiwillig! und kann ihn heute entspannt ernten.)

An einem nicht ganz optimalen Standort und mit einer Wurzelsperre von 1,50 m Tiefe (oder in einem großen Hochbeetkasten), kann man den Giersch sogar recht gut den eigenen Bedürfnissen entsprechend wachsen lassen.

Wer ihn bereits massenhaft im Garten hat, der sollte sich glücklich schätzen und dieses vielseitige Kraut häufig auf den Speiseplan setzen.

Gesünder als Kulturgemüse

Der Giersch ist ein absolutes *Vitamin-C-Wunder*. Er enthält im Schnitt (Mittelwert von verschiedenen Untersuchungen; diese Werte variieren je nach Standort) circa 15 Mal mehr Vitamin C als Kopfsalat, 4 Mal so viel wie Zitronen und doppelt so viel wie der geschätzte Rosenkohl, der von allen Kulturgemüsen den höchsten Vitamin-C-Anteil aufweist.

Außerdem enthält er 13 Mal so viele Mineralstoffe wie eines der mineralstoffreichsten Kulturgemüse – der Grünkohl.

Insgesamt finden sich im Giersch reichlich **Kalium, Magnesium, Kalzium, Mangan, Zink, Kupfer, Vitamin A, Eiweiß und viele gesundheitsfördernde sekundäre Pflanzenstoffe.**

Wer keine Lust oder Zeit hat, Gemüse im Garten anzupflanzen, der kann sich allein auf den Giersch in seinem Garten verlassen und hat somit jederzeit ein gesundes, schmackhaftes Gemüse zur Hand. Ganz ohne Dünger und ganz ohne Arbeit.

Allein diese Informationen reichen sicher schon aus, um auf den Giersch aufmerksam zu werden, aber er kann noch viel mehr.

Der wissenschaftliche Name des Gierschs – *Aegopodium podagraria* – weist auf sein Hauptanwendungsgebiet in früheren Zeiten hin: **Podagra** ist eine alte Bezeichnung für **Fußgicht**. Weshalb einer seiner vielen volkstümlichen Namen **Podagrakraut** lautet.

Auch der Name **Zipperleinskraut** erklärt sich durch die Anwendung des Gierschs als Heilkraut im Bereich der Gichterkrankungen, da ein akuter Gichtanfall früher als Zipperlein bezeichnet wurde. Zippern oder zippeln bedeutet so viel wie trippeln und **beschreibt den Gang eines an Gicht erkrankten Menschen.**

Man konnte bis heute keinen einzelnen Inhaltsstoff für die Wirksamkeit des Gierschs bei Gicht identifizieren, aber in der Volksmedizin wird er seit Jahrhunderten erfolgreich zur Linderung dieser Krankheit eingesetzt.

Sanfte Wirkung

Anerkannt ist eine *mild krampflösende, entwässernde, entsäuernde und entzündungshemmende Wirkung.*

Wir haben es also nicht mit einer Pflanze zu tun, die sehr starke, reizende Inhaltsstoffe enthält, sondern die eher als mildes und sanftes Heilkraut Anwendung findet.

Beispielsweise bei leichtem *Sonnenbrand* oder einem *Insektenstich* lässt sich schnell und einfach ein entzündungshemmender Breiumschlag aus Gierschkraut herstellen. Sobald er angebracht ist, tritt sein kühlender und beruhigender Effekt ein.

Genau das macht den Giersch aus: *Er wirkt sanft, aber zuverlässig!* Aufgrund dieser nicht dominanten, unterstützenden Eigenschaft eignet er sich hervorragend als Pflanze, die allein oder in Heilkräutermischungen, zum Beispiel zur **Entgiftung und Entsäuerung innerhalb einer Frühjahrskur**, eingesetzt werden kann.

So viel Ärger dieses Kraut einem ordentlichen Gärtner durch seine Wuchsfreudigkeit bereiten kann, so hilfreich bietet es sich den Menschen an, die es zu nutzen wissen.

Dem verärgerten Gärtner mag es ein Trost sein, dass auch der Giersch das ständige Ernten oder Wegnaschen der jungen Blätter auf Dauer schlecht verträgt. Er zieht sich bei solcher Behandlung deutlich zurück.

In der Schweiz heißt der Giersch übrigens Schnegge-Chrut und spricht damit ganz klar die ärgsten Widersacher des Zipperleinskrautes an: die Schnecken.

Sowohl Nacktschnecken als auch Weinbergschnecken lieben die jungen Blättchen sehr und ziehen sie sogar dem Kopfsalat vor. So schützt der Giersch das Kulturgemüse sogar vor allzu großem Schneckenfraß. Vorausgesetzt es sind genügend junge Gierschpflänzchen vorhanden. Zu diesem Zweck hält man das Zipperleinskraut am besten jung, indem man einfach ab und zu mit dem Rasenmäher alles abmäht und neu nachwachsen lässt. Die jungen Triebe schmecken auch uns Menschen am besten.

In Gegenden mit einer großen Schneckenpopulation ist Giersch deswegen meist gar nicht oder nur spärlich zu finden.

Wer ihn hier trotzdem im Garten ansiedeln möchte, der muss zu Beginn der Anpflanzung tatsächlich jeden Morgen die Schnecken absammeln, um die jungen Pflänzchen zu schützen. Hat er jedoch einmal Fuß gefasst, dann können ihm die Schnecken nicht mehr den Garaus machen.

Vielseitige Verwendbarkeit auch in der Küche

Seine wunderbare Vielseitigkeit offenbart das Zipperleinskraut auch im Bereich der gesunden Kräuterküche.

Bei Kindern und Erwachsenen gleichermaßen beliebt ist die gesunde und sehr leicht herzustellende Gierschlimonade. Bei Verwendung von Apfelsaft ist keine Zuckerzugabe notwendig und das Aufgießen mit Mineralwasser macht dieses Getränk zu einem erfrischenden Durstlöscher.

Die jungen Blätter sind aufgrund ihrer Zartheit und ihres Geschmacks sehr köstlich. Zerdrückt man einen Stängel oder die Blätter des Gierschs, so verströmt er seinen typischen Geruch, der an saftige Möhren, Petersilie und etwas Sellerie erinnert.

Wer diesen Geruch einmal verinnerlicht hat, der verwechselt ihn auch beim Wildsammeln so schnell nicht mit möglichen giftigen Doppelgängern, die einen ähnlichen Blütenstand aufweisen.

Die **Gierschblüten sind ebenfalls essbar** und schmecken etwas süßer als das Laub. Sie können im Salat oder als essbare Dekoration in der Küche verwendet werden.

Wer sich vor der Verbreitung des Gierschs durch Samen fürchtet, der kann auch diese einfach als Gewürz nutzen. Der Samen schmeckt leicht scharf und macht sich gut im Quark oder in einer Sauce. Außerdem kann er ähnlich getrocknet und verarbeitet werden wie Brennnesselsamen.

Lange im Jahr verfügbar

Ein ganz entscheidender Vorteil gegenüber sehr vielen anderen Kräutern ist die lange Verfügbarkeit von Giersch als Heilkraut oder gesundheitsfördernde Nahrung.

Bereits mit dem Abtauen des letzten Schnees erscheinen die ersten zarten, grünen Blättchen, die sich hervorragend für eine Frühjahrsvitaminkur eignen, und erst mit den ersten starken Frösten ist er wieder verschwunden. Bis auf wenige Wochen kann der Giersch also das ganze Jahr hindurch geerntet werden.

Meine Versuche, Giersch für den Winter im Topf zu ziehen, sind leider kläglich gescheitert. Die sonst so wuchsfreudige Pflanze mag die gedrängte Enge an den Wurzeln gar nicht und geht ein.

Um diese Zeit zu überbrücken, ernte und trockne ich rechtzeitig im Herbst genügend Gierschblätter und mahle sie mit Omas alter Kaffeemühle zu einem feinen, würzigen Gewürzpulver. In dunklen Schraubgläsern hält es sich hervorragend, bis die ersten frischen Blättchen im Frühling erscheinen.

So bringt uns der Giersch gesund durchs ganze Jahr.

REZEPT

REGT DIE ENTGIFTUNGSORGANE AN

ENTGIFTUNGSTEE

Zutaten

- *Jeweils 1 EL frisch oder 1 TL getrocknet Gierschblätter, Brennnesselkraut, Ackerschachtelhalm, Thymian, Kamille, Goldrute*
- *200 ml Wasser*

ANWENDUNG

Zur Anregung der Entgiftungsorgane 3 Mal täglich 1 Tasse Tee trinken.

Dieser Tee hat zusätzlich eine entsäuernde Wirkung und hilft dem Körper, seinen Säure-Basen-Haushalt im Gleichgewicht zu halten.

Zubereitung

1. *Die oben genannten Zutaten in ein Gefäß geben und mischen.*
2. *1 EL der Mischung bei frischen oder 1 TL bei getrockneten Kräutern mit 200 ml heißem Wasser übergießen.*
3. *10 Minuten abgedeckt ziehen lassen.*
4. *Abseihen.*

REZEPT

ERFRISCHEND KÖSTLICH

GIERSCHLIMONADE

Zutaten

- *Frisches Gierschkraut, Pfefferminze, Melisse*
- *weitere Lieblingskräuter falls gewünscht*
- *Apfelsaft*
- *1 Bio-Zitrone*
- *n. G. Mineralwasser*

Zubereitung

1. *Alle Kräuter anquetschen und in einen Krug oder ein großes Einweckglas geben.*
2. *Mit Apfelsaft auffüllen.*
3. *Die Zitrone in Scheiben schneiden und hinzugeben.*
4. *Einige Stunden oder über Nacht im Kühlschrank stehen lassen .*
5. *Nach Geschmack mit Mineralwasser auffüllen.*

GIERSCHGEWÜRZ

Zutaten

- *Getrockneter Giersch*

ANWENDUNG

Als gesundes, vitamin- und mineralstoffreiches Gewürz nach Geschmack verwenden.

TIPP

Es schmeckt auch sehr gut als Brotgewürz.

Zubereitung

1. *Den Giersch in einer Kaffeemühle oder einer Nussmühle fein mahlen.*
2. *In fest verschließbare Gefäße füllen.*
3. *Dunkel und kühl gelagert ist das Pulver circa 6 Monate haltbar.*

REZEPT

BEI RHEUMA, GICHT, MAGEN-DARM-PROBLEMEN, WIRKT BASISCH, ZUR FRÜHJAHRSKUR ODER EINFACH ALS GESUNDER SALAT

GIERSCHSALAT

Zutaten

- *Junge Gierschblätter*
- *Feldsalat*
- *Rauke*
- *Essbare Blüten (Gänse-, Ringelblumen und viele mehr)*
- *Essig, Öl, Gewürze*

ANWENDUNG

Wer unter Rheuma oder Gicht leidet, sollte diesen Salat kurmäßig einige Tage täglich essen. Auch für gesunde Menschen ist dieser Salat zu empfehlen. Giersch wirkt mild harntreibend, krampflösend und entzündungshemmend. Er hilft, die Harnsäurekristalle aus den Gelenken zu befördern und den Harnsäurewert im Blut zu senken.

Zubereitung

1. *Alle Kräuter bis auf die Blüten grob zerkleinern.*
2. *Ein mildes Dressing nach eigener Wahl zubereiten – es sollte aus magenfreundlichen Gründen nicht zu viel Essig enthalten.*
3. *Den Salat damit anmachen.*

REZEPT

ENTWÄSSERT, BERUHIGT DIE NERVEN UND DEN DARM, STOFFWECHSELANREGEND BERUHIGENDER ABNEHMHELFER

GIERSCHTEE

Zutaten

- *1 EL frischer oder 1 TL getrockneter Giersch, Pfefferminze, Melisse*
- *250 ml Wasser*

ANWENDUNG

3–4 Tassen pro Tag noch warm in kleinen Schlucken trinken.

Zubereitung

1. *Die Zutaten klein schneiden, in ein Gefäß geben und mischen.*
2. *1 EL klein geschnittene, frische Kräuter oder 1 TL zerbröselte getrocknete Kräuter in eine Tasse geben.*
3. *Mit 250 ml heißem Wasser übergießen.*
4. *10 Minuten abgedeckt ziehen lassen.*
5. *Abseihen.*

REZEPT

BEI INSEKTENSTICHEN UND -BISSEN, KLEINEN SCHNITTWUNDEN, BEI GICHT UND RHEUMA

AUFLAGEN UND UMSCHLÄGE

Zutaten

- *Frisches Gierschkraut*

ANWENDUNG

Den Brei direkt auf die betroffene Stelle auflegen.

Mit einem Tuch fixieren.

Dort belassen, solange es angenehm ist.

Fördert die Wundheilung, wirkt antibakteriell und trägt zur Schmerzlinderung bei.

Zubereitung

1. *Den gereinigten Giersch im Mörser oder einfacher mit dem Nudelrolle zerquetschen.*

REZEPT

BEI HARTNÄCKIGEM SCHNUPFEN

INHALATION

Zutaten

- *1 Handvoll getrocknetes Gierschkraut*

ANWENDUNG

Den Rauch ein paar Sekunden lang einatmen. Dies ist eine der ältesten Anwendungen in der Volksmedizin und soll dazu beitragen, die Nase zu befreien und die Entzündung zu lindern.

Zubereitung

1. *Den Giersch in eine feuerfeste Schale aus Metall oder Ton geben und anzünden.*
2. *Alternativ kann man ihn auch auf glühende Kohlen oder eine heiße Herdplatte legen.*

Diese Anwendung ist nicht für Kinder geeignet!

BEI RHEUMA, GICHT, ISCHIAS UND HÄMORRHOIDEN

GIERSCHBAD

Zutaten

- *150 g getrocknete Gierschwurzeln und frische Blätter*
- *1 l Wasser*

ANWENDUNG

Circa 15 Minuten im Gierschbad baden, anschließend warm abduschen und etwas nachruhen. Wirkt entzündungshemmend und schmerzlindernd.

Zubereitung

1. *Wurzeln und Blätter in 1 Liter Wasser aufkochen.*
2. *5 Minuten köcheln.*
3. *Anschließend 10 Minuten ziehen lassen.*
4. *Abseihen.*
5. *Den Sud in das etwa 38 °C warme Badewasser gießen.*

REZEPT

BLASENENTZÜNDUNG ADE MIT GIERSCH

Hier wird ein Tee mit einem Sitzbad gleichzeitig angewendet.

Zutaten

- *Jeweils 1 EL frisch oder 1 TL getrocknet: Giersch, Brennnessel, Ackerschachtelhalm, Thymian, Kamille, Goldrute (Hierbei ist es einerlei, ob es sich um die heimische Echte Goldrute oder die eingewanderte Kanadische Goldrute handelt. Beide wirken gleich, allerdings durch etwas andere Inhaltsstoffe: Siehe Judith Koch, Alte Heiler, Freya Verlag 2016)*
- *250 ml Wasser*

Zubereitung

1. *Für den Tee: Die Kräuter in ein Gefäß geben und gut mischen.*
2. *1 EL der Mischung bei frischen oder 1 TL bei getrockneten Kräutern mit 250 ml heißem Wasser übergießen.*
3. *10 Minuten ziehen lassen.*
4. *Abseihen.*
5. *Für das Sitzbad: insgesamt 1 Liter Gierschtee herstellen.*

ANWENDUNG

Bei Blasenentzündung 3 Mal täglich 1 Tasse Tee trinken. Und gleichzeitig mehrmals täglich das Sitzbad anwenden. Dafür 1 Liter Gierschtee in eine ausreichend große Wanne gießen und mit 38 °C warmem Wasser auffüllen. So lange in der Wanne sitzen bleiben, solange das Wasser angenehm warm ist.

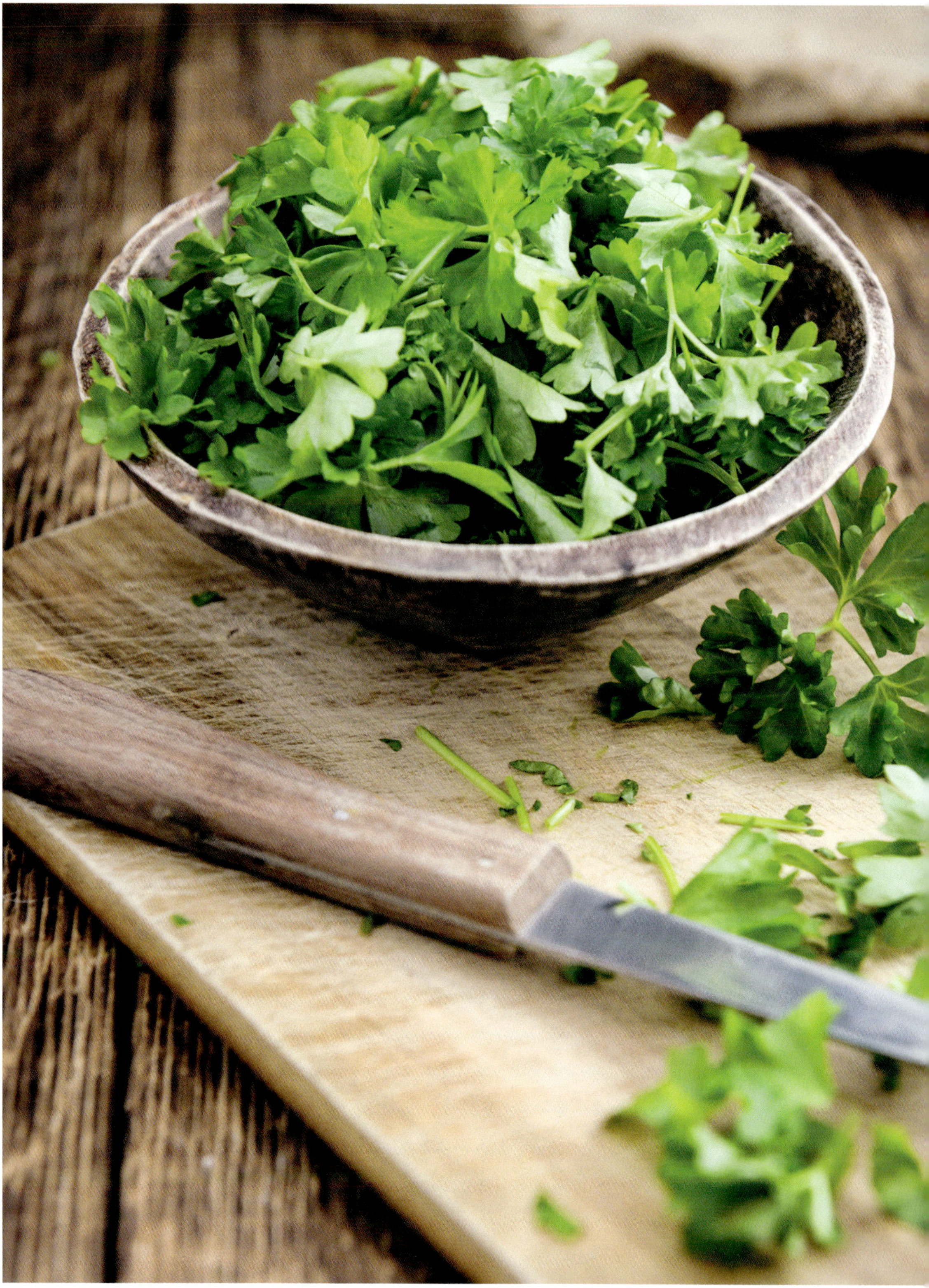

Frühlingsfrische Haut

Eisige Kälte draußen und trockene Heizungsluft im Haus haben unserer Haut während der sonnenarmen Wintermonate enorm zugesetzt. Die richtigen Kräuter und Hausmittel zaubern den Frühling ins Gesicht.

Die Tage werden wieder länger und die Sonne gewinnt langsam an Kraft. In der Natur herrscht Aufbruchsstimmung, alles grünt und wächst um die Wette.

Sollte der Blick in den Spiegel dieses Frühlingserwachen nicht bestätigen, weil das Gesicht etwas grau und müde aussieht, dann verhelfen Kräuter und erprobte alte Hausmittel der Haut zu einer frühlingsfrischen Ausstrahlung.

Für normale Haut

Wer weder zu einer fettigen, trockenen oder hoch empfindlichen Haut neigt, der kann sich ganz einfach auf das Verwöhnen und Entstressen seiner schützenden Hülle konzentrieren. Zum Beispiel mit einem leichten, sanften Peeling mit Meersalz oder Rohrohr-Zucker, das zu einem glatten und weichen Hautbild beiträgt, oder dem Luxus von Birkengesichtswasser, frisch vom Baum, mit all seinen Nährstoffen und seiner beruhigenden Wirkung.

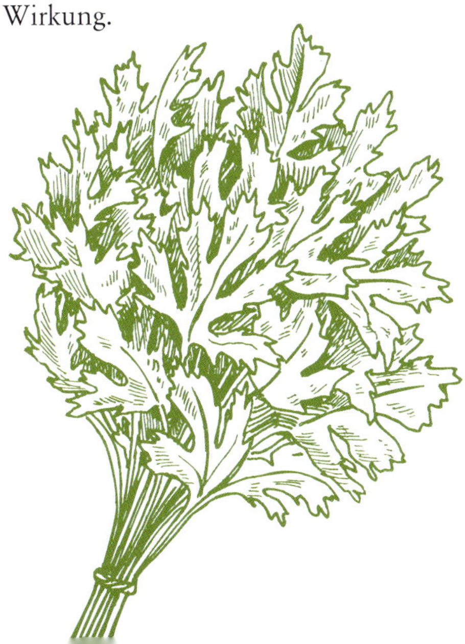

REZEPT

ERZEUGT EIN GLATTES UND WEICHES HAUTBILD

GESICHTSPEELING FÜR NORMALE HAUT

Zutaten

- *2 EL Quark (für Veganer: Sojaghurt)*
- *etwas Milch (für Veganer: Mandel- oder Hafermilch; hier geht es aber auch ganz ohne eine Flüssigkeit, da der Sojaghurt bereits eine streichfähige Konsistenz besitzt)*
- *feines Meersalz oder feiner Rohrohr-Zucker*

Zubereitung

1. *Den Quark mit etwas Milch verrühren, bis er eine angenehm streichfähige Konsistenz hat.*
2. *Die Quark-/Sojaghurtmasse gleichmäßig auf das Gesicht auftragen.*
3. *Nach circa 2–3 Minuten Einwirkzeit die Hände anfeuchten und etwas Salz oder Zucker zwischen den Händen verteilen.*
4. *Das Salz bzw. den Zucker mit leicht kreisenden Bewegungen in die Quark-/Sojaghurtmasse massieren.*
5. *Mit lauwarmem Wasser gut abspülen.*

ANWENDUNG

Eine Anwendung 1 Mal pro Woche erzielt bereits die gewünschte Wirkung.

REZEPT

IST NÄHRSTOFFREICH UND ENTZÜNDUNGSHEMMEND.

FRISCHES BIRKENWASSER

Zutaten

- *etwas dickerer Holzbohrer (5 mm)*
- *Trinkhalm*
- *Flasche mit enger Öffnung und mindestens 1,5 l Fassungsvermögen*
- *Klebeband*
- *Zurrgurte*
- *1 passendes Holzstückchen oder Holzdübel als Verschluss der Wunde*

Zubereitung

1. *Eine Birke mit einem Mindeststammdurchmesser von circa 60 cm in ungefähr 1 m Höhe mit dem Holzbohrer 1–2 cm tief vorsichtig anbohren. Tiefer muss man nicht bohren, da der begehrte Saft direkt unter der Rinde nach oben fließt. Bohrt man tiefer, so erhält man weniger Saft!*
2. *Den Trinkhalm in die entstandene Öffnung schieben*
3. *Das andere Ende des Halmes in die Trinkflasche stecken und den Flaschenhals mit Klebeband verschließen, sodass kein Insekt in die Flasche fallen kann.*
4. *Mit den Zurrgurten die Flasche am Baum befestigen.*
5. *Einen Tag warten und die volle Flaschen entfernen.*
6. *Die Baumwunde mit dem Holzdübel verschließen.*
7. *Überschuss kann gut eingefroren werden.*

ANWENDUNG

***Innerlich:** Das Birkenwasser mit etwas Zitronensaft unverdünnt trinken, sooft man mag.*

***Äußerlich:** Pur in die Gesichtshaut einmassieren und trocknen lassen. Nicht abwaschen!*

Das Abzapfen von Birkenwasser funktioniert nur im Frühling, wenn die Birke aus der Winterruhe erwacht – also eigentlich im Vorfrühling. Das ist der Zeitpunkt, zu dem die Blattknospen anschwellen und die langen männlichen Blütenkätzchen zu blühen beginnen. An den Zapftagen sollte kein Frost herrschen und ein Baum sollte **nur 1 Mal im Jahr um 2,5 Liter Saft** erleichtert werden. Für das restliche Jahr oder wenn ein Zapfen nicht gewünscht ist, kann auf Bio-Birkensaft aus dem Drogeriemarkt ausgewichen werden.

Für fettige Haut

Fettige Haut entsteht durch eine **hormonell bedingte Überproduktion der Talgdrüsen** – und nicht wie oft vermutet durch eine **mangelnde** oder **falsche Pflege!**

Vor allem junge Menschen haben eine fettige Haut, bei der zusätzlich häufig die Talgdrüsen verstopft sind und Akne entstehen kann. Hier steht eine gründliche, aber möglichst reizfreie Reinigung im Vordergrund. Tägliche Waschungen mit entzündungshemmenden Tees, wie zum Beispiel *Thymian* oder *Rosmarin*, können sehr hilfreich sein.

Ist bereits eine Entzündung vorhanden, helfen in *starken Schwarztee getauchte Wattepads*, mit denen man das Gesicht gründlich betupft. Hierbei handelt es sich nicht um eine Reinigung, vielmehr um eine Heillösung aus Schwarztee. Den Tee nach dem Betupfen auf der Haut trocknen lassen und nicht abwaschen. Anschließend mit einer fettfreien Lotion oder einem Gel eincremen.

Die im Handel häufig erhältlichen stark alkoholhaltigen Reinigungswässer sind bei fettiger Haut nicht empfehlenswert, da der Alkohol zu einer starken Reizung führt, die eine vermehrte Fettproduktion zur Folge hat. Reinigungen mit Kräutertees und ab und zu ein Peeling mit Meersalz oder Zucker sind effektiver.

Menschen mit fettiger Haut haben zwar in der Jugend Probleme mit ihrer schützenden Hülle, bleiben dafür aber in der Regel im Alter – wie zum Ausgleich – länger von Falten verschont.

REZEPT

BERUHIGT, NÄHRT UND HILFT GEGEN PICKEL

PETERSILIENWASSER FÜR FETTIGE HAUT

Zutaten

- *1 Bund Petersilie*
- *70 %iger Alkohol (aus der Apotheke)*
- *destilliertes Wasser*

ANWENDUNG

Zur täglichen Reinigung auf Wattepads verwenden. Nach Möglichkeit das Petersilienwasser, das auf der Haut ist, nicht abwaschen.

Zubereitung

1. *Petersilie klein schneiden, anquetschen und in ein Schraubglas drücken.*
2. *Mit Alkohol bedecken.*
3. *2 Wochen an einem warmen Ort ziehen lassen.*
4. *Abseihen und die Petersilienflüssigkeit mit 3 Mal so viel destilliertem Wasser auffüllen (So reizt der Alkohol die Haut nicht mehr und es wird verhindert, dass die Haut noch mehr Fett bildet).*

Für trockene und Altershaut

Um trockene Haut frühlingshaft erstrahlen zu lassen, kommt es vor allem darauf an, ihr durch sanfte Massagen mit pflanzlichen Ölen eine milde Rückfettung zu verschaffen.

Insbesondere *Borretsch-* und *Nachtkerzenöl* sind hier hervorragend geeignet, da sie einen hohen Anteil an **Gamma-Linolsäure** enthalten. Diese wirkt unter anderem **entzündungshemmend**, was einer trockenen Haut und einer Altershaut sehr guttut, da diese weniger geschützt ist als normale oder fettige Haut und entsprechend eher zu Entzündungen neigt.

Trockene Haut ist entweder angeboren oder ein Resultat zu häufiger und intensiver Reinigung. Leicht herzustellendes *Petersilienwasser* (siehe Rezept für fettige Haut) oder alternativ eine mit *Rosenblüten* versetzte Lösung reinigen auf sanfte Art und können täglich verwendet werden.

Von innen und außen hilft die *Avocado* mit reichlich ungesättigten Fettsäuren, Vitamin A und B. Das Fett der Avocado zieht bei einer Gesichtsauflage komplett in die Haut ein, macht sie elastisch und verleiht ihr ein frisches Aussehen. Eine Maske ist schnell und einfach zubereitet und wirkt wahre Wunder bei trockener Haut.

REZEPT

MACHT TROCKENE HAUT WIEDER ELASTISCH

AVOCADO-GESICHTSMASKE

Zutaten

- *½ reife Avocado*
- *2 EL Biojoghurt oder für Veganer Sojaghurt*

Zubereitung

1. *Die Avocado pürieren.*
2. *Mit dem Joghurt/Sojaghurt verrühren.*

ANWENDUNG

Gleichmäßig auf dem Gesicht verteilen. 10 Minuten wirken lassen und mit lauwarmem Wasser abwaschen. 1 Mal wöchentlich anwenden.

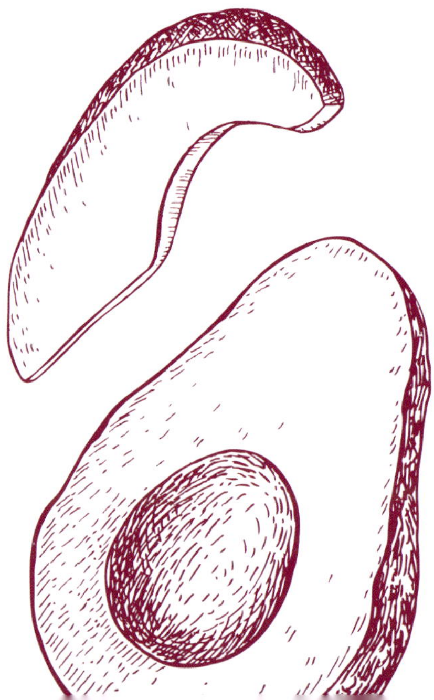

REZEPT

MILDE RÜCKFETTUNG

NACHTKERZEN-MASSAGEÖL

Zutaten

- *5–10 Tropfen Nachtkerzenöl*
- *1 TL Oliven- oder Sonnenblumenöl*

Zubereitung

1. *Das Oliven- oder Sonnenblumenöl mit Nachtkerzenöl mischen.*

ANWENDUNG

Die Ölmischung mit sanft kreisenden Bewegungen in die Gesichtshaut massieren. Alle 2–3 Tage anwenden.

Für empfindliche, sensible Haut

Feine Poren, eine geringe Pigmentierung und die typischen roten Stressflecken sind Merkmale einer empfindlichen, sensiblen Haut.

Sie verträgt weder ätherische Öle in den Pflegeprodukten noch Konservierungsmittel oder Alkohol. All das reicht bereits aus, um starke Reizungen hervorzurufen.

Falsch gepflegte trockene Haut kann übrigens schnell zu einer empfindlichen, sensiblen werden, sodass auch hier die oben genannten Inhaltsstoffe nicht mehr vertragen werden.

Als Cremegrundlage eignen sich *Kakao-* oder *Sheabutter* recht gut. Zur Reinigung verwendet man milde, beruhigende, mit Wasser verdünnte Kräutertees wie *Melisse* oder *Ringelblumenblüten* (kein Öl!). Reines *Aloe-Vera-Gel* beruhigt, versorgt die empfindliche Haut mit Nährstoffen und ist besonders hautverträglich.

Mit den richtigen Mitteln erlangt somit auch problematische Haut eine frühlingsfrische gesunde Ausstrahlung.

REZEPT

BEI JUCKREIZ UND ENTZÜNDUNGEN

SPITZWEGERICH-SALBE

Zutaten

- *10 g frische oder getrocknete Spitzwegerichblätter*
- *100 g Sheabutter*

ANWENDUNG

1 Mal täglich das Gesicht damit eincremen.

Zubereitung

1. *Die Sheabutter im Wasserbad schmelzen.*
2. *Die zerkleinerten Spitzwegerichblätter hinzufügen.*
3. *1 Woche abgedeckt ziehen lassen.*
4. *Erneut leicht erwärmen und durch ein Tuch abseihen.*
5. *In Schraubgläser füllen und kühl aufbewahren.*

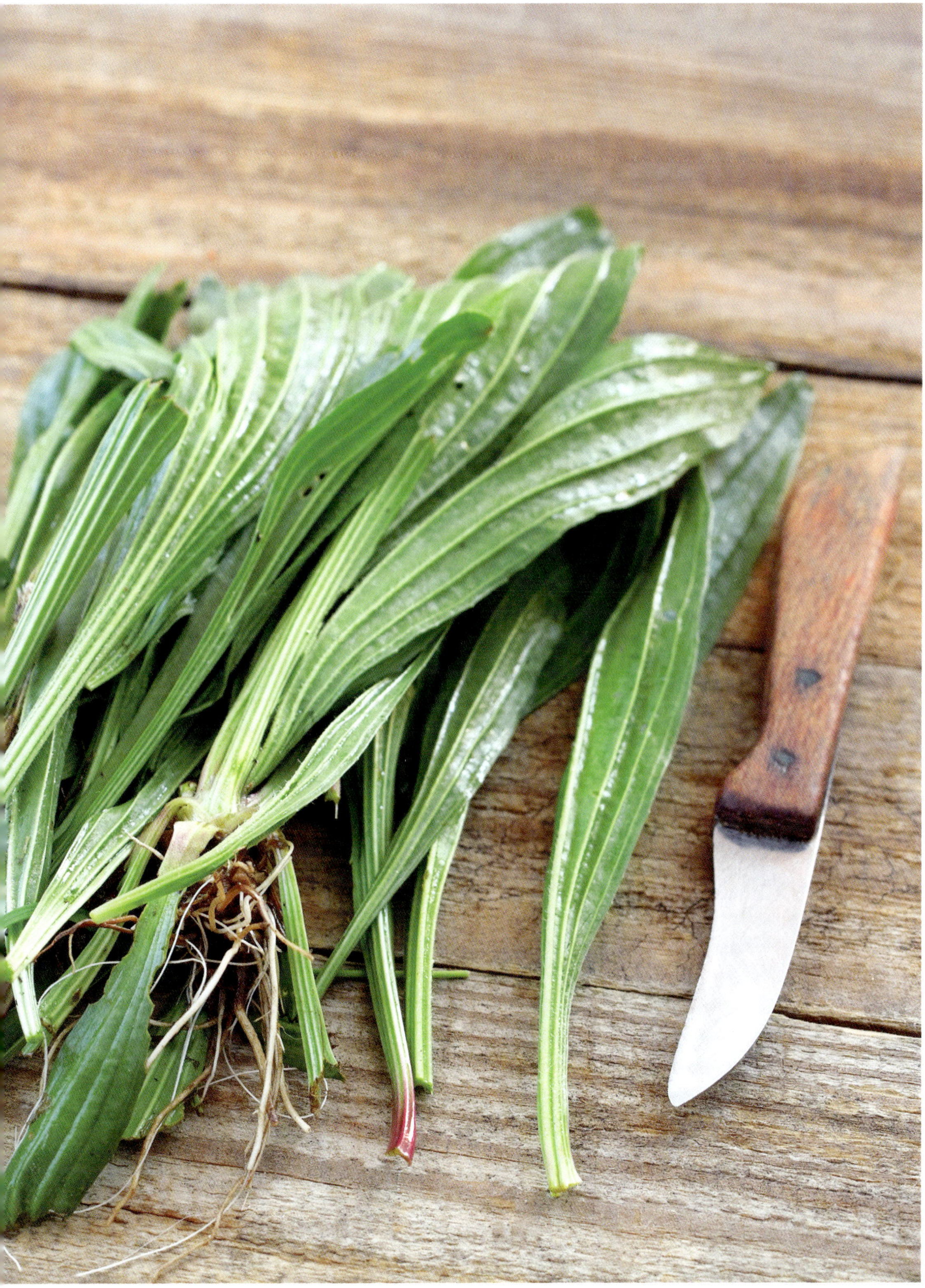

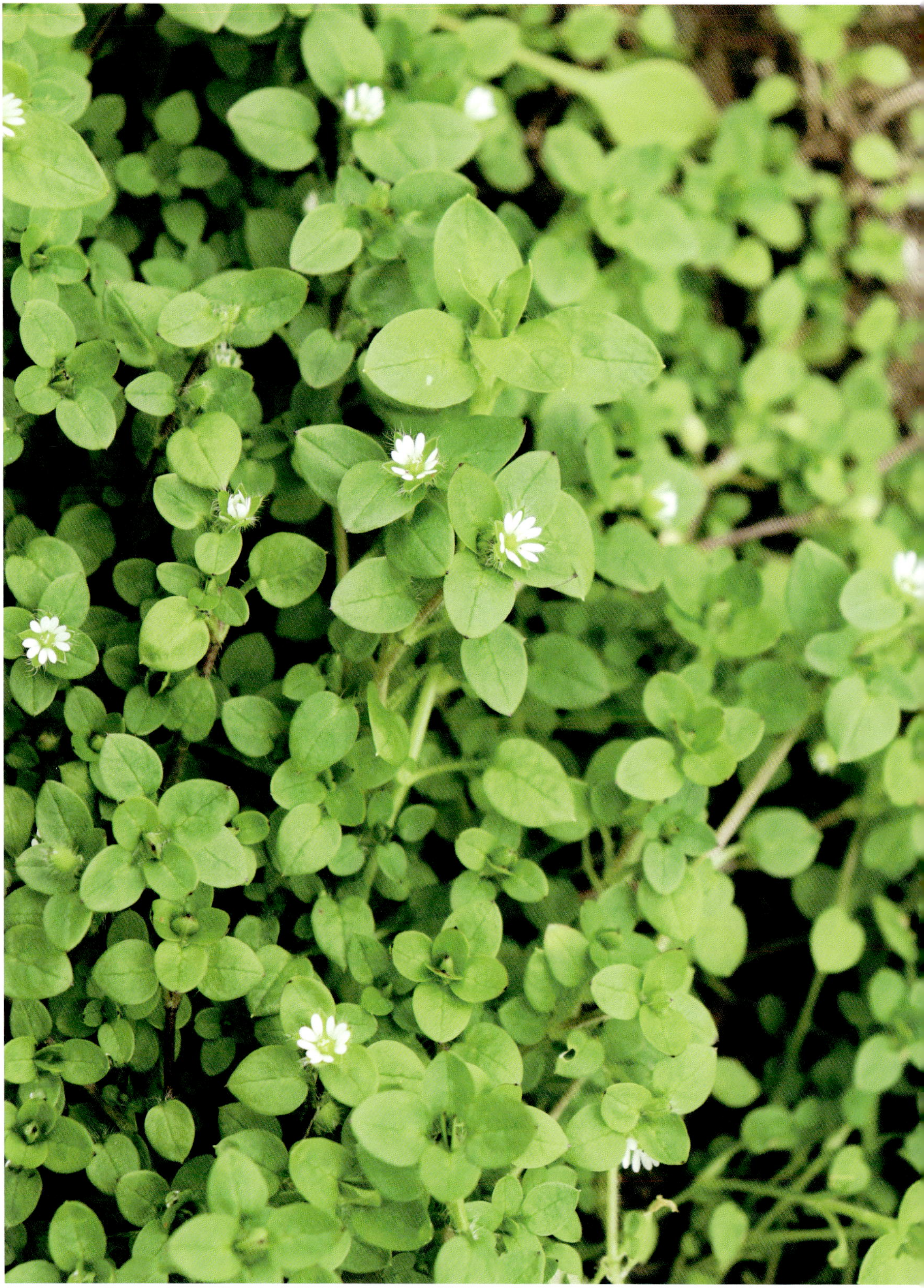

Magische 9-Kräutersuppe

Die Tage werden nun langsam wieder länger und die Natur ergrünt. Die ersten heimischen Wildkräuter bilden mit jungen Blättern die Grundlage für die sehr gesunde traditionelle 9-Kräutersuppe. Sie ist quasi das Superfood unserer Vorfahren. Alle grünen Zutaten wachsen im Frühjahr auf jeder Wiese und sind schnell gesammelt.

Die Wintermonate waren für unsere Vorfahren hart und entbehrungsreich. Frisches Obst und Gemüse gab es nicht wie heute in Hülle und Fülle zu kaufen. Umso freudiger begrüßte man das erste Grün und damit die Möglichkeit, durch die ersten saftigen Wildkräuter wieder zu Kräften zu kommen. Denn gerade junge Pflanzen enthalten besonders viele gesundheitsfördernde Vitamine und Mineralstoffe.

Warum neun Kräuter?

Die Zahl Neun spielt in der semitisch-christlichen Welt nur eine untergeordnete Rolle. Im älteren **indo-germanischen Raum** hingegen war die Neun eine Zahl, die sowohl mit dem Jahresverlauf der Natur als auch mit der **Heilung und Erkennung von Krankheiten in enger Verbindung** stand. Daran erkennt man, dass die Tradition der 9-Kräutersuppe sehr alt sein muss und wahrscheinlich **aus der Zeit vor der Christianisierung** stammt.

Neun Monate im Jahr war die Natur den Menschen wohlgesonnen. Es gab ausreichend Nahrung und Wärme, um ein recht komfortables Leben führen zu können.

Die drei Wintermonate jedoch verhießen Dunkelheit und häufig auch Hunger und Mangelernährung. Wie sehr unsere Vorfahren die ersten wilden Kräuter begrüßt haben müssen, die in der Frühlingssonne ihre Blätter aus dem Boden schoben, das können wir uns heute kaum noch vorstellen.

Der Beginn der neuen, freundlichen Monate wurde deshalb entsprechend mit neuen, frühen Kräutern gefeiert, die man zu einer köstlichen, stärkenden Suppe verarbeitete.

Die magische Wirkung

Ein weiterer Grund für die Verwendung von neun Kräutern war ein magischer.

Häufig wurden rituelle Heilhandlungen von unseren Vorfahren neun Mal wiederholt. Gegen Übel und Gebrechen zählte man von neun bis eins rückwärts. Es waren neun Knoten, die in ein Band geknüpft wurden, um sich gegen Verrenkungen zu schützen, und natürlich waren es neun Kräuter, die neun Arten der gängigsten Erkrankungen heilen konnten. Jede Region hatte ihr eigenes Rezept und die Besonderheiten der natürlichen Umgebung spiegelten sich in der 9-Kräutersuppe wider.

Heute sind die Rezepte eher gleichförmig, früher waren sie Ausdruck von lokalem Brauchtum und Bestandteil der jeweiligen lokalen Tradition. Aus den Kräutern, die vor der eigenen Haustür wuchsen, bezog man eben die größtmögliche Heilkraft.

Es ist auch heute noch sinnvoll, die Zutaten flexibel zu halten, denn die Suppe wird vom zeitigen Frühjahr bis Ostern gegessen. Dann heißt sie Gründonnerstagssuppe.

Im Zeitverlauf kommen neue Kräuter dazu, andere verblühen und fallen damit weg, so etwas das Scharbockskraut, das nur bis zur Blüte verwendet werden kann.

Wer die Suppe ein bis zwei Mal die Woche zur Stärkung seiner Gesundheit bis Ostern essen möchte, sollte sich also durchaus umschauen, welche Kräuter gerade aktuell zur Verfügung stehen. Das werden in Schleswig-Holstein sicher andere sein als zum selben Zeitpunkt in Bayern, am Rhein, in Sachsen oder in Österreich. Damit bleibt die 9-Kräutersuppe auch heute noch ein regionales Gericht, das gleichzeitig die Beschäftigung mit unseren wilden Kräutern fördert.

Ergänzend zu den unten aufgeführten Pflanzen können das **Hirtentäschelkraut, die Brunnenkresse, Bärlauch, Taubnessel, das Scharbockskraut vor der Blüte, aber auch Spinat, Pimpinelle, Lauch oder Wiesenschaumkraut** verwendet werden.

* *Kräuterkraftpakete*

Der hohe Vitamin-C-Anteil in allen frisch gewachsenen Wildkräutern war für unsere Vorfahren extrem wichtig, um den gefürchteten Skorbut zu bekämpfen. Eines der dazu hilfreichen Kräuter trägt diese Krankheit sogar in seinem Namen: **das Scharbockskraut.** Es erscheint sehr früh im Jahr und war eines der ersten Kräuter, das den **Vitamin-C-Mangel** unserer Vorfahren behoben hat. Scharbock ist die alte Bezeichnung für **Skorbut.**

An Vitamin C und Mineralstoffen mangelt es uns heutzutage meist nicht mehr, aber die gesundheitsfördernden sekundären Pflanzenstoffe nutzen uns noch immer. Flavonoide etwa sind in Lagerobst kaum vorhanden.

Beispiele für die ersten Kräuter im Jahr

Spitzwegerich:
Dieses Kraut liefert Mineralstoffe mit hohem Anteil an Zink und Kalium sowie Vitamin C und B. Verwendet werden die Blätter und die noch verschlossenen jungen Knospen, die übrigens überraschenderweise nach Champignons schmecken.

Gundermann:
Er bringt stoffwechselregulierende Gerb- und Bitterstoffe sowie viel Vitamin C auf den Tisch. Seine Blätter schmecken sehr dominant mentholig und sollten deswegen nur in geringen Mengen in die Suppe kommen.

Löwenzahn:
Er spendet Eiweiß, Vitamin C, Kalium, Magnesium, Phosphor und verdauungsfördernde Bitterstoffe. Für die Suppe verwenden wir seine Blätter.

Brennnessel:

Sie ist besonders mineralstoffreich und enthält Silizium in bioverwertbarer wasserlöslicher Form – das macht sie unter anderem so besonders wertvoll. Von der Brennnessel werden die oberen drei Blattpaare für die Suppe geerntet.

Gänseblümchen:

Es schmeckt nussig wie Feldsalat und liefert viele Vitamine und Mineralstoffe. Verwendet werden hier die Blüten und die Blätter.

Giersch:

Was Vitamine und Mineralstoffe anbelangt, kann ihm kein anderes Kraut, auch kein Kulturgemüse, das Wasser reichen. Giersch schmeckt angenehm nach Möhren und Petersilie und kann deswegen einen großen Anteil an der 9-Kräutersuppe haben. Verwendet werden die jungen bis mittelalten Blätter.

Vogelmiere:

Sie enthält reichlich Kalzium, Kalium, Magnesium, Eisen, Vitamin A und C sowie die Vitamine B1, B2 und B3. Verwendet wird das oberirdische Kraut.

Sauerampfer:

Der Sauerampfer ist reich an verdauungsfördernden Gerbstoffen, Vitamin C, Eiweiß, Carotin und Eisen. In die 9-Kräutersuppe kommen seine frischen, saftigen Blätter.

Schafgarbe:

Außer mit Gerb- und Bitterstoffen wartet die Schafgarbe mit Vitaminen, Kupfer und Kalium auf. In die Suppe gehören die zarten Blätter.

(**Achtung beim Pflücken!** Menschen mit empfindlicher Haut könnten beim Pflücken mit bloßen Händen, in Verbindung mit Licht kurzfristig an einer Wiesendermatitis erkranken.)

REZEPT

ENTSCHLACKT UND MACHT FIT NACH EINEM LANGEN WINTER

9-KRÄUTERSUPPE

Zutaten

- *250 g neunerlei Kräuter (siehe Seite 117 ff und nach aktuellem Wuchs)*
- *50 g Butter oder Margarine*
- *Salz*
- *1 geschnittene Zwiebel*
- *1 kleine Knoblauchzehe*
- *2 EL feines Dinkelmehl*
- *¾ l Gemüsebrühe*
- *250 ml Sahne oder Hafer-/Sojacuisine*
- *Pfeffer*
- *etwas Muskat*

Zubereitung

1. *Butter/Margarine in einem Topf schmelzen und Zwiebeln und Knoblauch darin glasig dünsten.*
2. *Alles mit etwas Mehl bestäuben und kurz anschwitzen.*
3. *Die Hälfte der Sahne/Hafercuisine und der Brühe zusammen mit den Kräutern mit einem Stab pürieren und in die heiße, nicht mehr kochende Suppe geben.*
4. *Kurz ziehen lassen.*
5. *Mit Salz, Pfeffer und Muskat würzen.*

ANWENDUNG

Die Suppe 1–2 Mal die Woche bis Gründonnerstag zur allgemeinen Stärkung mit wechselnden Kräuterzutaten genießen.

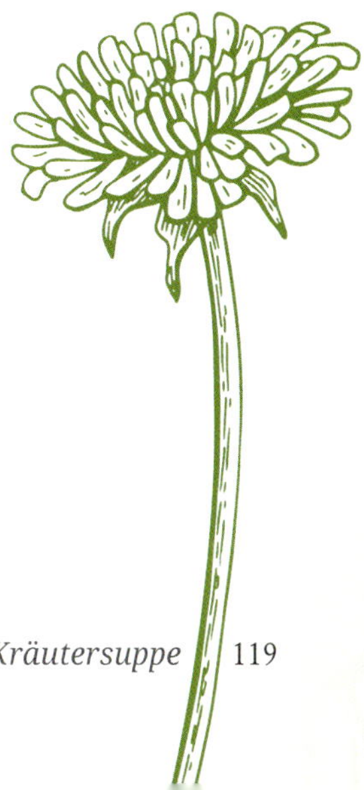

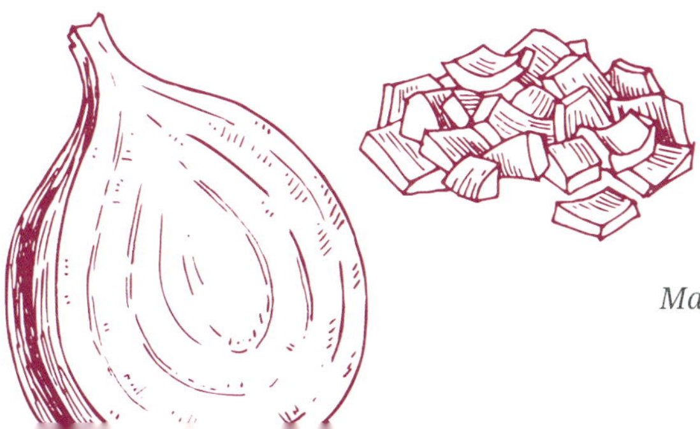

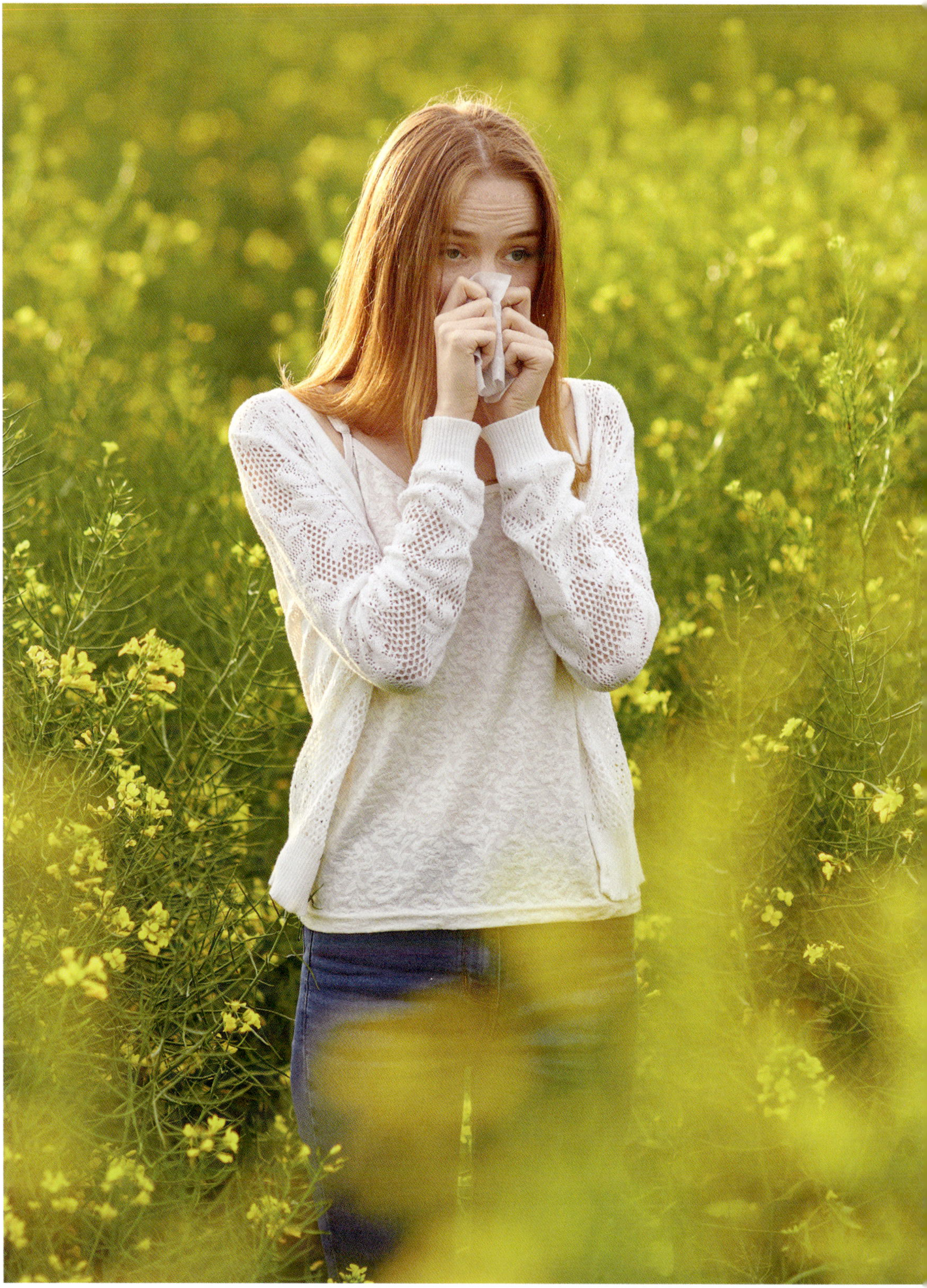

Wenn die Pollen wieder fliegen – Hilfe bei Heuschnupfen und Allergien

Bereits im Januar entlassen die ersten Pflanzen ihren Blütenstaub in die Luft. Allein in einem kleinen männlichen Kätzchen des Haselstrauchs verbirgt sich die unvorstellbare Anzahl von bis zu 2 Million Pollen. Da an einer Hasel Hunderte davon hängen, hüllt sie sich bei gutem Wetter und Wind in eine gelbe Wolke und färbt mit ihrem Pollen die Fensterbänke und Autoscheiben gelb. Bereits der bloße Anblick einer solchen Pollenwolke kann die Nase eines Allergikers zum Kribbeln bringen.

Nahezu jeder Fünfte leidet unter **Heuschnupfen (Pollinosis).** Auslöser ist hier nicht das Heu, wie es der Name vermuten lässt, sondern der Blütenstaub von Pflanzen, der kilometerweit durch die Luft getragen wird.

Zu den ersten Gewächsen im Jahr, die ihre Pollen auf die Reise schicken, gehören die Frühblüher. Das sind mit einigen anderen vor allem die **Hasel, die Erle und die Birke.** Die Hauptbelastungszeit für Allergiker liegt zwischen Februar und April.

Die Hauptflugzeit der Haselpollen liegt zwischen Februar und März, die der Birke von Ende März bis Ende April und der Höhepunkt des Erlenpollenfluges beginnt Anfang März und endet Mitte April.

Durch den Klimawandel hat sich diese Zeit jedoch leicht verändert. Bereits im Dezember kann es örtlich zum Pollenflug der Hasel kommen, auch kann sich die Zeit insgesamt verlängern.

Übrigens:

Bei vielen Pollenallergikern ist es nach der Blüte der Frühblüher leider nicht vorbei. Wenn die Gräser und das Getreide anfangen, ihre Millionen Pollen mit dem Wind durch die Luft zu verteilen, gehen die Beschwerden weiter.

In diesem Fall gilt alles Folgende auch für den Heuschnupfen, der nicht auf die Frühblüher beschränkt ist.

Die Sache mit den Kreuzallergien

In der Hauptbelastungszeit reagiert das Immunsystem eines Allergikers im Übermaß und ruft klassische Symptome wie **Fließschnupfen, Niesattacken, brennende Augen, Müdigkeit und manchmal sogar entzündliche Hauterscheinungen hervor.**

Doch damit nicht genug: *Wer auf die Pollen der Frühblüher reagiert, ist oft auch allergisch gegen bestimmte Nahrungsmittel.* Hierbei handelt es sich dann um die sogenannten Kreuzallergien.

In diesem Fall reagiert der Körper auf die chemische Struktur einiger Lebensmittel, die der von Frühblüherpollen ähnelt.

Meist ist dann ein lästiges Jucken im Mund- oder Rachenraum zu spüren. Seltener kommt es zu Hautveränderungen, Atemnot oder Magen-Darm-Beschwerden.

Wer auf die klassischen Problempollen der Hasel, Erle und Birke reagiert, sollte während der Hauptbelastungszeit auf Nüsse, nahezu alle Frischobstsorten aus der Familie der Rosengewächse wie Äpfel, Birnen, Pflaumen oder Pfirsiche und auf manche Gemüsesorten wie Kartoffeln, Möhren, Sellerie oder Tomaten verzichten.

Eine Überreaktion des Immunsystem kann dadurch oftmals gemindert werden.

Histaminarme Ernährung

Bei einer allergischen Reaktion wird durch den Kontakt mit einem Allergen das Immunsystem aktiviert und bildet entsprechende Antikörper. Diese Antikörper sind Eiweiße, die an das Allergen andocken und den Körper mit ihm zusammen verlassen.

Geeignete Wege, um sie loszuwerden, sind das Herausschleudern (Niesen, Husten), das Herausschwemmen (Fließschnupfen, tränende Augen) und manchmal sogar ein Durchfall.

Durch das Andocken der Eiweiße wird der Körper dazu veranlasst, Histamin auszuschütten, denn es ist entscheidend an der Abwehr von Fremdstoffen beteiligt.

Bei Allergikern wird Histamin allerdings im Übermaß produziert und löst damit Entzündungen aus. Deswegen ist es sinnvoll, dem Organismus von außen nicht noch mehr davon zuzuführen. Deswegen sollten Lebensmittel vermieden werden, die von Natur aus Histamin enthalten, die Histamintoleranzgrenze herabsetzen oder die körpereigene Produktion von Histamin veranlassen. Hier einige Beispiele:

**** Lebensmittel, die nicht gut verträglich sind:***

- *Sauerkraut*
- *Alle Hartkäsesorten*
- *Geräuchertes Fleisch*
- *Fischkonserven*
- *Bohnen- und Hülsenfrüchte*
- *Einige Obstsorten wie Bananen, Orangen, die meisten Rosengewächse*
- *Fertiggerichte*
- *Alkoholische Getränke*
- *Vergorene Getränke*
- *Schokolade/Kakao*
- *Weinhaltige Produkte*
- *Schwarzer Tee/Grüner Tee/Mate*
- *Energy Drinks*
- *Hefe/Bierhefe/Bäckerhefe*
- *Weizenprodukte, die Hefe enthalten*

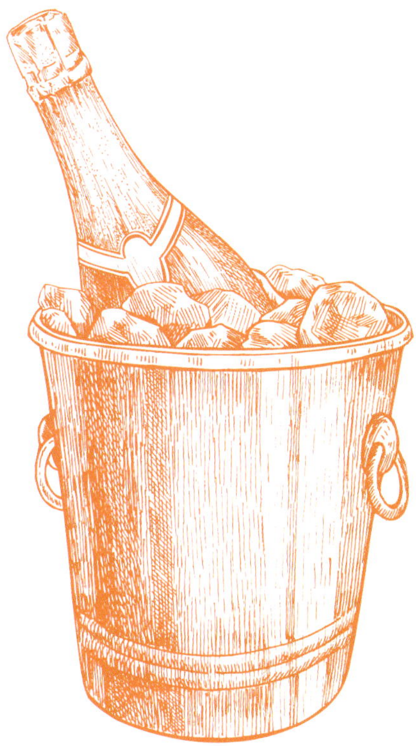

*** Lebensmittel, die die körpereigene Produktion von Histamin veranlassen:**

- *Erdbeeren*
- *Nüsse*
- *Ananas*
- *Kakao/Schokolade (Enthält zwar kein Histamin, aber andere biogene Amine, die Allergiker unbedingt meiden sollten. Das Gleiche gilt für alle Kakaoprodukte ... so schwer es auch fallen mag.)*
- *Tomaten*
- *Die meisten Zitrusfrüchte*
- *Hülsenfrüchte*

*** Lebensmittel, die meistens verträglich sind:**

- *Frischkäse, junger Gouda, Mascarpone, Mozzarella, Ricotta*
- *Pasteurisierte Milch*
- *Fangfrischer Fisch*
- *Frisches Beerenobst, Rhabarber*
- *Frisches Fleisch (gut gekühlt, direkt nach der Schlachtung eingefroren)*
- *Frisches Gemüse außer Bohnen und Hülsenfrüchten*
- *Teigwaren aus Reis, Mais, Roggen*
- *Pflanzlicher Milchersatz aus Reis, Hafer und Kokos*
- *Kräutertees*
- *Essig*

Histamin ist zudem ein Stoff, der bei der Alterung von Lebensmitteln entsteht. So wird aus einem eigentlich histaminarmen, fangfrischen Fisch nach zweistündiger ungekühlter Lagerung ein histaminhaltiger Fisch und nach einem Tag ungekühlter oder nur mäßig gekühlter Lagerung ein stark histaminhaltiger Fisch.

Bei Käse ist die günstigste Variante der Frischkäse, die ungünstigste Variante ist lange gealterter Hartkäse.

Hefehaltige Lebensmittel wandeln hingegen Histidin, welches vor allem in Weizenmehl sehr hoch vorhanden ist, in Histamin um und erhöhen damit den Histaminspiegel.

Alkohol gehört zu den Stoffen, die die Histamintoleranzgrenze senken. Das bedeutet, dass die Reaktion auf histaminreiche Lebensmittel vorverlegt wird. Deswegen sollte ein Allergiker keinen Hartkäse zum Wein essen: Käse zum Wein, das lass sein!

* *Natürliche Helfer*

Ein natürliches Antiallergikum ist Vitamin C. Es reinigt und befreit das Gewebe vom Histamin, weil es unter anderem dafür sorgt, dass überschüssiges Histamin schneller abgebaut wird. Vitamin C wird allerdings vom Körper rasch ausgeschieden, so dass es täglich, am besten **in mehreren Portionen, über den Tag verteilt,** zugeführt werden sollte. **Vorzugsweise in Form von frischem Obst, Gemüse und Wildkräutern.**

Bereits 1–2 Orangen, eine Handvoll Schwarze Johannisbeeren oder Sanddornfrüchte decken üblicherweise den Tagesbedarf ab.

Doch auch Kohlgemüse wie Grünkohl, Rosenkohl oder Brokkoli enthalten sehr viel Vitamin C. Sogar noch mehr als Zitrusfrüchte, allerdings geht dieser Überschuss beim Kochen wieder verloren.

Auch frischer, ungekochter Spinat, Paprika oder Petersilie sind gute Vitamin-C-Lieferanten.

Unter den Wildkräutern sind es vor allem im Frühling der **Giersch**, **Sauerampfer** und bis zur Blüte das frühe **Scharbockskraut**, dessen Name sich von Skorbut ableitet und schon dadurch andeutet, dass es früher gegen Vitamin-C-Mangel gegessen wurde, der häufig nach der langen Winterzeit die Menschen plagte.

REZEPT

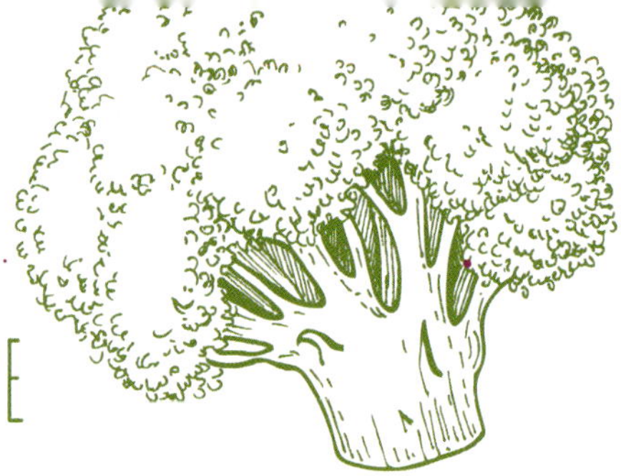

BROKKOLI-GRÜNKOHL-SUPPE

Zutaten

- *500 g Brokkoli*
- *2 Händevoll Grünkohlblätter*
- *2 Kartoffeln (falls keine Kreuzallergie besteht)*
- *1 l Gemüsebrühe*
- *100 ml Sahne aus Kuhmilch oder Hafersahne*
- *Salz und Pfeffer*

Zubereitung

1. *Brokkoli, Grünkohl und Kartoffeln in kleine Stücke schneiden.*
2. *Alles in der Gemüsebrühe circa 15 Minuten (so kurz wie möglich) weich köcheln.*
3. *Das Gemüse pürieren und mit Salz, Pfeffer und Sahne abschmecken.*

Brokkoli und Grünkohl gehören zu den histaminarmen Nahrungsmitteln mit viel Vitamin C und werden von Allergikern gut vertragen.

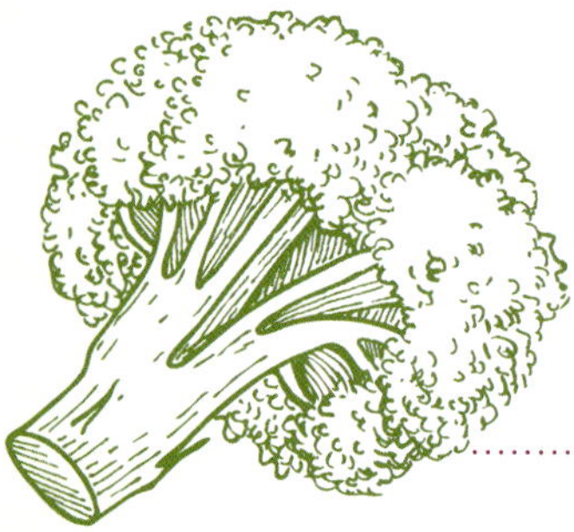

Zudem wurde festgestellt, dass ein ausgeglichener Wasserhaushalt die Histaminwerte im Blut senkt. Drei Liter Flüssigkeit pro Tag sollten es bei einem Allergiker sein. Wer Probleme hat, ausreichend zu trinken, der kann am Morgen drei Liter Wasser an verschiedenen Stellen deponieren, an denen er am Tag häufig vorbeikommt. Es fällt übrigens leichter, genug zu trinken, wenn man aus Gläsern und nicht aus der Flasche trinkt.

Weitere Helfer bei Allergien sind die Stoffe *Zink* und *Kalzium*.

Beide blockieren die Histaminfreisetzung und beschleunigen dessen Abbau.

Leider sind nicht alle zink- und kalziumhaltigen Lebensmittel für Allergiker geeignet. So fallen zum Beispiel Hülsenfrüchte und Emmentaler wegen ihrer ungünstigen Histaminwerte weg.

Geeignet sind aber **Vollkornprodukte, viele Gewürzkräuter wie beispielsweise Dill, Petersilie, Majoran, Basilikum, Oregano sowie Frischmilchkäse, Joghurt und Kartoffeln (falls keine Kreuzallergie besteht).**

Kaffeekonsum hat dagegen einen erhöhten Kalziumabbau zur Folge und sollte deswegen in der Hauptbelastungszeit durch Pollen eingeschränkt werden.

Weitere hilfreiche Maßnahmen:

Wer jetzt noch in der Zeit zwischen Februar und April seine Wäsche drinnen und nicht draußen auf der Wäscheleine trocknet und vorzugsweise nach einem Regenguss spazieren geht, der ist wieder einen Schritt weiter, um die lästigen Heuschnupfensymptome in Schach zu halten.

Generell sollten die Pollen so weit wie möglich aus der Wohnung und vor allem dem Schlafzimmer ferngehalten werden.

Dazu trägt nicht nur häufiges kurzes Lüften der Räume statt dauerhaftem Kippen der Fenster bei, sondern auch das Waschen der Haare am Abend, um die Pollen nicht im Bett zu verteilen.

Kleidung, die man tagsüber getragen hat, gehört während dieser Zeit nicht über Nacht auf eine Ablage ins Schlafzimmer. So werden die Allergieauslöser wenigstens in den Nachtstunden ausgesperrt.

Wer auf die Gartenarbeit nicht verzichten will oder kann, weil er die Beete zum Bepflanzen mit Gemüse vorbereiten muss, der kann Niesattacken aus dem Weg gehen, indem er an nicht sonnigen Tagen und bei Sonnenschein am Morgen und nicht am Abend draußen arbeitet. Denn gegen Abend hat sich die Luft aufgewärmt und die Pollen fliegen, wohingegen sie am Morgen noch am Boden oder in Bodennähe anzutreffen sind.

REZEPT

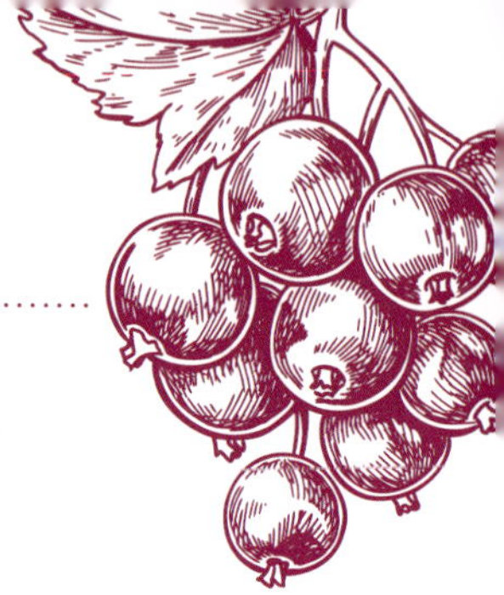

SCHWARZE-JOHANNISBEERKNOSPEN-EXTRAKT

Die Knospen der Schwarzen Johannisbeere in Alkohol, Wasser und Glycerin ausgezogen zählen zu den stark entzündungshemmenden Mitteln, weshalb sie häufig als *pflanzliches Cortison* bezeichnet werden.

Zutaten

- *Ca. 3 g Knospen*
- *30 ml 70 %iger Ethanol und 30 ml Glycerin (aus der Apotheke)*
- *30 ml abgekochtes Wasser*

ANWENDUNG

Damit möglichst viel des heilenden Stoffes in den Körper gelangt, wird die Lösung in den Mund gesprüht. Über die Mundschleimhaut wird mehr Inhaltsstoff aufgenommen als über den Weg durch den Magen. Dort werden circa 80 % der wertvollen Stoffe zerstört.

Erwachsene: *3 Mal täglich 3, bei starker Pollenbelastung 10 Mal täglich 1–2 Sprühstöße.*

Kinder: *3 Mal täglich 1 Sprühstoß*

Zubereitung

1. *Die Knospen in ein Schraubglas geben und mit 30 ml abgekochtem Wasser, 30 ml Ethanol und 30 ml Glycerin übergießen.*
2. *3 Wochen an einem dunklen, relativ warmen (circa 20 °C) Ort im verschlossenen Glas ziehen lassen.*
3. *Täglich schütteln.*
4. *Abseihen und in dunkle Sprühfläschchen füllen.*

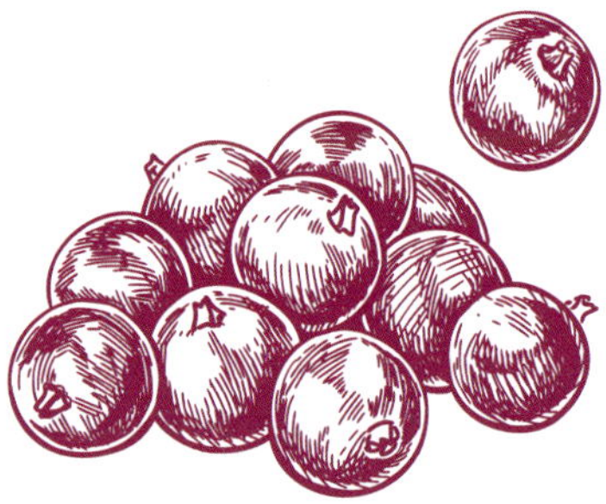

** Nasenpflege:*

Bei Heuschnupfenallergikern ist die Nasenschleimhaut durch häufiges Naseputzen stark beansprucht.

Das Einreiben der Naseninnenwand mit gutem Olivenöl hält sie geschmeidig und beruhigt die Haut.

REZEPT

SCHÜTZT DIE SCHLEIMHÄUTE UND WIRKT INSGESAMT REIZLINDERND

MALVENTINKTUR

Zutaten

- *Getrocknete oder frische Blätter und Blüten*
- *½ l 70 %iger Ethanol (aus der Apotheke)*

ANWENDUNG:

Für Erwachsene: 3 Mal täglich 20 Tropfen in etwas lauwarmem Wasser einnehmen.

Zubereitung:

1. *Ein 500-g-Schraubglas zur Hälfte mit Malvenblüten und -blättern füllen.*
2. *Mit dem Ethanol auffüllen.*
3. *3 Wochen warm, hell und verschlossen stehen lassen.*
4. *Ab und zu schütteln.*
5. *Abseihen und in dunkle Tropffläschchen füllen.*

Schnelle Hilfe bei Niesanfällen

Wer nicht mehr aufhören kann zu niesen, weil der Reiz nicht nachlässt, der kann diesen Teufelskreislauf von Niesen und Reiz durch das Einatmen von warmem Wasserdampf durchbrechen.

Einfach heißes Wasser in eine Schüssel gießen, ein Handtuch über den Kopf legen und den warmen, nicht heißen! Dampf durch die Nase einatmen. (**Vorsicht Verbrennungsgefahr!** Das Wasser sollte vorher auf angenehme Wärme hin getestet werden.)

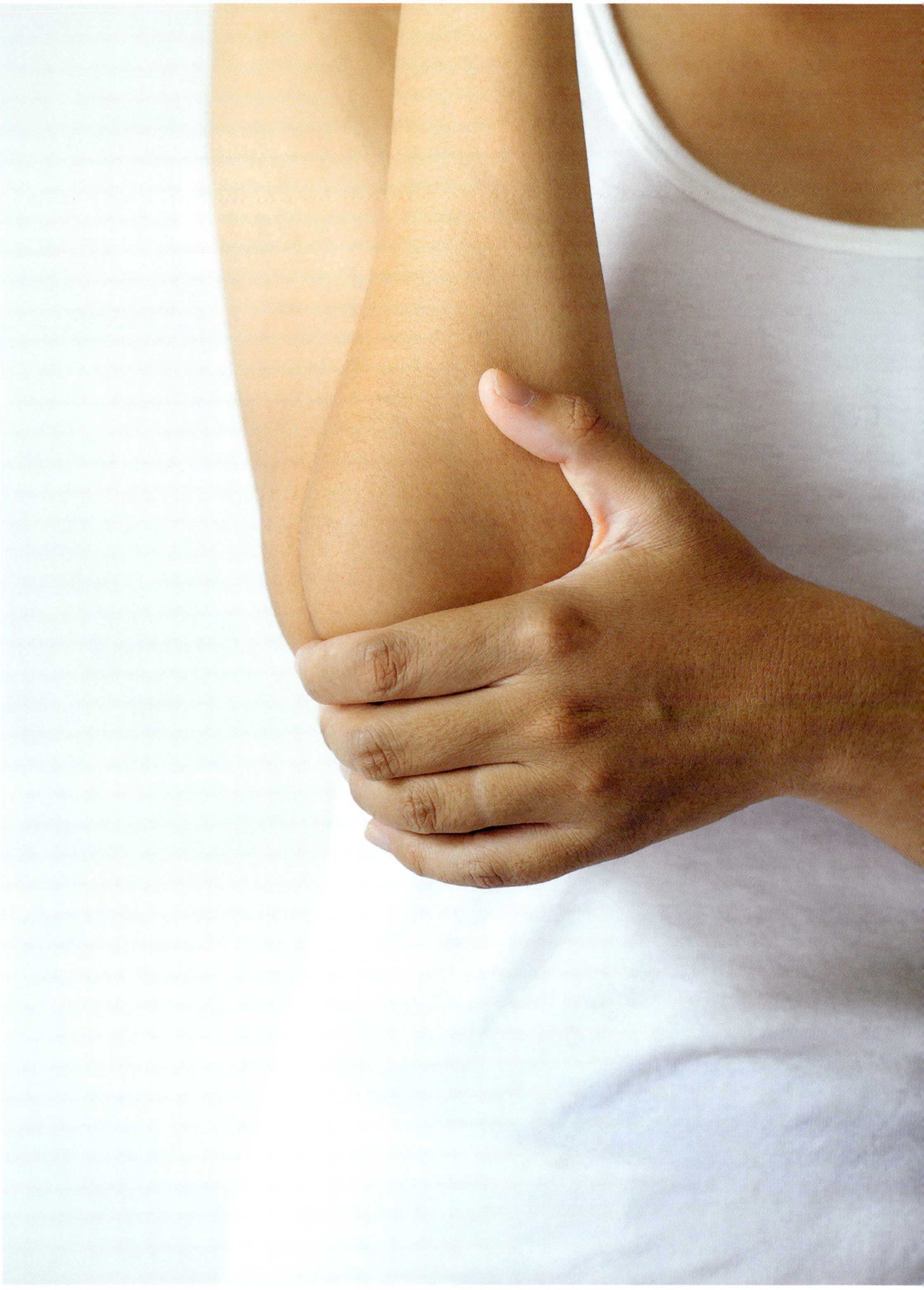

Hilfe bei Tennis-, Golf- oder Mausarm-Syndrom

Schnelle und effektive Hilfe bei Tennis-, Golf- oder Mausarm ist wichtig, um einen chronischen Verlauf der Erkrankung und damit eine Operation zu vermeiden.

Häufige, immer wieder gleich ablaufende Bewegungen mit gestrecktem Unterarm können zu einer Verspannung der Muskulatur führen. Durch diese ständige Anspannung wird die Belastung auf den Ursprung des Muskels dauerhaft erhöht und eine Reizung ist die Folge.

Eine zusätzlich geringere Durchblutung in diesem Bereich verhindert eine schnelle Regeneration und die vorliegenden winzigen Verletzungen entzünden sich. Spätestens jetzt wird es schmerzhaft.

Beim sogenannten Tennisarm tritt der Schmerz typischerweise auf der Außenseite, beim sogenannten Golfarm auf der Innenseite des Ellenbogens auf.

Tatsächlich gibt es bestimmte Risikosportarten, die eine derartige Überlastung begünstigen. Dazu zählen Tennis und Golf, aber auch Badminton, Squash oder Tischtennis.

Doch auch alltägliche und beruflich bedingte Dauerbelastungen können zu einem Tennis- oder Golfarm führen.

Bei allen Tätigkeiten mit Bewegungsabläufen, bei denen das Handgelenk bei geradem Ellenbogen häufig überstreckt wird, ist das Risiko einer Erkrankung hoch. Lehrer, Handwerker oder Kellner gehören zu den Risikogruppen. Büroarbeiter, die häufig am Computer sitzen und mit der Maus arbeiten, belasten die Muskulatur im Unterarm und in der Hand ebenfalls stark. Auch der sogenannte Mausarm zählt zu den Erkrankungen, die durch ständig falsche Bewegung hervorgerufen werden.

Doch auch bereits eine dauerhaft ungünstige Schlafposition kann eine lang andauernde Überlastung der Streckmuskeln zur Folge haben und zur Erkrankung führen.

Und so entspannend die Gartenarbeit für die Seele ist, so belastend können die meisten sich wiederholenden Bewegungen für unsere Gelenke, Sehnen und Muskeln sein. Gerade im Frühling sind die Handgriffe, zum Beispiel fürs Umgraben der Beete, noch sehr ungewohnt. Ein schmerzender Ellenbogen kann deswegen schnell die Folge sein.

Früh-Symptome erkennen

Um möglichst schnell Gegenmaßnahmen ergreifen zu können, damit ein chronischer Verlauf der Erkrankung unter allen Umständen vermieden werden kann, ist es wichtig, typische, früh auftretende Symptome erkennen zu können.

Anfangs treten die Beschwerden ausschließlich bei bestimmten Bewegungen wie zum Beispiel beim Drehen des Unterarms, beim Strecken des Ellenbogens oder des Handgelenks auf.

Mit der Zeit nimmt der Schmerz bei Druckausübung auf die betroffene Stelle am Ellenbogen zu. Beim Tennisarm außen, beim Golfarm innen und beim Mausarm verschlimmern sich die Schmerzen in der Hand, da nun auch das Gelenk, das Bindegewebe und Nerven betroffen sein können.

Zudem kann die Entzündung die Muskulatur anschwellen lassen und die Haut darüber ist dann oft gerötet und überwärmt.

In einem späteren Stadium kann es sogar zu starken Bewegungseinschränkungen kommen. Gegenstände können nicht mehr ergriffen und gehalten werden, das Handgelenk fühlt sich schwach an und die Schmerzen treten nun sogar in Ruhestellung des Arms bzw. der Hand auf. Ein schneller und früher Selbsttest in Bezug auf das Tennisarm-Syndrom ist der Stuhlhebe-Test.

Wer sich trotzdem unsicher ist, der sollte frühzeitig einen Facharzt für Orthopädie aufsuchen, der mögliche andere Ursachen der Schmerzen ausschließen kann.

Selbsttest bei Tennisarm-Syndrom

* Ein einfacher Selbsttest für Zuhause.

1. *Bei diesem Test geht man vor einem Stuhl in die Hocke und streckt den betroffenen Arm in Richtung Stuhl aus.*
2. *Der Arm sollte gerade ausgestreckt sein, die Handfläche zeigt nach unten.*
3. *Nun wird der Unterarm nach innen gedreht, sodass die Handfläche zur Seite zeigt.*
4. *Mit dem ausgestreckten Arm versucht man nun den Stuhl an einem Stuhlbein anzuheben.*
5. *Bei Vorliegen eines Tennisellenbogens treten hierbei Schmerzen am äußeren Ellenbogen auf.*

* Akute Schmerzlinderung

Um den auftretenden akuten Alarmschmerz auszuschalten, muss zunächst die Zugkraft auf die Sehne verringert werden. Nur so erhält der Körper die Chance, notwendige Reparaturen vornehmen zu können.

Es gilt die Schmerz verursachenden Bewegungsabläufe mehrere Tage zu vermeiden und dem Arm Ruhe zu gönnen.

Das bedeutet nicht, dass der Arm komplett stillgelegt werden soll, im Gegenteil!

Eine aktive, abwechslungsreiche Bewegung des Arms fördert die Durchblutung und den Lymphabfluss, sodass eine Ausheilung beschleunigt wird.

Stützende Tapes können ebenfalls helfen, Verspannungen durch Schonhaltung zu vermeiden. Diese sollten allerdings nicht allzu lange getragen werden, weil der Arm sich ansonsten an diese Stütze gewöhnt.

Soforthilfe bei akuten Schmerzen kann durch den Einsatz von Kälte erreicht werden.

Hier können kühlende Quarkverbände oder Kohlwickel sehr hilfreich sein.

Eine weitere Möglichkeit ist der Einsatz von Kältekissen, die man in ein Handtuch gewickelt auf die betroffene Stelle auflegen kann. Die Kälte kann den Schmerz betäuben und wirkt rasch lindernd.

Bei chronischen Schmerzen ist Wärme angenehmer. Mit warmen Kartoffelauflagen oder Rotlicht werden hier vor allem die Muskeln entspannt.

REZEPT

KÜHLEND UND SCHMERZLINDERND

QUARKVERBAND

Zutaten

- *Quark aus dem Kühlschrank*
- *großes Stofftaschentuch oder Babystoffwindel*
- *Schal oder Tuch*

ANWENDUNG

Das Quarkpäckchen auf die betroffene Stelle legen und mit einem Schal oder Tuch fixieren.

Bei akuten Schmerzen 20 Minuten still liegen lassen.

Zur Nachversorgung so lange liegen lassen, bis der Quark getrocknet ist.

Kann ein- oder mehrmals am Tag verwendet werden.

Zubereitung

1. *Quark aus dem Kühlschrank nehmen.*
2. *Auf eine Hälfte eines großen Stofftaschentuchs streichen.*
3. *Taschentuch zuklappen.*

REZEPT

SCHMERZ- UND VERSPANNUNGSLINDERND, DURCHBLUTUNGSFÖRDERND

KOHLWICKEL

Zutaten

- *2–4 große Wirsing- oder Weißkohlblätter*
- *ein großes Baumwolltuch*
- *Wollschal*

Zubereitung

1. *Kohlblätter warm abwaschen und trocknen.*
2. *Die dicke Mittelrippe der Blätter herausschneiden.*
3. *Die Blätter mit einer Glasflasche oder einer Nudelrolle platt rollen, bis etwas Saft austritt.*

ANWENDUNG

Die warmen Blätter auf die betroffene Stelle legen (auch übereinander), mit dem Baumwolltuch und dem Schal fixieren. Die Kohlauflagen 2 Mal täglich anwenden und lange am Arm liegen lassen.

Die Heilung unterstützen

Hat man den Schmerz im Griff, können vor allem entzündungshemmende Maßnahmen eine Heilung unterstützen.

Eine Auflage mit Bockshornkleesamen-Pulver wirkt entzündungshemmend, genauso wie Heublumenteilbäder. Bei Heublumen wirken vor allem Cumarine, die fettlöslich sind und von der Haut ähnlich wie ätherische Öle gut aufgenommen werden.

Ein weiteres heilungsförderndes, traditionelles Mittel ist Rotöl. Rotöl ist ein Auszug von blühendem Johanniskraut in Olivenöl und lässt sich ganz leicht selbst herstellen.

Es lohnt sich für alle Menschen, die in den betroffenen Berufen arbeiten, dieses heilungsfördernde Öl im Haus zu haben. Da die Herstellung einige Wochen dauert, kann zwischenzeitlich auf Einreibungen mit Rosmarinöl ausgewichen werden.

Dieses Öl ist schnell aus ätherischem Rosmarinöl und Olivenöl zusammengestellt und sofort einsatzbereit. Durch seine durchblutungsanregende Wirkung fördert es die Regeneration des erkrankten Gewebes.

REZEPT

ENTZÜNDUNGSHEMMEND

BOCKSHORNKLEE-AUFLAGE

Zutaten

- *50 g Bockshornklee-Pulver*
- *Stofftaschentuch*
- *Schal oder Tuch*
- *250 ml Wasser*

Zubereitung

1. *50 g Bockshornklee-Pulver mit 250 ml Wasser in einem Topf anrühren.*
2. *Die Masse 5 Minuten lang kochen.*
3. *Abkühlen lassen.*

ANWENDUNG

Die Paste ½ cm dick auf eine Hälfte eines Taschentuchs streichen. Die andere Seite darüberklappen.

Das Tuch auf die betroffene Stelle auflegen.

Das Tuch mit dem Schal oder einem anderen Tuch fixieren.

Circa 30–45 Minuten auf dem Arm belassen.

1–2 Mal pro Tag anwenden.

Bei chronischen Schmerzen darf die Auflage warm sein, bei erstmaligem Auftreten der Schmerzen sollte sie kühl sein!

REZEPT

HEILUNGSFÖRDERND

ROTÖL / JOHANNISKRAUTÖL

Zutaten

- *Frisches Johanniskraut (die oberen 10 cm des blühenden Krautes mit Knospen)*
- *Schraubglas*
- *Olivenöl*
- *Gazetuch*

ANWENDUNG

Bei Bedarf die betroffene Stelle mit etwas Öl sanft massierend einreiben.

Vorsicht mit Sonnenbestrahlung, da Johanniskraut die Haut lichtempfindlicher macht.

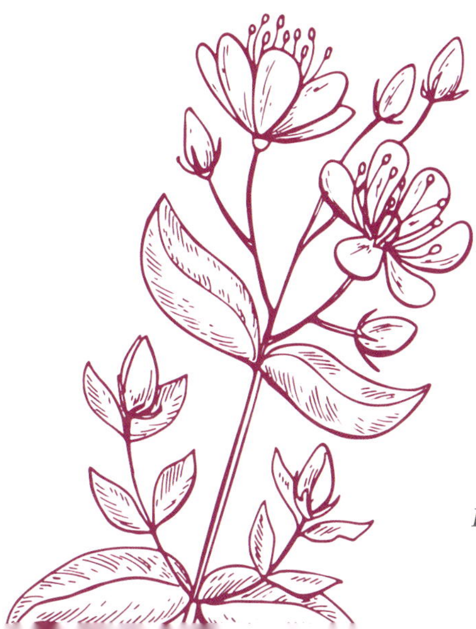

Zubereitung

1. *Das Johanniskraut locker zu ⅔ in das Schraubglas füllen.*
2. *Mit Olivenöl aufgießen, bis alles bedeckt ist.*
3. *Das Glas mit einem Gazetuch abdecken.*
4. *1 Woche tagsüber draußen in der Sonne stehen lassen, nachts und bei schlechtem Wetter im Haus belassen.*
5. *Anschließend das Glas mit dem Deckel fest verschließen.*
6. *Weitere Wochen in der Sonne stehen lassen, bis der Inhalt rubinrot geworden ist.*
7. *Während dieser Zeit das Glas jeden Tag schütteln.*
8. *Abfiltern und in dunkle Fläschchen füllen.*

REZEPT

DURCHBLUTUNGSFÖRDERND, ANREGEND UND HEILUNGSFÖRDERND

ROSMARINÖL

Zutaten

- *10 Tropfen ätherisches Rosmarinöl*
- *50 ml gutes Olivenöl*
- *Tropffläschchen*

Zubereitung

1. *In ein trockenes Fläschchen das Olivenöl einfüllen, das Rosmarinöl dazugeben und durchschütteln.*

ANWENDUNG

Bei Muskelschmerzen die betroffenen Stellen mit Rosmarinöl einreiben.

Vorbeugende Maßnahmen

Damit es erst gar nicht zu einem Tennis- oder Golfarm-Syndrom kommt, sind vor allem vorbeugende, regelmäßige Dehnübungen einfache, aber sehr effektive Gegenmaßnahmen. Sie helfen, Muskelverspannungen zu lösen. Diese Übungen können leicht zuhause durchgeführt werden.

Bei sich wiederholenden Bewegungen, die zu einem Tennisarm führen könnten, empfiehlt sich Folgendes:

1. *Den betroffenen Arm vor den Körper gerade ausstrecken.*
2. *Die Handfläche zeigt nach unten.*
3. *Mit der anderen Hand drückt man nun sanft die ausgestreckte Handfläche nach unten, der Arm bleibt dabei gerade.*
4. *Die Muskelstreckung ist hier auf der Streckseite (Außenseite) des Unterarms spürbar.*

Zur Vorbeugung eines Golfarms wird die ausgestreckte Handfläche sanft nach oben gebogen, sodass eine Dehnung der Muskulatur der Beugeseite (Unterseite) des Unterarms eintritt.

Zur Vorbeugung eines Mausarm-Syndroms helfen spezielle stützende Handgelenksauflagen, die zu einer korrekten Handstellung verhelfen.

Was sonst noch hilft

Wer weiß, wie ein schmerzhafter Ellenbogen oder ein Mausarm-Syndrom entsteht, der kann aktiv gegen ein Ungleichgewicht zwischen beugender und streckender Muskulatur vorgehen, indem er darauf achtet, dass Überbelastungen gar nicht erst entstehen.

Um optimal zu funktionieren, sind die Muskeln darauf angewiesen, dass der Ellenbogen täglich in alle möglichen Winkel gebraucht wird. Spezielle Arm-Gymnastik wirkt hier wahre Wunder.

Monotone handwerkliche Bewegungen sollte immer wieder durch Pausen und Dehnübungen unterbrochen werden.

Ungewohnte Tätigkeiten, wie zum Beispiel bei der Gartenarbeit im Frühling, wirken nicht belastend, wenn möglichst abwechslungsreich gearbeitet wird. So könnte das Umgraben eines Beetes mit dem Einpflanzen von Blumen oder dem Harken der Erde abgewechselt werden.

Schließlich kann ein entspannendes Bad mit erholsamen Kräutern am Abend den Tag abschließen.

So finden angespannte Muskeln ihre wohlverdiente Ruhe und ein entspannter Schlaf ist garantiert.

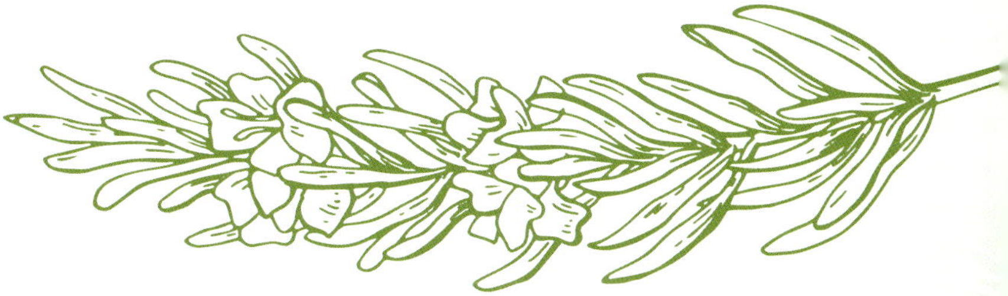

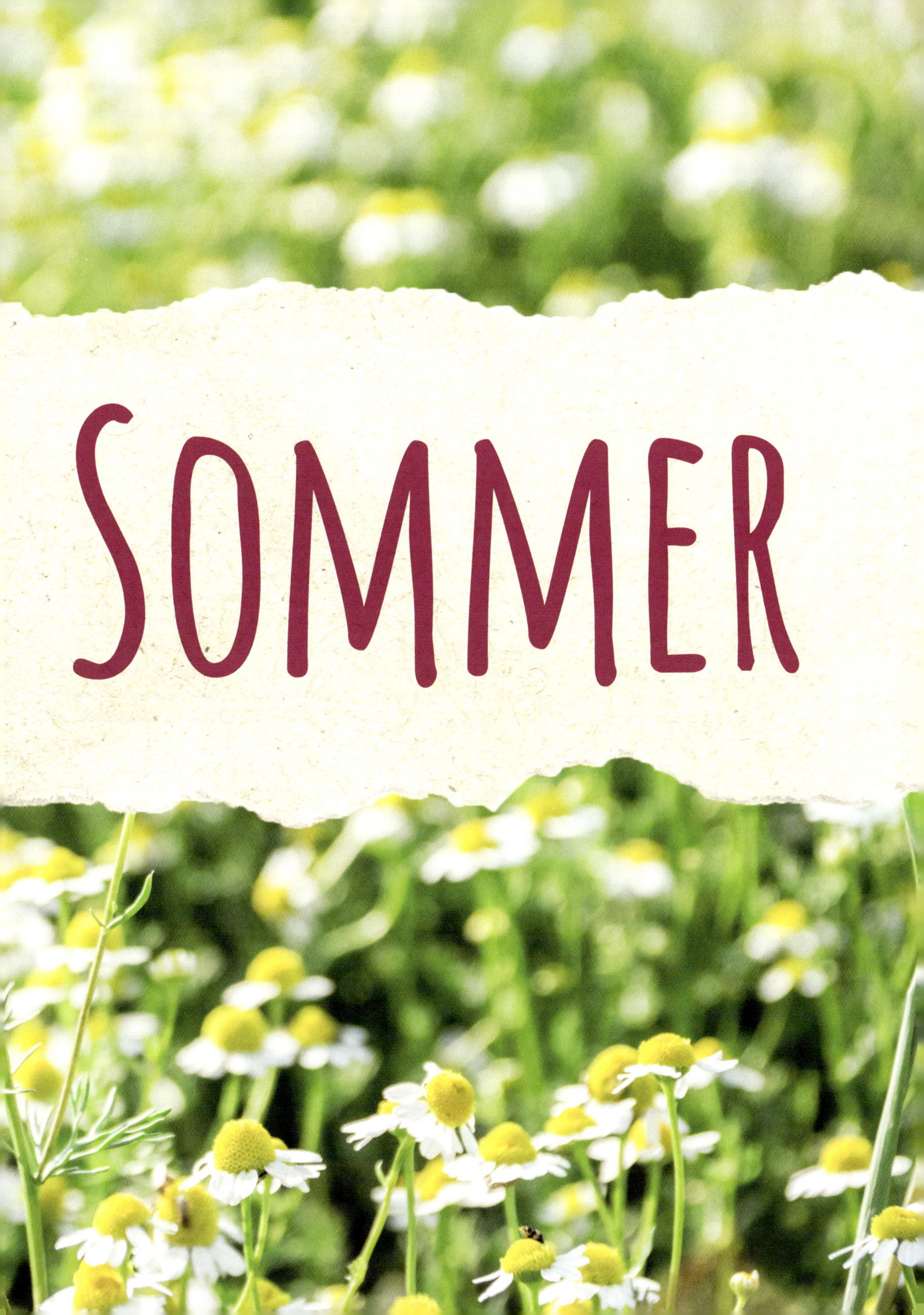
SOMMER

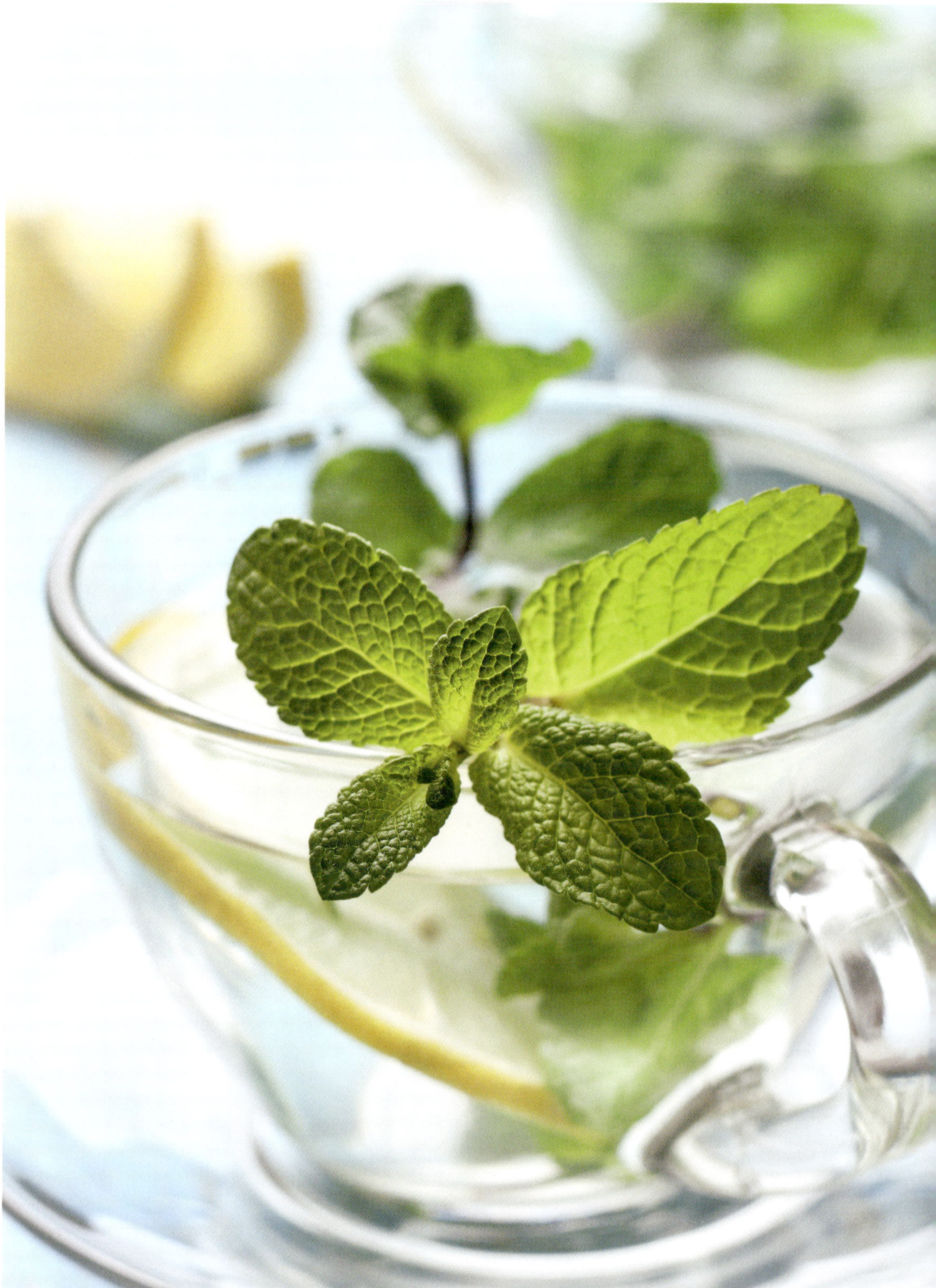

Minzig frisch durch den Sommer

Minze wirkt lindernd bei Kopfschmerzen, Magen-Darm-Beschwerden, Übelkeit und bei Erkältung und an heißen Sommertagen schenkt sie uns eine angenehme Kühle.

Der Benediktiner-Mönch und Botaniker Walafrid Strabo (808–849) schrieb über die Minze:

> *„Wenn aber einer die Kräfte, Arten und Namen der Minze vollständig aus dem Gedächtnis nennen könnte, der müsste auch sagen können, wie viele Fische im Roten Meer wohl schwimmen."*

Diese Aussage des frommen Mannes über die Minze trifft es sehr gut. Sie ist bereits seit der Antike eine häufig angebaute Kulturheilpflanze, die nahezu für alle Beschwerden und Leiden eingesetzt wurde.

Im Verlauf der Jahrhunderte hat ihre Verwendung in der Heilkunde sogar noch zu- und nicht abgenommen, wie bei vielen anderen seit alters verwendeten Heilpflanzen.

Die heute am häufigsten zu Heilzwecken verwendete Pfefferminze gab es zu Zeiten von Walafrid Strabo allerdings noch nicht. Sie wurde erst 1696 in England in einem Garten zwischen angepflanzten Mentha spicata (Krause Minze), die heute vor allem noch in Zahnpasta verwendet wird, entdeckt.

Minzen sind recht **kreuzungsfreudig** und deswegen tauchen ständig neue Varianten auf. Viele Genussminzen mit minzig-fruchtiger Note sind vor allem in den letzten Jahren dazugekommen. Es bleiben jedoch trotz der großen Anzahl verschiedener Minzen nur einige wenige, die zu Heilzwecken verwendet werden. Allen voran die Pfefferminze *(Mentha x piperita)* und die milde, wilde Ackerminze *(Mentha arvensis)*.

Kühlung von innen

Pfefferminze, Ackerminze, die Marokkanische und Japanische Minze sind die Favoriten, wenn es um die kühlende Wirkung des ätherischen Minzöles geht.

Pfefferminztee ist in den arabischen Ländern ein Nationalgetränk. Er wird dort lauwarm getrunken, und das hat seinen guten Grund. Eine lauwarme, gemeint ist damit eine Temperatur von 36 oder 37 °C, also Körpertemperatur, Flüssigkeit muss von unserem Organismus weder erwärmt noch heruntergekühlt werden, dadurch ist kein wärmeerzeugender Energieaufwand notwendig.

Das im Pfefferminzöl enthaltene ätherische Öl **kühlt und beruhigt zusätzlich den Magen.** Da der Magen jedoch nicht unterkühlt wird, ist auch hier ein wärmeerzeugendes Eingreifen unseres Körpers nicht erforderlich, sodass wir den kühlenden Effekt eines lauwarmen Minztees genießen können, ohne zu schwitzen. Anders wäre es, würden wir den Tee heiß oder kalt trinken, denn dann würde der wärmeerzeugende Ausgleichsmechanismus des Körpers anspringen und die Kühle der ätherischen Minzöle wäre dahin.

Auch wenn Pfefferminztee sehr köstlich ist, so ist er doch kein Getränk, das literweise über den Tag getrunken werden sollte. Gerade bei der sehr wirksamen Pfefferminze ist der Mentholgehalt hoch und eine Überdosierung kann zu Magenschmerzen führen. Alternativ kann Tee von **Krauser Minze** *(Mentha spicata)* getrunken werden. Sie enthält anstelle von Menthol **Carvon.**

Kühlung von außen

Eine äußerliche Kühlung mit ätherischem Minzöl oder einer Waschung mit starkem Minztee hat gleichzeitig einen schmerzlindernden Effekt, weshalb Pfefferminze bei **Sonnenbrand oder Kopfschmerzen** lindernd wirkt. Das im ätherischen Öl enthaltene Menthol stimuliert die Kälterezeptoren unseres Körpers und gaukelt ihm dadurch vor, dass es an den behandelten Stellen kalt und nicht warm ist. Vor allem an heißen Sommertagen ist dieser Effekt äußerst angenehm.

* *Kühlung von Stirn und Nacken*

Ätherisches Pfefferminzöl, auf Stirn und Nacken aufgetragen, kühlt die Haut und eine sofortige Entspannung tritt ein. Diese Anwendung ist nur für Erwachsene geeignet. *Da das ätherische Öl auf keinen Fall in die Augen gelangen darf, sollten Kinder mit Pfefferminzöl nicht in Berührung kommen.*

Zutaten:

· *100 % reines, ätherisches Bio-Pfefferminzöl*

ANWENDUNG

1 Tropfen Öl auf die Fingerspitze geben und mit kleinen, kreisenden Bewegungen die Schläfen damit benetzen. Genauso verfährt man mit der Benetzung des Nackens. Wem jeweils 1 Tropfen zu wenig ist, der kann mehr verwenden. Doch Achtung, reines ätherisches Öl ist sehr reizend, deswegen bitte erst einmal mit 1 Tropfen anfangen! Nach der Anwendung die Finger gründlich reinigen, da das Öl auf keinen Fall in die Augen gelangen darf.

Will man sich ein Beet oder einen Blumenkasten mit verschiedenen Minzpflanzen zulegen, so hat man mittlerweile die Qual der Wahl. Es gibt Züchtungen, die einen Beigeschmack nach Ananas, Apfel, Erdbeere, Schokolade und vielem mehr aufweisen. Zu Heilzwecken werden diese Minzarten allerdings nicht verwendet. Sie sind reine Genusspflanzen.

Minzheilpflanzen sind die Pfefferminze – die *Mentha x piperita* – und die heimische wilde Ackerminze – die *Mentha arvensis.*

In Zahnpasta ist sehr häufig die sogenannte *Krause Minze* – die *Mentha spicata* – verarbeitet und im Kaugummi die Spearmint-Minze.

In Mixgetränken schmeckt die *Marokkanische Minze* am aromatischsten und die Wasserminze ist einfach nur hübsch und riecht und schmeckt nicht gut.

Generell sind die Minzsorten mit einem hohen Anteil an ätherischen Ölen nur als Gewürzpflanzen oder zur Aromatisierung zu verwenden, da sie gesundheitliche Auswirkungen haben. So ist die Polei-Minze in hoher Dosierung sogar giftig.

REZEPT

WIRKT SOFORT ANREGEND UND FÖRDERT DIE KONZENTRATIONSFÄHIGKEIT

AUFMUNTERNDES DUFTSÄCKCHEN

Zutaten

- *2–3 Tropfen 100 % ätherisches Bio-Pfefferminzöl*
- *Getrocknete Pfefferminzblätter*
- *2 Stofflappen, ungefähr so groß wie ein Mobil-Telefon*
- *1 Stoffläppchen, so groß wie eine Streichholzschachtel*

ANWENDUNG

Zur Konzentration immer wieder an dem Pfefferminz-Duftsäckchen riechen.

Zubereitung

1. *Die beiden größeren Stoffstücke rechts auf rechts legen und mit Steppstichen mit der Nähmaschine oder per Hand bis auf 5 cm zum Wenden und Befüllen zusammennähen.*
2. *Stoffbeutel wenden und mit ausreichend getrockneten Pfefferminzblättern füllen.*
3. *Ätherisches Öl auf den kleineren Stoffstreifen tropfen und diesen Streifen zwischen die getrockneten Blätter schieben.*
4. *Den Beutel zunähen.*
5. *Bei Nichtverwenden das Duftsäckchen in einem fest verschließbaren Behälter, zum Beispiel einem Schraubglas oder einem Plastikbeutel, aufbewahren, damit die ätherischen Öle nicht so schnell verfliegen.*

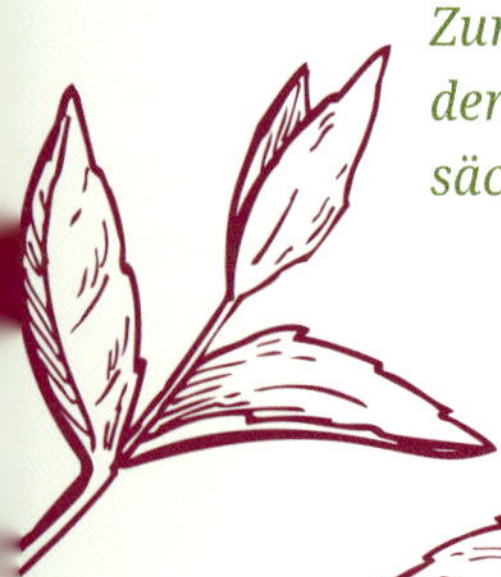

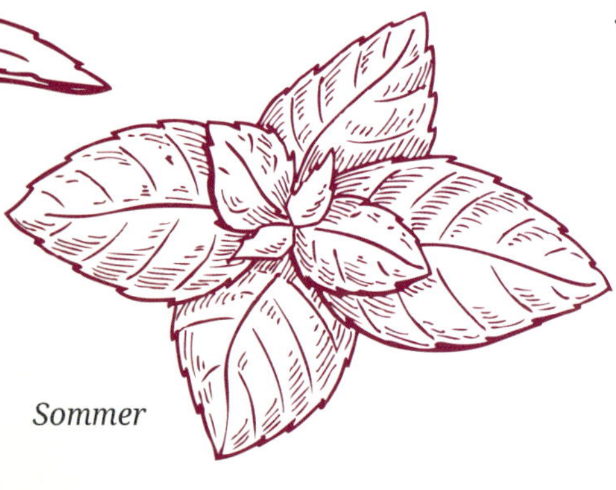

REZEPT

KÜHLENDES SPRAY

Zutaten und Zubereitung siehe erfrischender Minztee Seite 149. Den Tee in eine Sprühflasche füllen und den Körper damit besprühen, wann immer man möchte. Dieses Spray ist für die Reise im Auto oder in der Bahn gut geeignet. Er kann im Gesicht angewendet werden, da er kein hoch konzentriertes, unvermischtes ätherisches Öl enthält.

REZEPT

PFLEGT DIE LIPPEN AUF ERFRISCHENDE WEISE

KÜHLENDE SOMMER-LIPPENPFLEGE

Zutaten

- *5–10 Tropfen 100 % ätherisches Bio-Pfefferminzöl*
- *25 g Sheabutter*
- *Ca. 5 g Bienenwachs*
- *kleines Schraubglas*

ANWENDUNG

Mehrmals täglich bei Bedarf dünn auf die Lippen auftragen.

Zubereitung

1. *Das Bienenwachs im Wasserbad langsam schmelzen.*
2. *Die Sheabutter dazugeben und beides zu einer homogenen Masse rühren.*
3. *Den Topf vom Herd nehmen.*
4. *Je nach Empfindlichkeit der Lippen ätherisches Pfefferminzöl dazugeben und einrühren.*
5. *In kleine Schraubgläser füllen und dunkel und kühl aufbewahren. So ist die Lippenpflege mehrere Monate haltbar.*

REZEPT

ERFRISCHEND, AROMATISCH MIT WASSER
FÜR ZWISCHENDURCH ODER ABENDS IM COCKTAIL

PFEFFERMINZ-SIRUP

Zutaten

- *Ca. 2–3 Handvoll (15–20 g) frische Blätter der Pfefferminze oder Marokkanischen Minze (Diese Minzarten eignen sich am besten. Zuchtarten, die nach Ananas oder Erdbeere schmecken, sind weniger kühlend und erfrischend.)*
- *350–400 g Zucker*
- *250 ml Wasser*
- *Schraubflaschen*

ANWENDUNG

Nach Geschmack mit Mineralwasser verdünnen oder in Mixgetränken verwenden.

Zubereitung

1. *Die Pfefferminzblätter pürieren.*
2. *Das Minzpüree, Zucker und Wasser in einen Topf geben und aufkochen.*
3. *Hitze wegnehmen und so lange rühren, bis sich der Zucker aufgelöst hat.*
4. *Weitere 5 Minuten bei minimaler Hitzezufuhr abgedeckt ziehen lassen.*
5. *Durch ein Tuch in einen weiteren Topf abseihen.*
6. *Noch einmal kurz aufkochen und sofort in gereinigte Schraubflaschen (zum Beispiel leere Ketchupglasflaschen) füllen. Im Kühlschrank aufbewahrt hält der Sirup circa 3 Wochen.*

REZEPT

LAUWARM GETRUNKEN KÜHLT ER AN HEISSEN TAGEN

MINZTEE

Zutaten

- *2 TL zerkleinerte und angequetschte, frische Minzblätter (besonders intensiv im Geschmack ist Pfefferminze oder Spearmint)*

oder

- *1 fingerlanges Stück nicht blühende Minze*

oder

- *1 TL getrocknete Minzblätter*
- *250 ml Wasser*

ANWENDUNG

Den Tee lauwarm und nicht heiß oder kalt trinken.

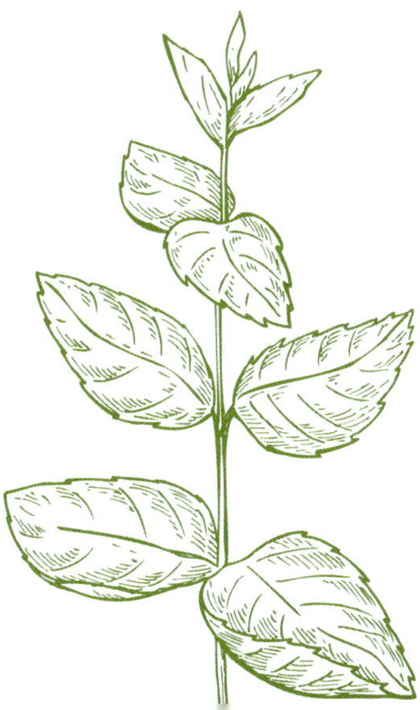

Zubereitung

1. *Frische Minzblätter oder fingerlanges Stück nicht blühende Minze oder getrocknete Minzblätter in ein Glas geben.*
2. *Die Minze mit heißem (nicht mit kochendem!) Wasser übergießen und zugedeckt circa 10 Minuten ziehen lassen.*
3. *Abseihen. (Hat man einen frischen Stängel Minze verwendet, kann dieser im Glas verbleiben.)*
4. *Die aufgefangene Flüssigkeit, die sich an der Abdeckung zeigt, mit ins Glas tropfen lassen, da sich hier wertvolle Öle befinden.*

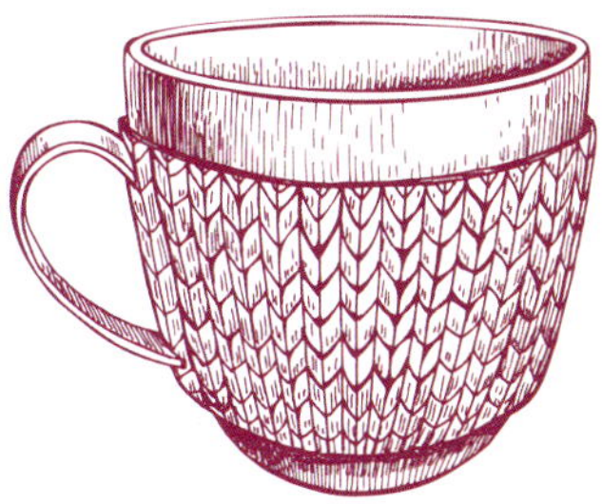

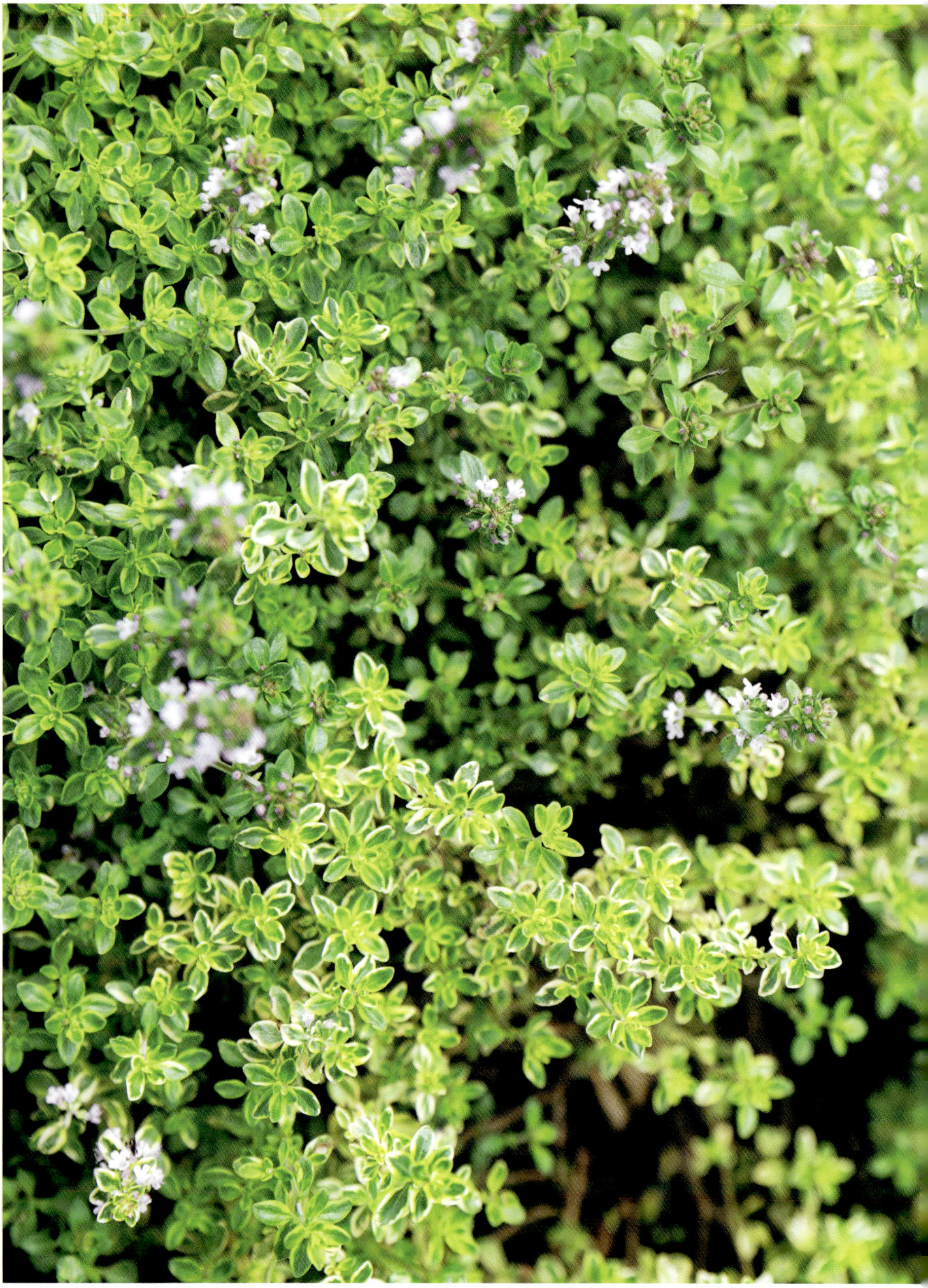

Quendel – ein Portrait

Feld- oder Wilder Thymian, Demut, Immenkraut oder Quendel: Die zarte, anregend duftende und sanft wirkende Heilpflanze hat viele Namen. Quendel gehört zu unseren heimischen sonnenhungrigen Kräutern und hilft nicht nur bei Entzündungen.

Mit verschiedenen ätherischen Ölen und den sogenannten Lamiaceen-Gerbstoffen, auch als Rosmarinsäure bekannt, entfaltet der Quendel seine wohltuende Wirkung. Sein ätherisches Öl Thymol hat eine stark desinfizierende, pilzwidrige und antibakterielle Wirkung. Davon enthält der Quendel zwar nicht ganz so viel wie Echter Thymian, die Volksmedizin schätzt ihn dennoch genauso zur Zubereitung von Tee oder Tinkturen sowie als **Inhalationskraut bei Erkältungserkrankungen, krampfhaftem Husten und Asthma.**

Wirksame Heilpflanze

Verstärkt wird das Thymol durch **Carvacrol**, ein Öl, das entzündungshemmend ist und bei rheumatischen Erkrankungen und *Gicht als Quendel-Badezusatz oder im Rheumakräuterkissen* gute Dienste leistet.

Außerdem enthält Quendel auch **Cineol**. Dieser Wirkstoff ist als schleimlösend bekannt und kann gezielt bei Entzündungen und Verschleimungen der Atemwege zum Einsatz kommen. Die zusätzlich leicht krampflösende Eigenschaft erklärt die Verwendung von Quendeltee bei krampfhaftem Husten.

Ein weiteres Einsatzgebiet für das wundervoll duftende Kraut sind **Magen-Darm-Störungen.** Hier wirken neben den ätherischen Ölen vor allem die Lamiaceen-Gerbstoffe heilend. Sie lindern Blähungen, Koliken und krampfhafte Magen-Darm-Beschwerden sehr angenehm und werden in Form von Tee, einer Tinktur oder als Quendel-Wein eingenommen.

Gerbstoffe helfen zudem äußerlich als Umschläge, Waschungen und Cremes bei kleinflächigen Verletzungen und verschiedenen Hauterkrankungen.

REZEPT

ANTIBAKTERIELL, ZUSAMMENZIEHEND

QUENDELTEE-WASCHUNGEN

Zutaten

- *2 TL getrocknetes oder 3 TL frisches Quendelkraut*
- *250 ml Wasser*

Zubereitung

1. *Das Kraut mit heißem Wasser übergießen.*
2. *10–15 Minuten abgedeckt ziehen lassen.*
3. *Abseihen und abkühlen lassen.*

ANWENDUNG

Morgens und abends das Gesicht mit kaltem Quendeltee abwaschen. Keine Seife benutzen, nicht abspülen.

Gesundes Gewürz

Mit seinen wertvollen Inhaltsstoffen und dem angenehmen Geschmack gehört der Quendel zu den heilsamen Gewürzen.

Einer Mahlzeit verleiht er nicht nur einen mediterranen Touch, sondern tut auch wirklich gut. Wer mit Quendelkraut würzt, beugt den oben genannten Erkrankungen vor. Das gemahlene aromatische Kraut kann als Gewürzpulver für Brot, Soßen und Suppen verwendet werden. Es eignet sich frisch als Zutat zu Salaten, Kräuterlimonaden, Eier- und Quarkspeise, als Beigabe zu Frischkäse und als Würze ausgezogen in warmer Milch.

Der heilsame Quendel verleiht aber auch Süßem wie Marmelade und Plätzchen ein ganz gewisses Etwas.

Wer noch mehr über den Quendel erfahren möchte: Judith Koch, Alte Heiler, Freya Verlag 2016.

REZEPT

LEICHT DESINFIZIEREND, LEICHT ANTIBAKTERIELL, WUNDHEILEND

QUENDEL-SALBE

Zutaten

- *Ca. 4 EL Butterschmalz/ Kokosfett*
- *Ca. 3 TL getrocknetes oder 4 TL frisches Quendelkraut*
- *kleine verschließbare Gläschen*

ANWENDUNG

Nachdem die betroffene Hautstelle mit Quendeltee gewaschen wurde, dünn auftragen. Kann nach Bedarf beliebig oft wiederholt werden.

Zubereitung

1. *Butterschmalz/Kokosfett in einem Topf erhitzen, nicht kochen lassen!*
2. *Quendelkraut hinzufügen.*
3. *Bei gleichmäßiger Hitze unter Rühren 15–20 Minuten ziehen lassen.*
4. *Durch ein Mulltuch abseihen.*
5. *In kleine verschließbare Gläschen füllen.*
6. *Deckel fest verschließen und Salbe kühl aufbewahren.*
7. *Circa 14 Tage haltbar. Bei Benutzung eines Spatels zur Entnahme länger.*

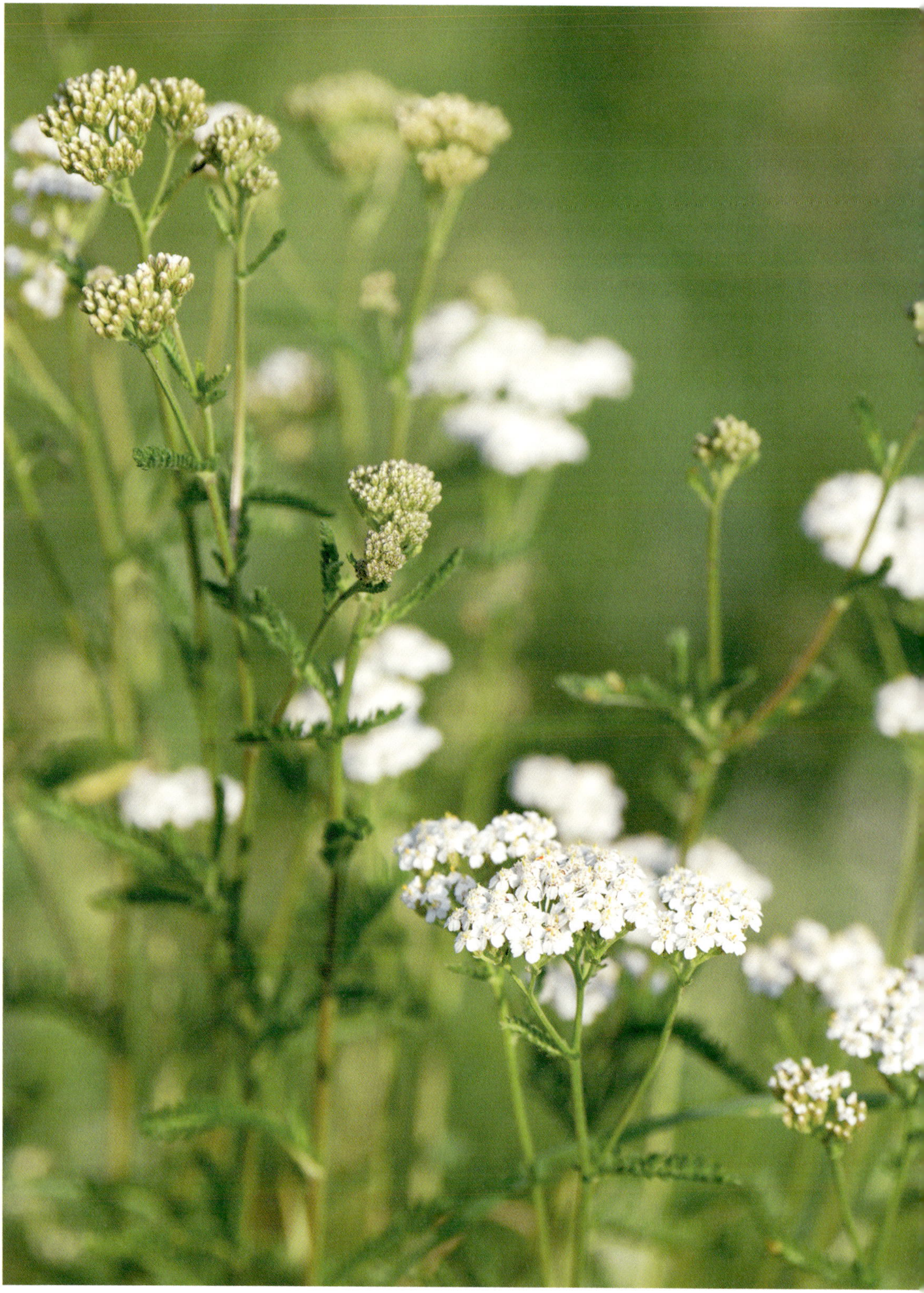

Schafgarbe – Die Allheilerin

Die Schafgarbe wird im Volksmund *Allheilkraut* genannt. Zu Recht, denn sie ist enorm vielseitig. Ihre Heilkraft erstreckt sich nicht nur auf die Linderung von Krankheiten bei uns Menschen. Pflanzen, die in ihrer Nähe wachsen, sind besonders gesund, widerstandsfähig und duften intensiver.

Die Schafgarbe muss man nicht lange suchen. Auf fast jeder halbwegs naturbelassenen Sommerwiese ist die Allheilerin anzutreffen.

Ihre vielen Blüten duften sehr aromatisch und werden von Bienen und anderen Insekten massenhaft umschwärmt.

Auch wir Menschen lieben diese wunderschöne Heilpflanze seit Urzeiten. Sie sollte in keiner Kräuterhausapotheke fehlen, da sie unglaublich vielseitig einsetzbar ist.

Wunden und Insektenstiche

Vor allem Gerbstoffe, Flavonoide (Pflanzenfarbstoffe) und das sogenannte *Blauöl*, das auch in der Kamille vorhanden ist, machten und machen die Schafgarbe zur *Erste-Hilfe-Pflanze für die Blutstillung und Wundversorgung.*

Ihre alten Namen **Soldatenkraut** und **Zimmermannskraut** zeugen von diesem traditionellen Anwendungsbereich der Schafgarbe. Die Gerbstoffe sorgen dafür, dass Wundränder sich schnell zusammenziehen und den oberen Zellschichten der Haut Wasser entzogen wird. Dadurch entsteht eine schützende feste Abdeckung. Die Durchblutung nimmt an diesen Stellen ab und eine Blutstillung ist die Folge. Bakterien, Viren, Pilze und andere Mikroorganismen haben es sehr schwer, eine durch Gerbung entstandene Schutzschicht zu durchdringen und in den Körper zu gelangen.

So erklärt sich die entzündungshemmende und blutstillende Wirkung der Schafgarbe.

Doch die Gerbstoffe können noch mehr: Durch die Gerbung der oberen Hautschichten werden auch die darunterliegenden Hautschichten beruhigt, sodass eine schmerz- und juckreizstillende Wirkung eintritt.

Bei allen Insektenstichen (siehe auch Beitrag Insektenstiche, Seite 255) und -bissen gehört die Allheilerin deswegen ebenfalls zu den Erste-Hilfe-Pflanzen. In solchen Fällen werden einfach ein paar Blätter kräftig zwischen den Fingern zerrieben, bis der Saft austritt. Dieser wird sanft auf die Stich- bzw. Bissstelle getupft, das lindert Juckreiz und Schmerzen sofort merklich.

Noch effektiver ist ein Umschlag aus gequetschten Blättern, den man über der betroffenen Hautstelle fixiert.

Dafür ein bis zwei Handvoll Blätter sehr stark gequetscht direkt auf die Haut auflegen, die Pflanzenmasse mit einem Tuch umwickeln, fertig. Mit dieser Methode wird die gereizte Haut zusätzlich gekühlt und Schwellungen fallen nicht so stark aus oder erscheinen erst gar nicht.

Ein solcher Umschlag kann so lange getragen werden, wie er als angenehm empfunden wird. Die Anwendung darf mehrmals wiederholt werden.

Die Flavonoide und das Blauöl unterstützen die entzündungshemmende und wundheilende Wirkung zusätzlich.

Verdauung und Entgiftung

Ein weiteres klassisches Anwendungsgebiet für die Schafgarbe ist die Regelung einer guten Verdauung. Hier wirken die in der Allheilerin enthaltenen Bitterstoffe.

Mit einem Bitterwert von 3000 bis 5000 liegt die Schafgarbe im guten mittleren Bereich der sogenannten Bitterstoffpflanzen.

Zum Vergleich: Gelber Enzian hat mit 10 000 bis 30 000 einen der höchsten Bitterwerte. Solche Kräuter darf man auf keinen Fall zu lange lagern oder zu lange kochen, da der Bitterstoffgehalt dann abnimmt.

Bei der Zubereitung der Schafgarbe zu einem Heilmittel muss sich somit bereits im Vorfeld entscheiden, welchen Inhaltsstoff man nutzen möchte.

Der Auszug der vorhandenen Gerbstoffe benötigt eine lange Zugzeit und ein längeres Erhitzen als bei den Bitterstoffen. Erst dann gehen möglichst viele davon ins Wasser über und werden für unseren Körper nutzbar.

Will man mit der Schafgarbe in Form eines Tees, einer Tinktur oder eines Kräuterweins den Appetit anregen, dann sollte man das Kräuterprodukt circa 30 Minuten vor dem Essen einnehmen.

Kommt es auf die gute Verdauung an, dann 30 Minuten nach dem Essen.

Soll die Schafgarbe den Körper entgiften oder gegen einen unspezifischen Durchfall eingesetzt werden, dann nutzen wir die Gerbstoffe der Schafgarbe und benötigen wie oben erwähnt eine längere Zug- und Kochzeit, um sie zu lösen.

Innerlich eingenommen, wird die Darmschleimhaut gegerbt. Es gelangt nicht mehr so viel Wasser in den Darm, sodass eine **stopfende Wirkung** eintritt und Durchfälle schneller behoben werden können.

Liegt eine **Vergiftung** vor, dann gehört ein starker Schafgarbentee genauso wie ein starker Schwarztee zu den Erste-Hilfe-Mitteln. Die Gerbstoffe gehen im Darm mit Giftstoffen und Schwermetallen, wie zum Beispiel Amalgam, eine unlösliche Verbindung ein. Und da die Gerbstoffe nicht von unserem Körper absorbiert werden, scheiden wir sie zusammen mit den Giften einfach über den Stuhlgang aus.

Ein feuchtwarmer Schafgarben-Leberwickel unterstützt die entgiftende Maßnahme zusätzlich.

REZEPT

STOFFWECHSELANREGEND, DURCHBLUTUNGSFÖRDERND, KRAMPFLÖSEND, ENTSPANNEND, SCHLAFFÖRDERND

FEUCHTWARMER LEBERWICKEL

Zutaten

- *1 Handvoll getrocknetes blühendes Schafgarbenkraut*
- *1 l Wasser*
- *Küchenhandtuch*
- *Wärmeflasche*
- *größeres Leinentuch oder Wollschal*

Zubereitung

1. *Schafgarbenkraut mit ½ Liter heißem Wasser übergießen.*
2. *Abgedeckt 10–15 Minuten ziehen lassen.*
3. *In eine Schüssel abseihen.*
4. *Mit einem weiteren ½ Liter heißem Wasser aufgießen.*
5. *Das Küchenhandtuch vollsaugen lassen.*
6. *Währenddessen die Wärmflasche mit heißem Wasser füllen.*
7. *Nicht zu straff füllen, lieber weniger Wasser hineingeben und die Luft vorsichtig herauspressen, sodass die Wärmflasche flach und biegsam ist.*

ANWENDUNG

Das Küchenhandtuch auswringen (je weniger Wasser noch im Handtuch übrig ist, umso heißer wird der Wickel vertragen).

Um die Wärmflasche wickeln.

Dieses feuchtwarme Päckchen (nicht zu heiß auflegen!) auf die rechte Bauchseite unterhalb des Rippenbogens platzieren.

Mit dem größeren Leinentuch oder dem Wollschal fixieren, sodass nichts verrutscht.

1–3 Wochen täglich mittags oder abends 15–30 Minuten anwenden.

Dabei ruhen, die Augen schließen und entspannen oder ein beruhigendes Buch lesen.

REZEPT

FÜR DEN GESUNDEN, VERDAUUNGSFÖRDERNDEN GENUSS

SCHAFGARBENKRÄUTERÖL UND -ESSIG

Zutaten

- *5–6 Blätter und eine Scheindolde der Schafgarbe (frisch, aber nicht nass! Sonst trübt das Öl unappetitlich ein).*
- *700 ml Raps- oder Sonnenblumenöl*
- *Für den Essig: zum Beispiel milden Weißweinessig*

Zubereitung

1. *Die Schafgarbe in die Flasche mit dem Öl/Essig geben.*
2. *2 Wochen ziehen lassen.*
3. *Dann die Pflanzenreste entfernen.*

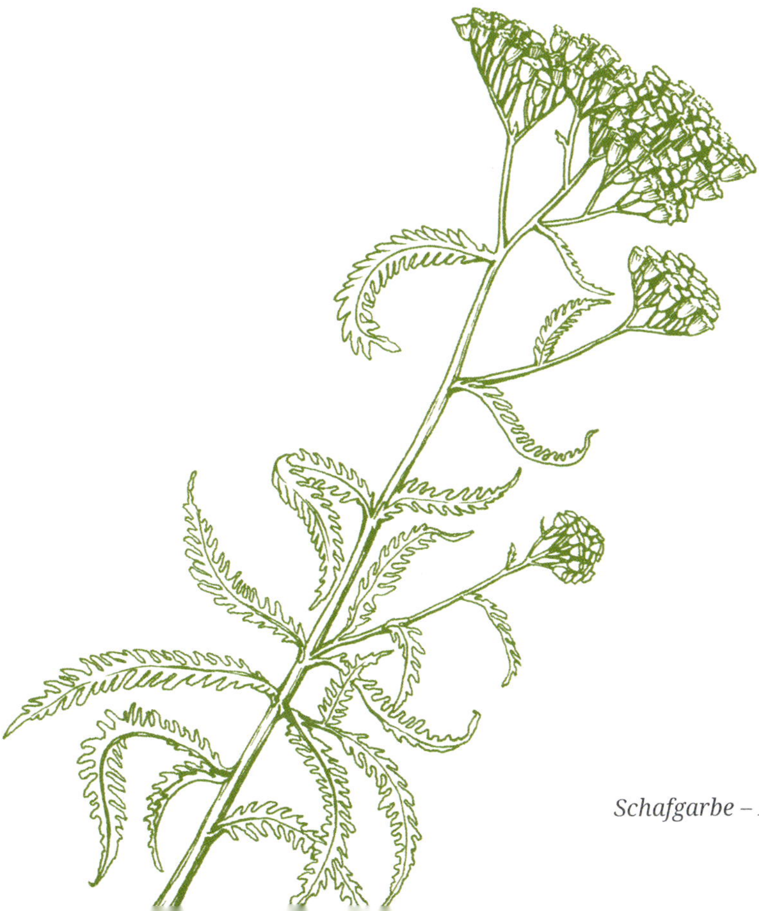

REZEPT

REINIGT DAS BLUT DURCH DIE ANREGUNG DES GESAMTEN STOFFWECHSELS, ENTZÜNDUNGSHEMMEND, HARMONISIEREND, LEICHT ENTWÄSSERND

FRISCHPFLANZENSAFTKUR

Zutaten

- *Ausreichend frische Schafgarbenblütendolden und -blätter, um zunächst einen, später bis zu 3 EL Saft zu erhalten*

ANWENDUNG

1 Woche lang Frischpflanzensaft trinken.

Am ersten Tag 1 EL.

Schritt für Schritt innerhalb einer Woche auf 3 EL erhöhen.

Wegen der leicht entwässernden Wirkung die tägliche Flüssigkeitszufuhr steigern.

! Die Frischsaftmenge nicht weiter als bis zu 3 EL erhöhen, da bei Überdosierung die Wirkung der Schafgarbe genau wie die der Kamille, in ihr Gegenteil umschlägt, sodass unter anderem Magen-Darm-Krämpfe die Folge wären!

Zubereitung

1. *Das blühende Schafgarbenkraut (wenn keine Blüten vorhanden sind, dann nur die Blätter) in einen Zentrifugalentsafter oder eine Handpresse geben und entsaften.*

REZEPT

BEI BLÄHUNGEN, MAGENKRÄMPFEN UND SONSTIGEN VERDAUUNGSSTÖRUNGEN. WIRKT KRAMPFLÖSEND, ENTZÜNDUNGSHEMMEND, VERDAUUNGSFÖRDERND.

SCHAFGARBENTINKTUR

Zutaten

- *Getrocknetes Schafgarbenkraut*
- *70 %iger Alkohol (aus der Apotheke)*
- *Schraubglas*
- *dunkle Tropffläschchen*

ANWENDUNG

In etwas lauwarmen Wasser, 3 Mal täglich 20–30 Tropfen zur Appetitanregung 30 Minuten vor dem Essen oder 30 Minuten nach dem Essen bei Verdauungsstörungen einnehmen.t

Zubereitung

1. *Getrocknetes Schafgarbenkraut in das Glas geben und fest andrücken, sodass ungefähr ⅔ des Glases gefüllt sind.*
2. *Mit Alkohol auffüllen, bis das Kraut zwei Fingerbreit bedeckt ist.*
3. *Zugeschraubt an einem warmen, hellen Ort (durchaus auch sonnig) 3 Wochen ziehen lassen.*
4. *Täglich gut durchschütteln.*
5. *Abseihen.*

Für eine gesunde Haut

Da die Inhaltsstoffe der Schafgarbe vor allem eine entzündungshemmende Wirkung haben, eignen sich **Gesichtsdampfbäder** und **Waschungen** mit Schafgarbentee hervorragend zur Pflege von unreiner, fettiger Haut und bei Akne.

Die Gerbstoffe trocknen die Haut bei zu intensiver Dosierung allerdings schnell aus. Eine kurze Zugzeit und das Dampfbad hingegen führen eher zu einer **straffenden** und **kräftigenden Wirkung**. Eine 2–3-malige Anwendung des Gesichtsdampfbades mit Schafgarbenkraut pro Woche und eine Waschung morgens und abends mit Schafgarbentee gehören zu den guten alten Volksheilmitteln bei problematischer Haut.

Ist die Haut gestresst, gereizt und irritiert, beispielsweise nach einem Sonnenbad, kann die Schafgarbe auch hierbei Linderung verschaffen. Man benötigt dann lediglich eine Handvoll Schafgarbenkraut und kocht es circa 15 Minuten in etwa 120–150 g Butterschmalz oder Kokosöl aus.

Die Verwendung von Butterschmalz ist nicht nur die traditionellste und älteste Form, eine Heilcreme herzustellen, sie hat auch den Vorteil, dass im Butterschmalz tierische Lipide enthalten sind, die von unserem Körper generell besser aufgenommen werden können als pflanzliche. Wer will, kann aber auch eine Salbengrundlage seiner Wahl verwenden.

** Was man beachten sollte*

Schafgarbe enthält Furanocumarine und wird deshalb – äußerlich angewendet – nicht von allen Menschen vertragen. Bitte testen Sie vor der Anwendung der Rezepte aus, ob sie zu einer Wiesendermatitis neigen. Frischer Pflanzensaft löst in Verbindung mit Licht eine Quaddelbildung aus. Innerlich über längere Zeit angewendet, kann es zu Verstopfung, trockener Haut und trockenen Schleimhäuten kommen.

Außerdem wird aufgrund der Gerbung der Darmschleimhaut die Aufnahme mancher Arznei- und Mineralstoffe, zum Beispiel von Eisen, verringert. Eine zu hohe und zu lange Einnahme kann zu Magenreizungen und Leberschädigungen führen.

Doch wer die wundervolle Allheilerin richtig anwendet, der hat einen wahren Schatz in seiner Kräuterapotheke.

Übrigens sind die großen roten und gelben Schafgarbenzüchtungen fürs Blumenbeet nicht heilkräftig. Sie sehen zwar hübsch aus, können der kleineren Wiesen-Schafgarbe jedoch nicht das Wasser reichen.

REZEPT

BEI UNREINER, IRRITIERTER ODER GESTRESSTER HAUT UND AKNE. WIRKT BERUHIGEND, ENTZÜNDUNGS- UND KEIMHEMMEND, STRAFFEND UND DEUTLICH FESTIGEND

SCHAFGARBEN-SALBE

Zutaten

- *120–150 g Butterschmalz (oder eine andere Cremegrundlage)*
- *1 Handvoll getrocknetes oder frisches blühendes Schafgarbenkraut*
- *kleine Schraubgläser*

ANWENDUNG

Nach dem Reinigen des Gesichts dünn auftragen.

Zubereitung

1. *Butterschmalz/Cremegrundlage in einem Topf schmelzen.*
2. *Schafgarbenkraut hineingeben.*
3. *15 Minuten köcheln lassen.*
4. *Durch ein Sieb mit einem Baumwolltuch abseihen.*
5. *Sofort in ein Schraubglas füllen und fest verschließen.*
6. *Nach dem Abkühlen kühl lagern.*
7. *Creme nur mit einem Spatel herausnehmen, damit sie nicht durch die Finger verunreinigt wird.*

In Kombination

Schafgarbe ist vielseitig und sehr gut mit anderen Kräutern kombinierbar.

REZEPT

BEI ARTERIELLER DURCHBLUTUNGSSTÖRUNG UND NEIGUNG ZU BLUTHOCHDRUCK.
WIRKT BERUHIGEND, HARMONISIEREND UND DURCHBLUTUNGSFÖRDERND.

BLUTHOCHDRUCK-ARTERIEN-TEE

Zutaten

- *Je 3 EL Weißdornblüten und -blätter, Johanniskraut, Melissenblätter, getrocknetes, blühendes Schafgarbenkraut und*
- *je 1 TL Herzgespannkraut, Kraut der Kleinen Braunelle*
- *250 ml Wasser*

ANWENDUNG

Im Wechsel 1 Woche Tee trinken, 1 Woche Pause, 1 Woche Tee trinken, 1 Monat Pause ... so lange es guttut, 3 Mal täglich 1 Tasse Tee in kleinen Schlucken trinken.

Zubereitung

1. *Alle Kräuter in eine Schale geben und gut mischen.*
2. *1 TL der Mischung mit heißem Wasser überbrühen.*
3. *10 Minuten abgedeckt ziehen lassen.*
4. *Abseihen.*

Bei Menstruationsbeschwerden und Hämorrhoiden

REZEPT

WIRKT KRAMPFLÖSEND, ENTZÜNDUNGSHEMMEND, ZUSAMMENZIEHEND, KEIMHEMMEND UND BLUTSTILLEND

SCHAFGARBEN-SITZBAD

Zutaten

- 2 Handvoll getrocknetes blühendes Schafgarbenkraut
- 2 l Wasser
- eine Sitzschüssel

ANWENDUNG

10 Minuten im Schafgarben-Sitzbad sitzen bleiben. Notfalls warmes Wasser zugeben – es darf auf keinen Fall zu kühl werden. Abtrocknen und den Unterleib warm halten.

Kann 2 Mal täglich angewendet werden.

Zubereitung

1. Schafgarbenkraut in Wasser aufkochen.
2. Den Topf vom Herd nehmen.
3. Deckel auf den Topf geben und das Kraut circa 20 Minuten ziehen lassen.
4. Abseihen.

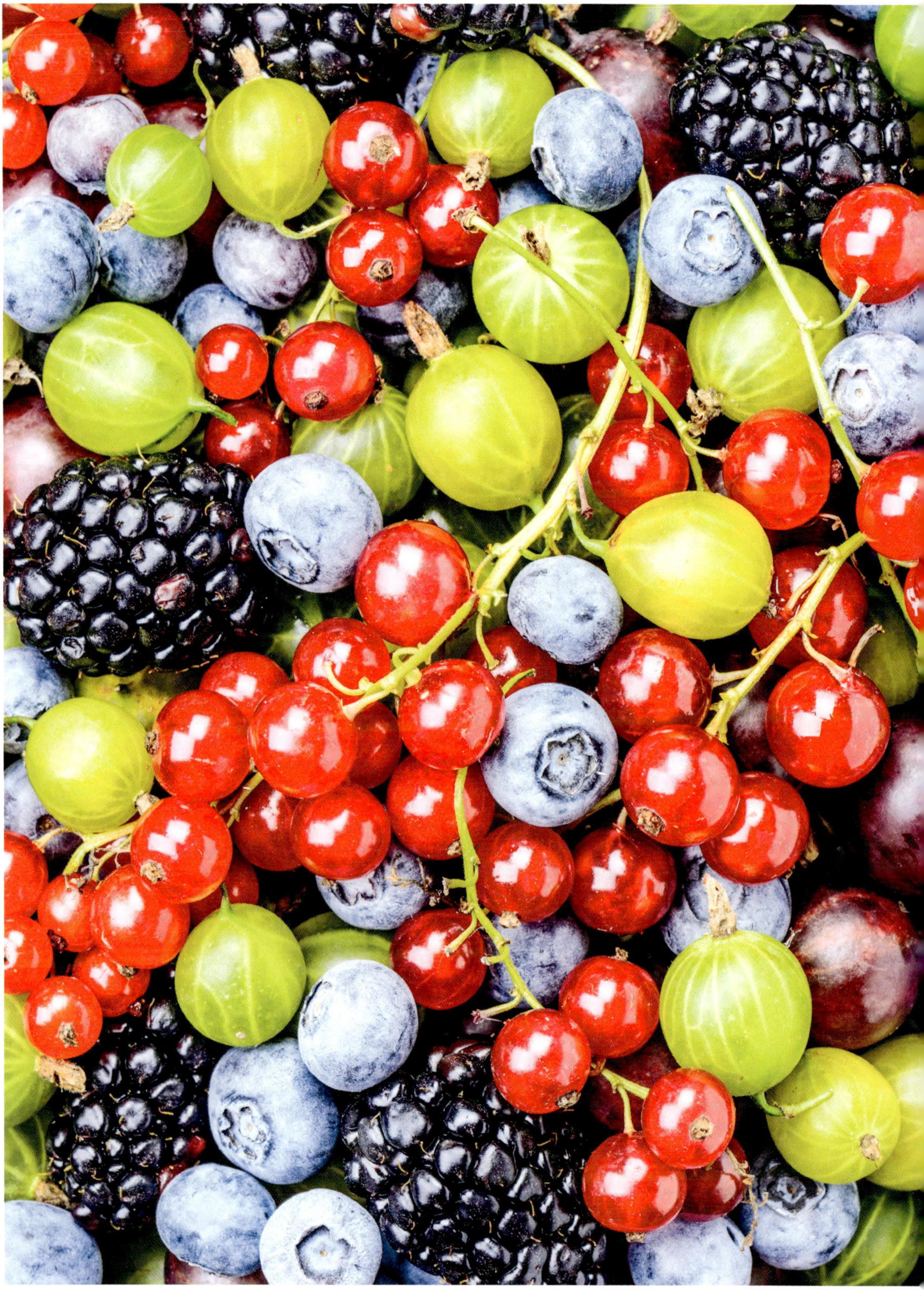

Mit Pflanzenkraft leichter durch die Wechseljahre

In der Lebensmitte einer Frau beginnt eine neue Zeit, die Altes durch Neues ersetzt: die Wechseljahre.

Ein Hormonspiegel, der verrückt spielt, gestaltet den Weg zur Gelassenheit mal mehr, mal weniger holprig. Doch Mutter Natur steht uns Frauen zur Seite.

Immer mehr Frauen entscheiden sich für die Kraft der Pflanzen und eine gesunde Lebensweise, um die Zeit des Klimakteriums möglichst natürlich und leicht zu bewältigen.

Die Wechseljahre sind keine Krankheit, sondern eine körperliche Umstellung. Sie treffen früher oder später jede Frau.

Die eintretenden Veränderungen können Beschwerden verursachen, die unterschiedlich stark ausfallen und individuell verschieden empfunden werden.

Rund ein Drittel aller Frauen kommt völlig unbeschwert durch das Klimakterium, für die anderen gibt es entweder chemische oder natürliche, traditionelle und phytotherapeutische Mittel und Wege, die den Übergang in den neuen Lebensabschnitt erleichtern.

Gesunde neue Lebensweise

Ausreichend Bewegung an der frischen Luft ist in dieser Lebensphase besonders wichtig, da sie die Knochengesundheit verbessert, den Kreislauf stabilisiert und durch die erhöhte Lichtzufuhr Stimmungstiefs entgegenwirkt.

Moderater Sport wie Radfahren, Wandern oder Walken im Freien erhöht die oben genannten Effekte zusätzlich. Zudem wurde festgestellt, dass Frauen, die in den Wechseljahren Sport treiben, seltener unter Hitzewallungen leiden.

Um gegen mögliche psychisch belastende Faktoren, die wiederum andere Beschwerden verstärken können, gewappnet zu sein, empfiehlt es sich, *Yoga oder eine andere Entspannungstechnik* zu praktizieren. Gut ist jedoch auch schon die Entspannung im Garten oder bei einer Tasse beruhigendem Melissentee ein gutes Buch zu lesen.

Wer einen eigenen Garten hat, kann sich eine kleine Frauenheilpflanzenecke anlegen, in der **Schafgarbe, Hopfen, Salbei und Frauenmantel oder/und Schwarze Johannisbeeren und Himbeeren** gedeihen.

Bezüglich der Ernährung sollten Frauen nun ganz besonders auf die ausreichende Zufuhr von Vitaminen und Mineralstoffen achten. *Besonders Vitamin B1, D3 und E sind in den Wechseljahren echte Helfer gegen die typischen Beschwerden. Kalt gepresste Öle, Nüsse, Samen und Getreidekeime gehören jetzt verstärkt auf den Speiseplan.*

Da es gerade in der Anfangszeit der Wechseljahre zu längeren und häufigeren Blutungen kommen kann, sollte mit der Nahrung beispielsweise durch Fleisch oder Brennnesselgemüse der Eisenspeicher aufgefüllt werden, damit es nicht zu Ermüdungserscheinungen kommt.

Die Prämenopause

Die körperlichen Veränderungen setzen nicht schlagartig ein. In der sogenannten Prämenopause, die zwischen dem 40. und 50. Lebensjahr beginnt, nimmt die Tätigkeit der Eierstöcke langsam ab, die Produktion von Östrogen wird nach und nach eingestellt und der Progesteronspiegel sinkt.

Das führt zu einer Schieflage des Hormonhaushalts und ist der Grund für Stimmungsschwankungen, prämenstruelle Beschwerden und teilweise Zustände wie in der Pubertät. Der Hormonspiegel steigt und sinkt täglich, oft sogar stündlich. *Hier helfen Früchte und Pflanzen, die pflanzliche Östrogene – Phytoöstrogene – enthalten.* Sie sind den menschlichen Östrogenen sehr ähnlich und docken immer dort an, wo sie gebraucht werden.

Da sie sowohl östrogene als auch antiöstrogene Eigenschaften entwickeln können, sind sie geeignet, den Hormonschwankungen ausgleichend entgegenzuwirken. Zu diesen Früchten und Pflanzen gehören *Stachel-, Heidel-, Himbeeren und Schwarze Johannisbeeren sowie der Rotklee, Kichererbsen und Salbei.*

Salbei kann zudem in Form von lauwarmem Tee oder einer Tinktur hervorragend gegen übermäßige Schweißbildung und Hitzewallungen eingesetzt werden.

Sojaprodukte, die ebenfalls Phytoöstrogene enthalten, wirken bei Europäerinnen häufig nicht so gut wie bei Asiatinnen, bei denen Soja oft bereits ein Leben lang zur täglichen Ernährung dazugehört. Zudem können Fertigpräparate, die ausschließlich reine, aus Soja isolierte Isoflavone enthalten, durchaus Nebenwirkungen haben, etwa auf die Schilddrüse.

Auch hochdosierte Fertigpräparate aus Rotklee sind umstritten, da sie im Verdacht stehen, das Wachstumshormon östrogenabhängiger Tumore zu begünstigen.

Es ist also besser, sich direkt aus der Natur zu bedienen.

Die Menopause

Die Zeit um die Menopause herum, die sogenannte Perimenopause, ist für die meisten Frauen die Hauptbelastungszeit während der Wechseljahre.

Sie beginnt circa ein bis zwei Jahre vor der eigentlichen Menopause. Spätestens zu diesem Zeitpunkt wird die *Traubensilberkerze* empfohlen. Extrakte aus ihrem Wurzelstock haben die größte Bedeutung bei der Behandlung von Wechseljahrbeschwerden. Eine herausragende Besserung der gängigsten Beschwerden ist klinisch bestätigt.

Hitzewallungen, Schweißausbrüche, Muskel- und Gelenkschmerzen sowie Schlafstörungen bessern sich deutlich. Zudem soll die **Traubensilberkerze** vor Osteoporose schützen und keine negative Wirkung auf östrogenabhängige Krebsarten haben.

Ein weiterer Pluspunkt ist der positive Einfluss auf die Psyche. In Bezug auf die **Traubensilberkerze** wurden mit Fertigpräparaten sehr gute Erfahrungen gemacht. Eine Nutzung der puren Pflanzendroge ist hier eher unüblich. Bei den meisten Präparaten muss mit der Einnahme nach ungefähr einem halben Jahr wenige Wochen pausiert werden. In dieser Zeit kann zum Beispiel verstärkt der **Wechseljahr-Tee** (Anleitung siehe Rezepteteil zu den Wechseljahren, Seite 171 ff) eingesetzt werden.

Erst wenn die Regelblutung ein Jahr lang ausgeblieben ist, spricht man von der Menopause.

Viele Beschwerden, die ihren Ursprung in der unregelmäßigen Tätigkeit der Eierstöcke hatten, verschwinden nun.

Dazu zählen die auf den Hormonschwankungen beruhenden Stimmungstiefs, prämenstruelle Beschwerden, Hitzewallungen sowie die übermäßigen Schweißausbrüche.

Die Postmenopause

Die Zeit nach der Menopause – die Postmenophase – ist schließlich der Zeitpunkt, in dem die Frauen ihre neue Identität gefunden haben und die Ausgeglichenheit nach und nach zurückkehrt.

Die Pflege der Haut wird nun wichtig, da der Östrogenmangel dazu führt, dass das Unterhautfettgewebe nicht mehr in der Lage ist, genügend Feuchtigkeit zu binden.

Nachtkerzen-, Granatapfel- oder Sanddornfruchtfleischöl können hier helfen, die Haut geschmeidig zu erhalten.

Zudem wird nun weniger Gelenkschmiere gebildet und die Folge können unangenehme Gelenkschmerzen sein.

Wärme und Bewegung sind dann die richtigen Helfer. Ein Ingwerbad oder eine Massage mit verdünntem Ingweröl wärmen und sind gleichzeitig ein Genuss für die Seele.

So gewappnet, verlieren die Wechseljahre viel von ihrem Schrecken.

REZEPT

LINDERT WECHSELJAHRBESCHWERDEN

WECHSELJAHR-TEE

Zutaten

- Jeweils 30 g getrocknete Weißdornblätter und -blüten, Schafgarbenkraut, Hopfenzapfen, Salbeiblätter, Rotkleeblüten, Melissenblätter
- 250 ml Wasser

ANWENDUNG

Den Tee 3 Mal täglich kurmäßig trinken, das heißt 6 Wochen anwenden, dann 2 Wochen pausieren, in dieser Zeit kann ein Silberkerzenpräparat helfen, und wieder 6 Wochen den Tee trinken.

Zubereitung

1. Alle Kräuter mischen.
2. 1 TL dieser Mischung mit kochendem Wasser überbrühen.
3. 10 Minuten abgedeckt ziehen lassen.
4. Abseihen.

REZEPT

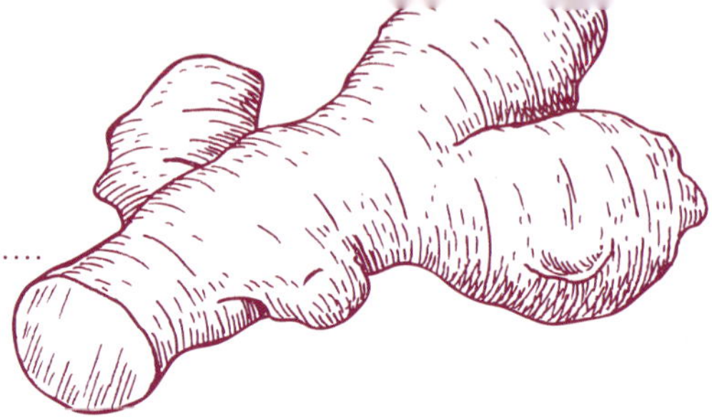

BEI GELENKSCHMERZEN

INGWERBAD

Zutaten

- *4–6 EL geriebene Ingwerwurzel*
- *1–2 l Wasser*

Zubereitung

1. *Die geriebene, frische Ingwerwurzel mit heißem Wasser übergießen.*
2. *Circa 15 Minuten ziehen lassen.*
3. *Abseihen.*

ANWENDUNG

Den Sud in circa 38 °C warmes Badewasser geben.

Die Wirkung ist eine verstärkte Durchblutung, sodass Gelenkschmerzen gemildert werden.

Bei Bluthochdruck langsam antesten, da Baden den Druck generell erhöht.

** **Hafer** (Avena sativa)*

Ein Tee aus grünem Hafer wird in der Volksmedizin als nervenstärkendes Mittel bei Reizbarkeit während der Wechseljahre eingesetzt.

In Kombination mit Passionsblumenblättern und Hopfendolden kann er bei Einschlafstörungen und nervösen Erregungs- oder Erschöpfungszuständen sehr hilfreich sein.

** **Johanniskraut** (Hypericum perforatum)*

Johanniskraut ist das klassische Mittel bei leichteren und mittelschweren Verstimmungszuständen sowie nervöser Unruhe. Da Johanniskraut die Lichtempfindlichkeit erhöht und die Wirksamkeit von Medikamenten negativ beeinflussen kann, sollte die Dosierung nicht zu hoch sein.

* **Melisse** *(Melissa officinalis)*

Das ätherische Öl der Melisse wirkt unter anderem beruhigend und krampflösend. Bei innerer Unruhe, Herzbeschwerden und Schlaflosigkeit helfen die Blätter als beruhigender Tee und das ätherische Öl als Inhalation oder im Badewasser zur Entspannung.

* **Hirtentäschelkraut** *(Capsella bursa-pastoris)*

Vor allem zu Beginn der Wechseljahre können die Monatsblutungen häufiger auftreten oder länger und heftiger ausfallen als gewöhnlich.

Das führt bei vielen Frauen zu Eisenmangel und Ermüdungserscheinungen. Traditionell wird bei solchen Beschwerden ein Tee aus Hirtentäschelkraut eingesetzt. Er kann eine zu starke Blutung verhindern.

* **Hopfen** *(Humulus lupulus)*

Als pflanzliches Sedativum wird Hopfen seit Jahrhunderten als mildes Beruhigungs- und Schlafmittel eingesetzt. In Kombination mit Baldrian kann seine Wirkung noch verstärkt werden.

Zudem konnten gewisse östrogene Eigenschaften festgestellt werden. Ein Hopfendolden-Tee hilft bei Nervosität und Schlafstörungen während der Wechseljahre.

* **Nachtkerze** *(Oenothera biennis)*

Wenn der Östrogenspiegel sinkt, ist das Unterhautfettgewebe nicht mehr in der Lage, genügend Feuchtigkeit zu binden. Die Folge ist trockene Haut.

Das Öl der Nachtkerze enthält viel Gamma-Linolsäure und hilft dadurch innerlich als heilsamer Tee und äußerlich als Öl oder in Cremes, die Haut geschmeidig zu halten.

* **Löwenzahn** *(Taraxacum officinale)*

Während des Klimakteriums kommt es häufig zu Wassereinlagerungen und einem damit verbundenen Gefühl des Aufgedunsenseins.

Ein ausschwemmender, entlastender Tee aus Löwenzahnwurzel, Brennnessel- und Birkenblättern verschafft hier Abhilfe. Dazu sollte viel Wasser getrunken werden, da der Tee stark entwässernd wirkt.

* **Salbei** *(Salvia officinalis)*

Die schweißhemmende Wirkung von Salbeiblättern ist nachgewiesen. Salbei gilt als wichtige Arzneidroge gegen übermäßiges Schwitzen.

Innerlich hilft er als Tinktur, Frischpflanzensaft oder lauwarmer Tee.

Äußerlich wirkt ein starker Salbeitee (15–20 Minuten ziehen lassen) als schweißhemmende Waschung.

* **Weißdorn** *(Crataegus div.)*

Herz-Kreislauf-Störungen können während der Wechseljahre immer wieder einmal auftreten. Die Blüten, Blätter und Früchte des Weißdorns eignen sich vor allem zur längerfristigen Vorbeugung vor Störungen des Herz-Kreislauf-Systems. Schon eine Tasse Tee täglich kann helfen.

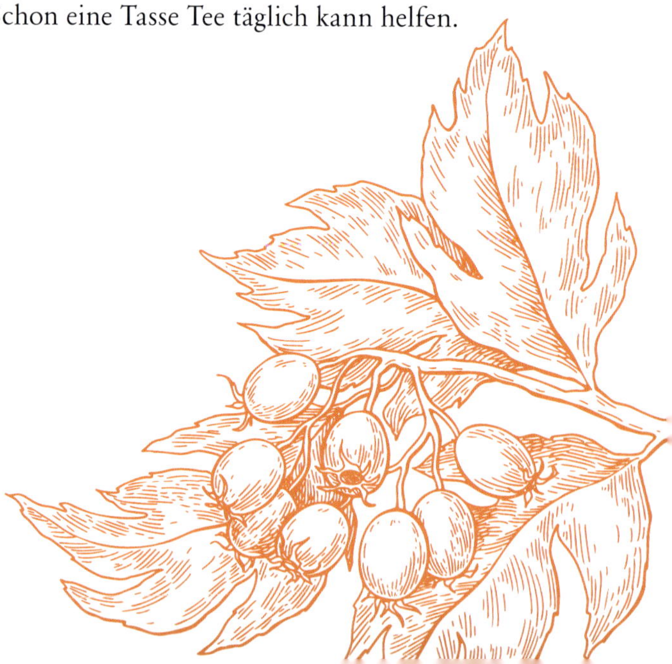

Rezept und Heilkräuter speziell für die Prämenopause

* ***Frauenmantel*** *(Alchemilla xanthochlora)*

Die getrockneten oberirdischen Teile des Frauenmantels werden in der Volksmedizin gegen Hormonschwankungen im Klimakterium eingesetzt.

Da er vor allem einen östrogendominanten Hormonspiegel ausgleicht, sollte er nicht bei Östrogenmangel Anwendung finden.

* ***Mönchspfeffer*** *(Vitex agnus castus)*

Mönchspfeffer zählt zu den am besten untersuchten Arzneidrogen bei PMS. Solange die Eierstocktätigkeit noch nicht eingestellt ist, hilft er auch bei Wechseljahrbeschwerden, vor allem solchen, die mit Herz-Kreislauf-Störungen einhergehen.

* ***Schafgarbe*** *(Achillea millefolium)*

Durch den Gehalt an Chamazulen in dem ätherischen Öl der Schafgarbe wirkt das Kraut krampflösend und wird entsprechend bei krampfartigen Unterleibsbeschwerden eingesetzt.

In der Volksmedizin verwendet man eine Teemischung aus Schafgarbe und Frauenmantel, um die hormonelle Schieflage während der Wechseljahre auszugleichen.

Ein starker Tee dieser Mischung ist auch als Sitzbad anwendbar.

REZEPT

BEI UNTERLEIBSKRÄMPFEN

SCHAFGARBENTEE

Zutaten

- *2 TL getrocknetes, blühendes Schafgarbenkraut*
- *250 ml Wasser*

ANWENDUNG

3 Mal täglich 1 Tasse

Zubereitung

1. *Schafgarbenkraut mit kochendem Wasser überbrühen.*
2. *10 Minuten ziehen lassen.*
3. *Abseihen.*

Heilkräuter speziell für die Menopause

* Rotklee *(Trifolium pratense)*

Rotklee gehört zu den Pflanzen mit östrogener Wirkung und mildert daher klimakterische Beschwerden. Zudem sollen antioxidative Eigenschaften den Blutfettspiegel senken und so das Risiko von Herz-Kreislauf-Schäden verringern.

Fertigpräparate aus Rotklee sind umstritten (siehe Text Seite 169).

* Schwarze Johannisbeere *(Ribes nigrum)* und andere Beeren

Die Schwarze Johannisbeere steht hier stellvertretend für alle Pflanzen und Früchte, die östrogenähnliche Phytoöstrogene enthalten und damit den abnehmenden Östrogenspiegel während der Wechseljahre ausgleichen können. Auch Stachel-, Heidel- und Himbeeren vermögen dies.

* **Traubensilberkerze** *(Cimicifuga racemosa)*

Fertigextrakte aus dem Wurzelstock der Traubensilberkerze haben große Bedeutung bei Wechseljahrbeschwerden. Erwiesen sind eine Besserung der Schweißausbrüche und der Hitzewallungen sowie von Schlafstörungen, Gelenkschmerzen und Stimmungsschwankungen. Anwendungspausen sind notwendig.

* **Tee und Bad**

(siehe Seite 171 ff Rezepte und Kräuter für alle Phasen der Wechseljahre)

Heilkräuter speziell für die Postmenopause

REZEPT

HARMONISIEREND UND WOHLTUEND

POSTMENOPAUSEN-TEE

Zutaten

- *Jeweils 20 g getrocknete Lavendel- und Rosenblüten, Melissen- und Himbeerblätter, Weißdornblüten, -blätter und -früchte*
- *250 ml Wasser*

Zubereitung

1. *Blüten und Blätter in eine Schale geben und mischen.*
2. *1 TL der Mischung mit kochendem Wasser übergießen.*
3. *10 Minuten ziehen lassen.*
4. *Abseihen.*

ANWENDUNG

Zur Entspannung und Harmonisierung bis zu 3 Tassen am Tag – oder abends bei einem guten Buch.

Wer Lavendelblüten nicht verträgt oder nicht mag, der kann diese durch Jasminblüten oder etwas getrocknete, geriebene Bergamottenschale ersetzen.

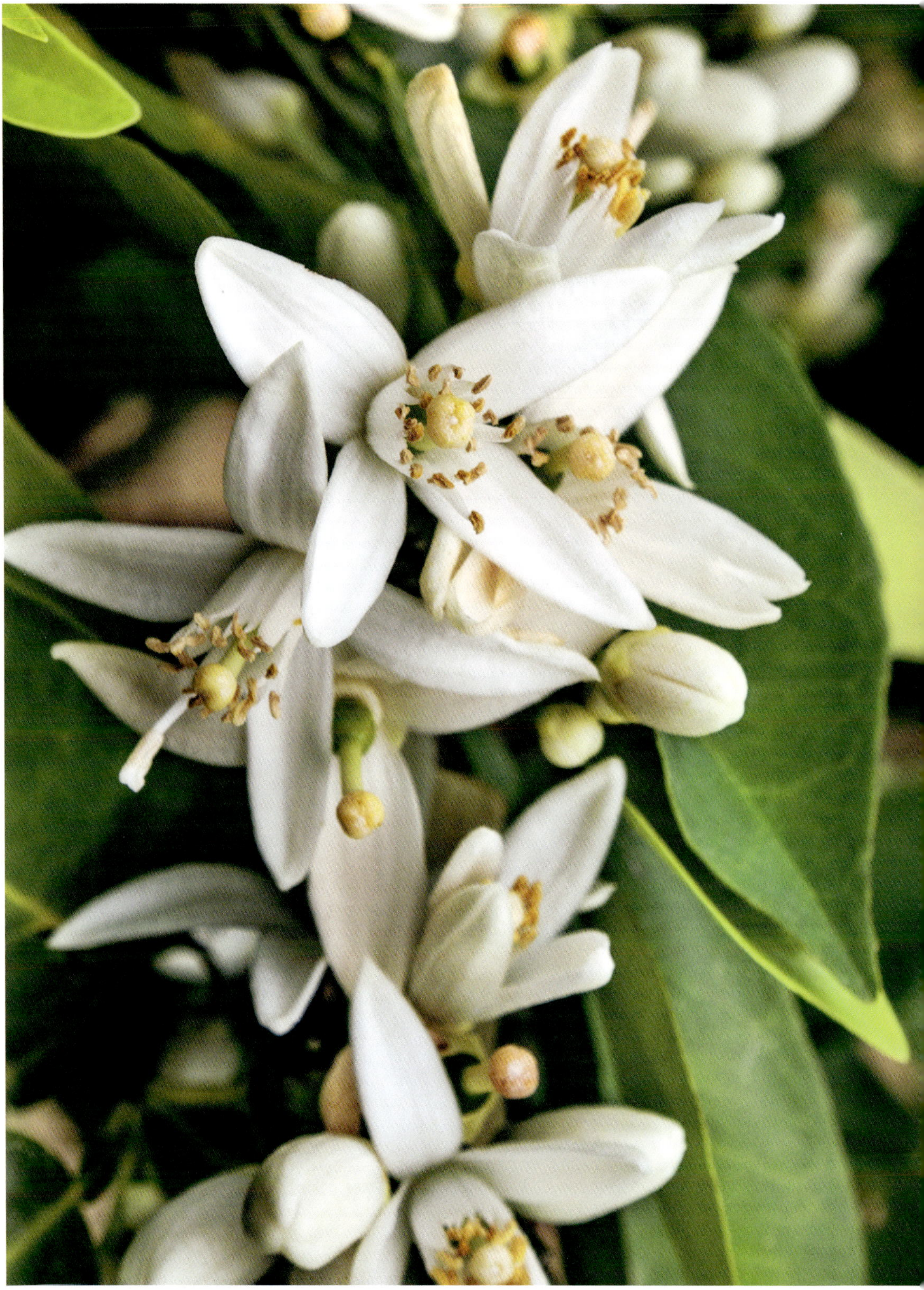

Pflanzen aus Amors Garten – Aphrodisiaka

Mit sinnlichem und verführerischem Duft, feurigem und süßem Geschmack sorgen Kräuter und Früchte aus Amors Garten für Romantik und pure Liebeslust.

Sinnlichkeit, Romantik und Erotik spielten und spielen zu allen Zeiten und in allen Kulturen eine große Rolle. Ob Kamasutra oder Lustgarten, die Liebe ist und bleibt inspirierend.

Was haben unsere Vorfahren nicht alles ausprobiert, um der Liebe auf die Sprünge zu helfen! Ziegenhoden, Vogelkot und Fledermausblut gehörten genauso dazu wie das lebensgefährliche rote Arsen oder Teile giftiger Tiere.

Durchgesetzt haben sich letztlich jedoch Mittel, die zuverlässig und sanft den Menschen in seine sinnlich-romantische Stimmung versetzen, ohne dabei eine sofortige oder direkte Wirkung zu erzielen. Dabei geht es nicht um puren Sex, sondern um Romantik und unvergessliche Stunden zu zweit.

Erregende Düfte

Wie etwas oder jemand riecht, entscheidet oft darüber, ob der Funke überspringt oder nicht.

Wenn man jemanden nicht riechen kann, dann sagt das eigentlich schon alles. Dann hilft auch ein schicker Anzug oder ein raffiniertes Kleid nur noch wenig.

Gerüche wirken unabhängig von unserem Willen direkt auf das zentrale Nervensystem und regen bestimmte Gehirnregionen an, sogenannte Neurotransmitter auszuschütten, die den Körper beeinflussen.

Dazu gehören zum Beispiel die *Endorphine*, die ein euphorisierendes Wohlgefühl auslösen. *Muskatellersalbei* und *Orangenblüten* haben eine solche Wirkung.

Ein weiterer Wirkstoff ist beispielsweise das Noradrenalin, dessen Ausschüttung der Geruch von Rosmarin fördert. Noradrenalin muntert flirtende Menschen auf, macht sie aktiv und lässt Sorgen und Befürchtungen für den Moment federleicht in den Hintergrund treten.

In puncto Schweißgeruch lassen sich Frauen übrigens weniger schnell von guten Düften überrumpeln als Männer. Selbst durch Deo und Parfüm hindurch erschnüffeln sie den männlichen Schweiß und registrieren sehr genau, ob die Chemie passt oder nicht. Jede Frau hat hierbei eine ganz eigene Vorstellung davon, was maskulin riecht, sodass jeder Topf ein Deckelchen finden kann.

Männer hingegen werden recht leicht durch Düfte von unangenehmen Gerüchen abgelenkt. **Eine gezielte Raumräucherung, ein Kräuter-Sahne-Bad oder ein Duftkissen auf dem Sofa sind also gute Helfer, um eine romantische Stimmung herbeizuzaubern.**

Verzichten sollte man allerdings auf Düfte mit einschläfernder oder stark beruhigender Wirkung, weshalb die Düfte von Kamille, Melisse und Mimose ganz weit weggeräumt werden sollten.

Die passenden Düfte:

Jasmin, Kardamom, Koriander, Muskatellersalbei, Myrrhe, Narde, Rose, Patchouli, Ylang-Ylang, Moschus, Amber, Sandelholz und Orangenblüten.

Liebesfrüchte

In fast jedem romantischen Film taucht früher oder später die Szene auf, in der sich ein verliebtes Paar hingebungsvoll mit Obststückchen füttert. Tatsächlich ist das nicht nur ein ritualisiertes Verhalten aus der Brutpflege.

Aus dem süß-scharfen Saft der Ananas etwa wurde schon im alten Mexiko ein stark aphrodisierend wirkender Wein hergestellt, der weit über die Grenzen Mexikos hinaus bekannt war.

Wie die Erdbeeren oder Himbeeren ist auch die Ananas eine Vitaminbombe. Vor allem das in ihr enthaltene Vitamin C sorgt für die Verringerung von Müdigkeit. Die in Himbeeren enthaltenen *Phytoöstrogene* haben auf Frauen eine ausgleichende und harmonisierende Wirkung.

Feigen werden nicht nur ihrer Form wegen zu den Aphrodisiaka gezählt. Ihr sehr hoher Fruchtzuckergehalt sorgt sofort für Zufriedenheit.

Wer die Wirkung von all diesen Liebesfrüchten noch steigern möchte, kann sie in flüssige Schokolade tauchen. Vor allem dunkle Schokoladensorten sind sehr effektiv, denn sie enthalten *Phenethylamin* – eine Substanz, die auch von unserem Körper im Moment des Verliebtseins gebildet wird.

Eine Liebesfrucht ist der Pep für einen ganz besonderen Obstsalat, als Garnitur auf Joghurt und Eis, im Cocktail oder als Saft.

**** Zu den Liebefrüchten zählen unter anderem:***

Ananas, Banane, Erdbeere, Feige, Himbeere, Mango, Papaya und die Passionsfrucht.

Gewürze als Scharfmacher

Liebe geht durch den Magen. Was gibt es Schöneres, als sich bei einem leckeren Essen näherzukommen, das sämtliche Sinne anspricht? Bereits der gute Geschmack führt zur Entsendung von Dopamin in unserem Körper, welches Glücksgefühle auslöst.

Wer zusätzlich bestimmte Gewürze verwendet, kann so ein exzellentes Liebesmahl auf den Tisch bringen. Sowohl im Vorderen und Hinteren Orient als auch in Europa gelten scharfe Gewürze wie *Zimt*, *Muskatnuss*, *Ingwer*, *Nelke* und *Pfeffer* schon seit Jahrhunderten als Feuer für die Liebe. Sie wirken luststeigernd durch ihre stark durchblutenden Eigenschaften, die auch vor dem Genitalbereich nicht haltmachen. *Senf*, *Chili* und *Peperoni* gehören ebenfalls in diese Abteilung.

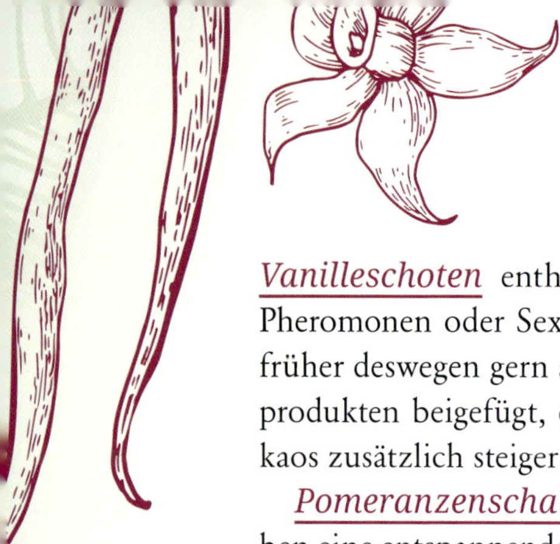

Vanilleschoten enthalten Vanillin, das chemisch den menschlichen Pheromonen oder Sexuallockstoffen ähnlich ist. Vanilleschoten wurden früher deswegen gern ausgekaut. Heute wird Vanille häufig Schokoladenprodukten beigefügt, da es die glücklich machende Eigenschaft des Kakaos zusätzlich steigert.

Pomeranzenschalen, *Orangenblüten* und *Lavendel* im Essen haben eine entspannende, nicht aber einschläfernde Wirkung, sodass sie zur Abrundung eines romantischen Essens bestens geeignet sind.

Gewürze für die Lust sind:

Fenchelsamen, Anissamen, Rosmarin, Thymian, Vanille, Zimt, Nelke, Muskatnuss, Basilikum, Pfefferminze, Kerbel, Petersilie, Schnittlauch, Dill, Estragon, Beifuß, Kümmel, Kreuzkümmel, Süßholz, Orangenblüten, Pomeranzenschalen, Pfeffer, Salbei, Koriandersamen, Oregano, Lavendel, Piment, Ingwer, Peperoni, Senf, Chili und Safran.

Sinnliches Gemüse

Auch das im Liebesmenü verwendete Gemüse spielt eine große Rolle.

Häufig ist es lediglich ihre äußere Form, die bestimmte Garten- und Feldfrüchte in die Nähe der Aphrodisiaka rückt. So wie beim *Spargel* oder der *Gurke*.

Andere Gemüsesorten hingegen haben aufgrund ihrer Inhaltsstoffe einen legendären Ruf. Der *Sellerie* punktet mit einem hohen Gehalt an Mineralstoffen und Vitaminen, wohingegen der *Knoblauch* durch seine ätherischen Öle ein allgemeines Wohlbefinden auslöst und die Manneskraft stärken soll.

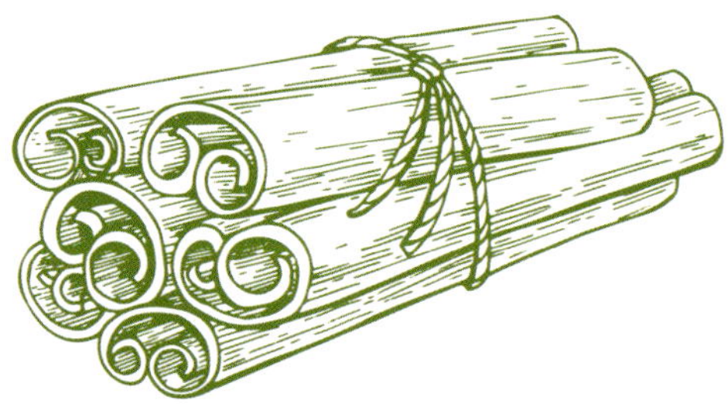

** Gemüse aus dem Lustgarten:*

Möhren, Auberginen, Knoblauch, Artischocke, Avocado, Bambussprossen, Sellerie, Gartenkresse, Fenchel, Kürbis, Kürbiskerne, Patinakensamen, Rucola, Rote Beete, Spargel und Süßkartoffel.

Aberglauben und Irrtümer in Sachen Amors Garten:

Hopfen hat auf Männer keine aphrodisiernde, sondern eine stark beruhigende und einschläfernde Wirkung. Lediglich Männer mit vorzeitigem Samenerguss können also von der beruhigenden Wirkung des Hopfens profitieren. Der oft gerühmte Liebestrank aus Hopfen, zum Beispiel in Form von Tee, wirkt nur bei Frauen aphrodisiernd, da er östrogenähnliche Inhaltsstoffe enthält.

Apfel und *Tomate*: Der Liebesapfel und die Tomate, die in Österreich Paradeiser heißt, entfalten ebenfalls keine aphrodisierende Wirkung. Sie sind aber beide in der Literatur, also im philosophischen Sinne, ein Symbol der Liebe. Der Apfel ist in dieser Hinsicht etwas populärer als die Tomate. Deshalb wurde er auch häufiger für Liebeszauber verwendet. Es ist überliefert, dass gehörnte, verschmähte oder verlassene Menschen im Mittelalter Nägel durch einen Apfel schlugen, um der zurückweisenden Person Liebeskummer anzuzaubern.

Aprikose, *Quitte* und *Pfirsich* wurden nicht gegessen, um liebeslustiger zu werden. Man wusste, dass sie keine solche Wirkung haben. Als Symbol für die Liebe wurden sie jedoch verschenkt, als eindeutige Avance an die begehrte Person. Sie galten als unausgesprochene Frage, als Bitte um ein Treffen mit besonderer Absicht.

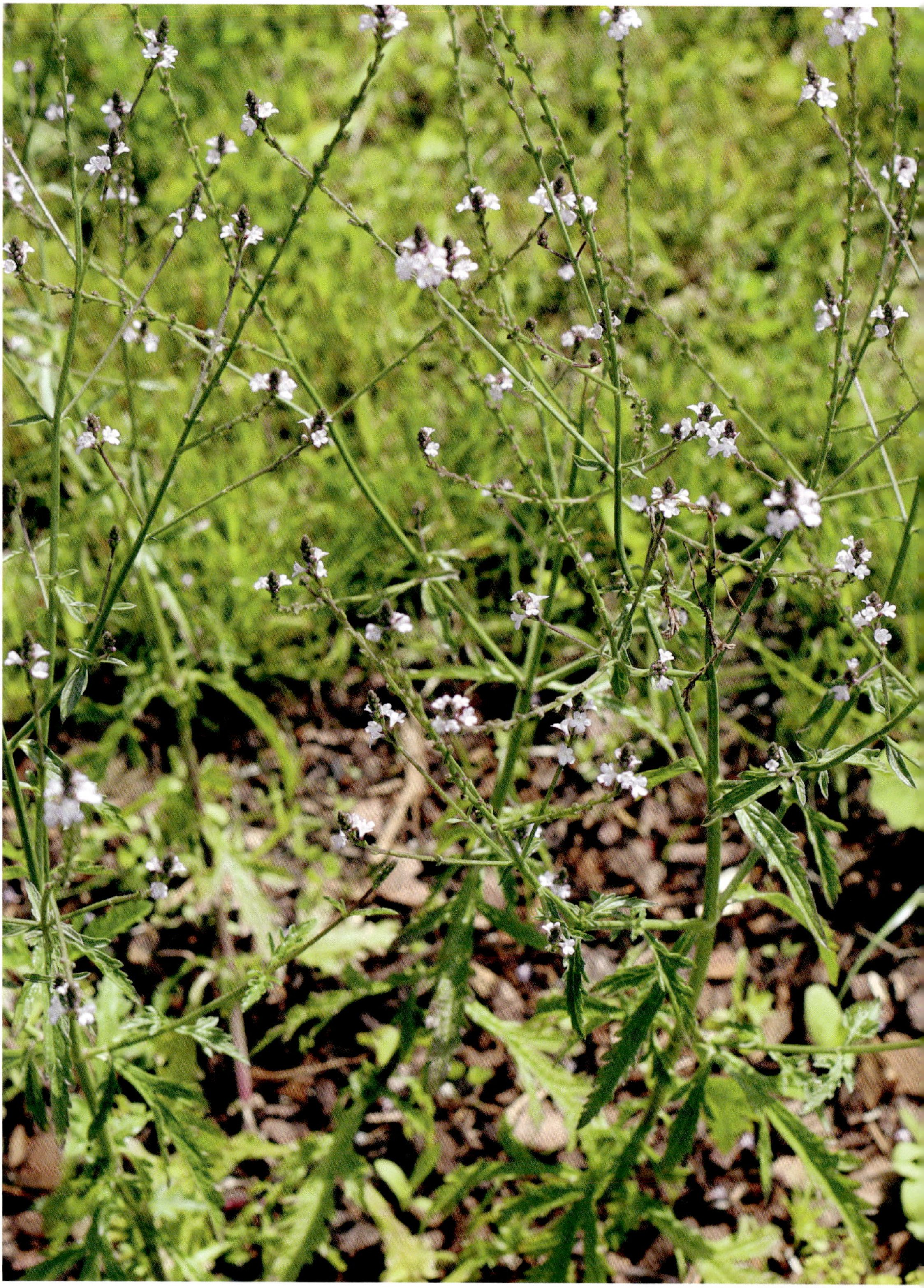

Unscheinbare Heiler am Wegesrand

Einige der wirksamsten Heilkräuter unserer Breiten sind unscheinbar. Von vielen werden sie sogar als Unkraut verkannt. Wer jedoch einmal genau hingeschaut hat, wird gar nicht mehr verstehen, wie er diese wunderschönen Heilpflanzen jemals übersehen konnte. Noch weniger wird er, wenn er sie erst einmal richtig kennengelernt hat, ihre heilende Wirkung missen wollen.

Hier dargestellt am Beispiel von *Dost*, *Stinkendem Storchschnabel*, *Vogelmiere*, *Kleinem Wiesenknopf*, *Klettlabkraut*, *Gundermann*, *Eisenkraut* und *Weidenröschen*.

Wer an Heilkräuter denkt, hat dabei sicherlich eher Johanniskraut und Kamille im Sinn als Vogelmiere oder Klettlabkraut.

Das liegt häufig daran, dass diese Heilpflanzen selten beschrieben wurden. Erst in den letzten Jahren regt sich Interesse an den unscheinbaren Heilern. Sie sind zumeist Pflanzen aus der Volksheilkunde und das Volk gab sein Wissen typischerweise mündlich weiter. Es handelt sich um Gewächse, die immer zahlreich in der Nähe menschlicher Behausungen zu finden waren und sind und die keine großen Ansprüche an ihre Umgebung stellen.

Pflanzen, die man bei Bedarf schnell gesammelt hat, ohne sich vorher um ihre Aufzucht und Pflege kümmern zu müssen. Diese praktischen Heilkräuter, die sogar ein Städter leicht im Blumenkasten vor dem Fenster ansiedeln kann, sind durch die moderne Medizin leider aus der Mode gekommen.

Dabei wäre es schade, die bescheidenen Gewächse ganz in Vergessenheit geraten zu lassen. Sie können bei vielen Erkrankungen sehr hilfreich sein – und es gibt viele davon.

Die hier beschriebenen hat sicher jeder schon einmal irgendwo im Straßengraben, auf einer Baustelle oder am Wegesrand gesehen und bestimmt haben Gartenbesitzer bereits einige von ihnen als vermeintliches Unkraut aus den Blumenbeeten oder den Gemüsereihen gezupft.

Denn wenn man genau hinschaut, dann stellt man sehr schnell fest, dass sich diese Pflanzen dem Menschen geradezu aufdrängen – als wollten sie auf sich aufmerksam machen, um helfen zu dürfen.

Kein Unkraut

Pflanzen, die der Mensch an ihrem Standort als nutzlos oder unschön und damit als störend empfindet, bezeichnet er gerne als Unkraut.

Da die hier beschriebenen bescheidenen Helfer aber alles andere als nutzlos sind, zählen sie auch nicht zum Unkraut! Möglicherweise will der eine oder andere Gartenbesitzer eine unter den geliebten Rosen wachsende Vogelmiere trotzdem nicht dulden. Er sollte sie dann jedoch nicht einfach entsorgen, sondern zum Beispiel als Wildgemüse für den Salat verwenden. Sie schmeckt herrlich nach grünen Erbsen mit einem leicht erdigen Abgang.

Oder er bereitet aus dem Kraut mithilfe von Butterschmalz oder Kokosfett in wenigen Minuten eine **hautberuhigende Creme** zu, die bei abklingendem Sonnenbrand und Hautirritationen Erleichterung verschaffen kann.

Hat er ihre wohltuende Wirkung erst einmal erfahren, wird er sich nun vielleicht auch freuen, wenn er schon bald wieder eine Vogelmiere in seinem Blumenbeet entdeckt.

Der stinkende Robert

Interessant sind auch die Geschichten, die man sich über einige der unscheinbaren Heilpflanzen erzählt. Der Stinkende Storchschnabel zum Beispiel heißt im Lateinischen *Geranium robertianum*. Dieser Name wurde dem etwas herb riechenden Kraut von dem berühmten Naturforscher Carl von Linné gegeben, der im 18. Jahrhundert die moderne botanische und zoologische Nomenklatur erdachte.

Er soll einen Assistenten namens Robert gehabt haben, der es mit der Reinlichkeit nicht so genau nahm, weshalb Linné der streng riechenden

Geranienart den Namen Robert verpasste. Jedes Mal, wenn ich diese hübsche kleine Pflanze sammle, muss ich an Robert denken und kann mir ein Grinsen nicht verkneifen.

Zudem ist die Geschichte eine nette Gedächtnisstütze, um sich die Heilwirkung des Stinkenden Storchschnabels zu merken. Er wird vor allem bei *Hauterkrankungen* und *schlecht heilenden sowie eiternden Wunden* eingesetzt und Letztere riechen ja ebenfalls nicht besonders angenehm.

Das *Klettlabkraut* erzählt hingegen eine fröhliche Geschichte von der Liebe. Der Volksmund war sich sicher, dass ein Mädchen, an dessen Rücken Klettlabkraut hängen geblieben war, einen Liebhaber haben musste. Bemerkte das Mädchen das Kraut jedoch und warf es zu Boden, so wuchs an dieser Stelle das Klettlabkraut in Form des Anfangsbuchstabens des Geliebten. Das Klettlabkraut wächst tatsächlich in wilden Windungen und mit ein wenig Fantasie sind leicht Buchstaben zu erkennen.

Im Garten ansiedeln

Mittlerweile gibt es in gut sortierten Gärtnereien bereits einige der anspruchslosen und gut gedeihenden Heilkräuter zu kaufen. Beim **Gundermann** ist es sogar möglich, verschiedene Sorten zu erwerben.

Es scheint fast, als würden die ehemals ungeliebten Wilden über den Umweg Gärtnerei schließlich doch wieder Einzug in die Kräuterbeete halten. Das hat zumindest unbestreitbar den Vorteil, dass man sich unter normalen Umständen sicher sein kann, auch wirklich einen Gundermann oder ein Weidenröschen in den Garten zu holen.

Beim Wildsammeln sollte man sich hingegen sehr gut auskennen, damit eine Verwechslung mit einer gesundheitsschädlichen Pflanze nicht vorkommt. Hat man die unscheinbaren Heiler erst einmal im Garten und lernt sie kennen, dann kann man immer noch zum Wildsammler werden, wenn man will.

Wer keinen Garten hat, der kann sich einen Blumenkasten mit hübschen Kleinen Wiesenknöpfen oder üppig blühendem Dost vor das Fenster stellen. Am besten ist dafür die **vollsonnige Südseite** geeignet.

Ein Gundermann wird sogar an einem **Nordfenster** glücklich, allerdings in diesem Fall weniger ätherische Öle bilden, denn dafür benötigt er mehr Licht.

Eine Vogelmiere jedoch blüht und wächst, schmeckt gut und ist heilsam auch an einem **weniger sonnigen Platz.**

Eine Bereicherung

Egal ob wild gesammelt, im Kasten auf der Fensterbank gezogen, im Garten geduldet oder angepflanzt, die bescheidenen Helfer sind eine Bereicherung für jede Heilkräuterapotheke. Die volksmedizinischen Heilrezepte mit ihnen zeichnen sich vor allem dadurch aus, dass sie unkompliziert sind und sich schnell herstellen lassen. Man benötigt dafür kein großes Vorwissen und keine Erfahrung in der Herstellung von Kräutermedizin.

REZEPT

BEI HAUTENTZÜNDUNGEN UND SCHLECHT HEILENDEN SOWIE EITERNDEN WUNDEN

URTINKTUR VON STINKENDEM STORCHSCHNABEL

Zutaten

- *Frischer Storchschnabel (Blüten und Kraut)*
- *70 %iger Alkohol (aus der Apotheke)*
- *kleine, dunkle Tropffläschchen*

ANWENDUNG

20 Tropfen mit etwas Wasser mischen, ein kleines Mulltuch oder ein Wattepad damit tränken und auf die betroffene Stelle auflegen. Anwendbar, sooft und solange es angenehm ist.

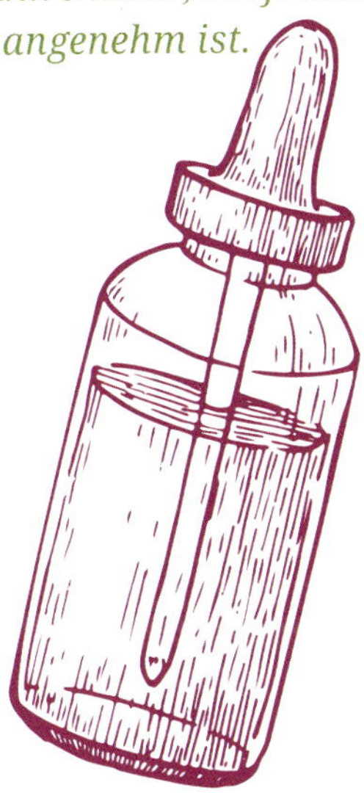

Zubereitung

1. *Das Kraut in ein verschließbares Schraubglas geben und fest andrücken.*
2. *Den Alkohol dazugießen, bis das Kraut bedeckt ist.*
3. *Das Glas fest verschließen.*
4. *3 Wochen an einem warmen, hellen Platz ziehen lassen.*
5. *1 Mal pro Tag durchschütteln.*
6. *Abseihen.*
7. *In kleine, dunkle Tropffläschchen aus Glas füllen.*
8. *Circa 2 Jahre haltbar.*

REZEPT

BEI UNTERLEIBSBESCHWERDEN UND HAUTENTZÜNDUNGEN

BADEZUSATZ MIT ECHTEM DOST

Zutaten

- *10–20 Tropfen Dostöl*
- *½ Tasse Sahne oder Milch/Sojamilch*

Zubereitung

1. *Dostöl in die Sahne tropfen.*
2. *Vermischen.*
3. *Ins angenehm temperierte Badewasser geben (38–39 °C).*

ANWENDUNG

10–15 Minuten baden, anschließend abtrocknen und den Körper warm halten.

Dostöl ist sehr kostbar, es hat deshalb seinen Preis. Es soll wie ein natürliches Probiotikum wirken, das schädliche Keime abtötet, hilfreiche Bakterien jedoch unbeschadet lässt.

Nicht in der Schwangerschaft anwenden!

REZEPT

BEI ABKLINGENDEM SONNENBRAND UND ZUR HAUTBERUHIGUNG

VOGELMIEREN-SALBE

Zutaten

- *1 Handvoll Vogelmiere*
- *150 g Butterschmalz (alternativ Kokosfett)*
- *kleine Tiegel*

ANWENDUNG

Dünn auf die betroffenen Hautpartien auftragen.

Lindert den Juckreiz bei Mückenstichen und abklingendem Sonnenbrand (nicht bei akutem Sonnenbrand anwenden, da es durch das Fett zu einem Hitzestau kommen kann!). Hilft, Hautirritationen zu beruhigen.

Zubereitung

1. *Butterschmalz/Kokosfett schmelzen.*
2. *Vogelmiere dazugeben.*
3. *30 Minuten bei schwacher Hitze unter ständigem Rühren köcheln lassen.*
4. *Nach dem Abkühlen durch ein Sieb abseihen.*
5. *In kleine, verschließbare Tiegel füllen.*
6. *Bei Verwendung eines Holzspatels zur Entnahme etwa 6 Monate haltbar.*

REZEPT

REGT DEN APPETIT UND DIE VERDAUUNG AN, VOR EINEM SCHWEREN ESSEN EMPFEHLENSWERT

KLEINER WIESENKNOPF-SALAT

Zutaten

- *Blätter vom Kleinen Wiesenknopf*
- *Giersch*
- *essbare Blüten und Krachsalat*

ANWENDUNG

Die Blätter des Kleinen Wiesenknopfs regen die Verdauung an.

Zubereitung

1. *Alles reinigen.*
2. *In eine Schüssel geben und mit Essig, Olivenöl und Salz und Pfeffer würzen.*

REZEPT

BEI HAUTERKRANKUNGEN

KLETTLABKRAUT-WASCHUNG

Zutaten

- *2 Handvoll Klettlabkraut*
- *1 l Wasser*

ANWENDUNG

Einen weichen Waschlappen in dem Sud tränken und damit sanft über die betroffenen Hautstellen streichen. Kann so oft angewendet werden, wie es angenehm ist.

Zubereitung

1. *Das Klettlabkraut mit Wasser in einem Topf zum Kochen bringen.*
2. *10 Minuten weiterköcheln lassen.*
3. *Abseihen.*
4. *Abkühlen lassen.*

HEILUNGSFÖRDERND BEI SCHLECHT HEILENDEN WUNDEN

GUNDERMANN-HEILÖL

Zutaten

- *Frische Gundermannblätter*
- *fest verschließbares Glas*
- *kleine Ölfläschchen*

ANWENDUNG

Kleinere Wunden mehrmals täglich mit dem Öl bestreichen.

Zubereitung

1. *Das verschließbare Glas komplett mit frischen, gereinigten – aber nicht gewaschenen Blättern füllen.*
2. *Diese mit dem Stößel eines Mörsers fest in das Glas drücken.*
3. *Das Glas so lange verschlossen in der vollen Sonne stehen lassen, bis sich am Boden eine helle Flüssigkeit angesammelt hat.*
4. *Das sogenannte Gundermannöl in kleine, dunkle Fläschchen abseihen.*
5. *Kühl aufbewahren.*
6. *Schnell verbrauchen.*

REZEPT

HARNTREIBEND, MILCHBILDUNGSFÖRDERND, FÜR EINE REGELMÄSSIGE MENSTRUATION UND BEI KLIMAKTERISCHEN BESCHWERDEN, BEI ERSCHÖPFUNG, ALS GURGELMITTEL BEI SCHLECHT HEILENDEN WUNDEN IM MUND, SCHLEIMLÖSEND UND IMMUNSTIMULIEREND

EISENKRAUTTEE

Zutaten

- *1 EL frisches oder 1 TL getrocknetes Kraut*
- *250 ml Wasser*

ANWENDUNG

Bei Bedarf über den Tag verteilt 3–4 Tassen Tee trinken.

Bei schlecht heilenden Wunden im Mund mehrmals täglich mit dem Tee spülen und gurgeln.

Zubereitung

1. *Das Kraut in eine Tasse geben.*
2. *Mit kochendem Wasser übergießen.*
3. *10 Minuten ziehen lassen.*
4. *Abseihen.*

REZEPT

BEI LEICHTEN ENTZÜNDUNGEN IM MUND-RACHEN-RAUM, REIZLINDERND BEI MAGEN-DARM-BESCHWERDEN. IN DER VOLKSMEDIZIN WIRD ES AUCH BEI GUTARTIGER PROSTATAVERGRÖSSERUNG EINGESETZT.

WEIDENRÖSCHEN-TEE

Zutaten

- *1 EL frisches oder 1 TL getrocknetes Kraut*
- *250 ml Wasser*

ANWENDUNG

Bei Entzündungen im Mund-Rachen-Raum mit dem Sud mehrmals täglich gurgeln.

Bei Magen-Darm-Beschwerden 3–4 Mal täglich 1 Tasse Tee trinken.

Bei gutartiger Prostatavergrößerung 3 Mal täglich 1 Tasse Tee trinken.

Zubereitung

1. *Das Kraut in eine Tasse geben.*
2. *Mit kochendem Wasser übergießen.*
3. *10 Minuten ziehen lassen.*
4. *Abseihen.*

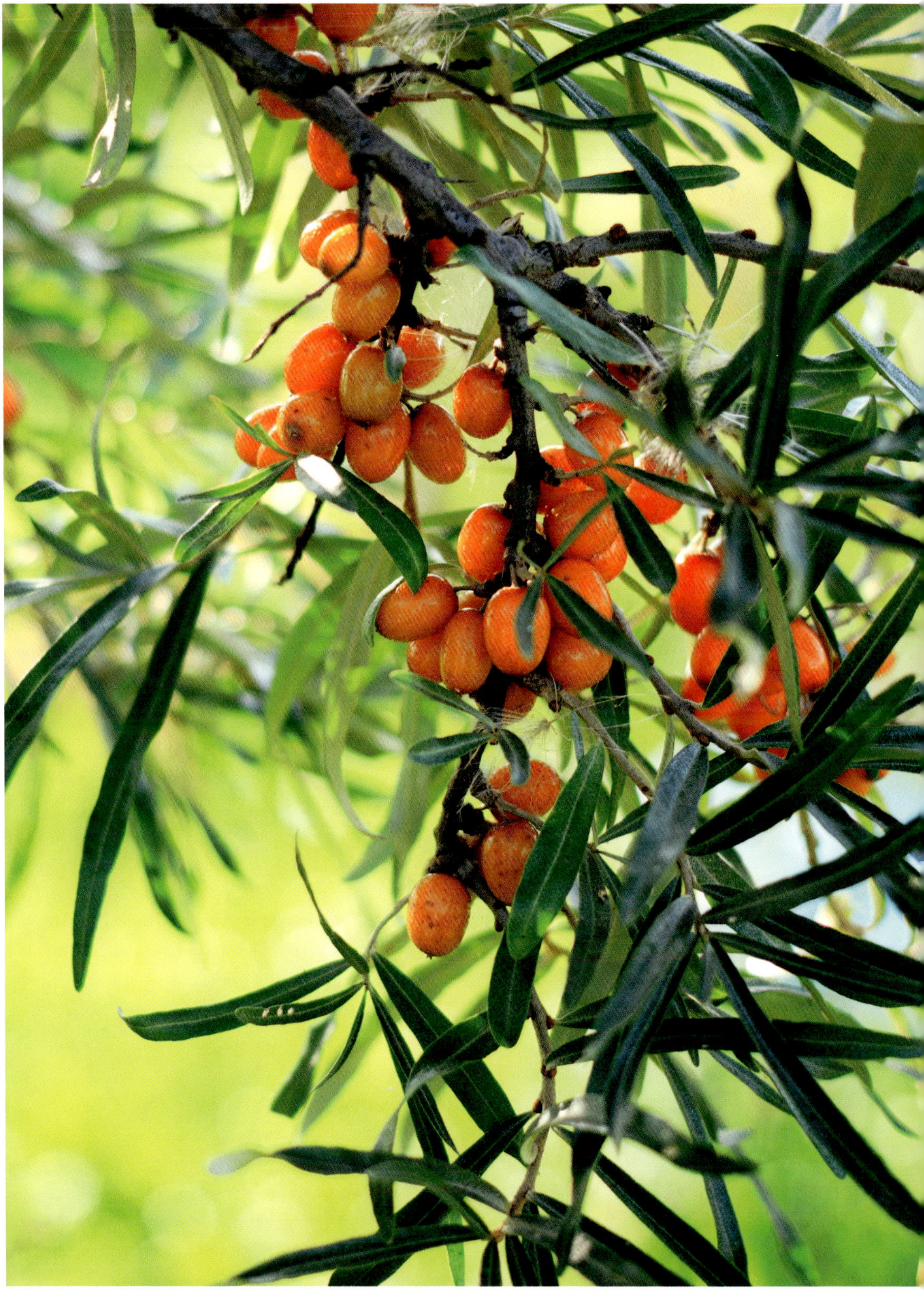

Natürlicher Sonnenschutz & grüne Hilfe bei Sonnenbrand

Wer sich für längere Zeit in der Sonne aufhalten möchte, sollte seine Haut besonders schützen und danach liebevoll pflegen.

Sommer, Sonne und ein strahlend blauer Himmel lassen das kühle Wasser eines Sees, des Meeres oder des Freibads noch verlockender wirken, als das normalerweise schon der Fall ist.

Was liegt da näher, als den Picknickkorb zu packen und den sonnigen Tag draußen zu verbringen. So entspannend ein solcher Ausflug für unsere Stimmung ist, so sehr kann er durch die lang anhaltende Sonneneinstrahlung unsere Haut stressen und damit den gesamten Erholungseffekt zunichtemachen.

Vorbeugende Hilfe

Bereits im Vorfeld entscheidet sich, wer besonders empfindlich auf Sonnenstrahlen reagieren wird.

Menschen, die sich ausreichend mit Vitamin A, C, E und Kieselsäure in Form von Gemüse und Obst sowie durch eine ausgewogene Ernährung versorgt haben, leiden deutlich seltener unter sonnenempfindlicher Haut.

Auch wer sich der Sonnenbestrahlung schrittweise immer länger aussetzt, kann eine Rötung der Haut vermeiden.

Sehr hilfreich ist die Einnahme von *Sanddornfruchtfleischöl*. Es ist reich an Vitaminen, Mineralstoffen und Flavonoiden, die zudem vor freien Radikalen schützen. Die in Sanddornfruchtfleischöl enthaltenen Carotinoide sind zudem stark regenerierend und entzündungshemmend. Die Einnahme des Öls wirkt wie ein Sonnenschutz von innen, der nach 14-tägiger Anwendung in etwa dem **Sonnenschutzfaktor 4** entspricht.

Allein schon durch die Einnahme des Öls erhält die Haut als netten Nebeneffekt ein leicht gebräuntes Aussehen.

REZEPT

ZELLREGENERIEREND, ENTZÜNDUNGSHEMMEND, ANTIOXIDATIV

SANDDORNFRUCHTFLEISCHÖL

Zutaten

· *Sanddornfrüchte*

ANWENDUNG

2–3 Wochen vor dem Sonnenbad 3 Mal täglich 10 Tropfen einnehmen.

Zubereitung

1. *Die Früchte kalt pressen.*
2. *Den Saft zentrifugieren.*
3. *Alternativ die Beeren 3 Wochen in gutes Pflanzenöl einlegen, dann herausfiltern.*

Rothaarig oder Sensibel

Für sehr empfindliche Menschen wie rothaarige oder blonde mit blauen Augen gibt es weitere Mittel, die vor dem Sonnenbad angewendet werden können und welche die Sonnenempfindlichkeit der Haut herabsetzen.

Als natürliche Lieferanten eines UV-Schutzschildes von innen gelten nahezu alle rotorangenen und grünen Gemüse- und Obstsorten sowie Ölsaaten und Nüsse mit ihrem Öl.

Auch das im Tomatenmark enthaltene Carotinoid Lycopin bewirkt einen erstaunlich protektiven Effekt. **Wer als besonders empfindlicher Mensch 10 Wochen lang circa 40 bis 50 g Tomatenmark am Tag isst, der wird eine im Vergleich zu empfindlichen Menschen, die kein Tomatenmark gegessen haben, 40 % geringere Rötung der Haut bei Sonnenbestrahlung aufweisen.**

Das reine Betacarotin in der Möhre hingegen kommt zwar bei Lichtdermatosen zum Einsatz, soll aber nicht wie oft angenommen, vor Sonnenbrand schützen.

Natürlicher Schutz

Schatten ist der beste Schutz gegen Sonnenbrand. Auch dort bräunt die Haut, allerdings auf eine wesentlich wohltuendere Art und Weise als in der vollen Sonne.

Durch das Auftragen natürlicher Öle wie etwa *Sesamöl* oder *Sheabutter* kann ein leichter Sonnenschutz erzielt werden, der meist im Bereich des **Sonnenschutzfaktors 4** liegt. Robuste Haut kann so zum Beispiel beim Schwimmen bereits entlastet werden.

Einen höherer Sonnenschutz bis hin zum nahezu vollständigen Blockieren der UV-A- und UV-B-Strahlen erreicht man durch die Beimischung eines feinen Pulvers, das aus ungiftigem Titanoxid und Zinkoxid besteht.

Titanoxid wirkt hauptsächlich gegen die UV-A-Strahlung, Zinkoxid vor allem gegen die UV-B-Strahlung.

Diese Mischung gilt als sehr guter Breitbandsonnenfilter. Es gibt verschiedene Fertigpräparate wie beispielsweise **Sofitix**, die eine derart feine Mahlung enthalten, dass kein weißer Film auf der Haut zu sehen ist und sie sich somit rein optisch von herkömmlichen Sunblockern nicht unterscheiden.

Da das Pulver jedoch weder wasser- noch öllöslich ist, ist ein sehr intensives Rühren beim Vermischen mit Sheabutter oder Sesamöl erforderlich. Sind die Pulverpartikel aber einmal mit Öl benetzt, bleibt die Mischung bestehen. Durch dieses Mineralpulver wird ungefähr für jedes Prozent der Mischung in Bezug auf die Gesamtmenge der Creme der Sonnenschutzfaktor 2 erreicht. Das bedeutet, dass der Sonnenschutzfaktor 20 bereits mit 10 % Anteil von Pulver besteht. So kann auch für sehr empfindliche Menschen eine natürlich schützende Sonnencreme hergestellt werden.

REZEPT

BLOCKT SONNENSTRAHLEN UND SCHÜTZT EFFEKTIV

LAVENDELÖL-SHEABUTTER-SONNENSCHUTZCREME

Zutaten

- *2 g Sofitix (aus der Apotheke) (oder mehr, je nach Sonnenschutzfaktorwunsch, siehe Text oben; 8 g = Sonnenschutzfaktor 20)*
- *40 ml Sesamöl*
- *10 Tropfen Lavendelöl*
- *15 g Sheabutter*
- *25 ml Wasser*

ANWENDUNG

Vor dem Sonnenbaden dünn auftragen.

Zubereitung

1. *Sofitix in einem Topf mit den gemischten Ölen gut benetzen.*
2. *Erwärmen, die Sheabutter hinzufügen und schmelzen.*
3. *Wasser dazugeben und kräftig rühren, bis eine homogene Creme entstanden ist (das kann ein bisschen dauern).*
4. *In Gläschen füllen und kühl aufbewahren.*

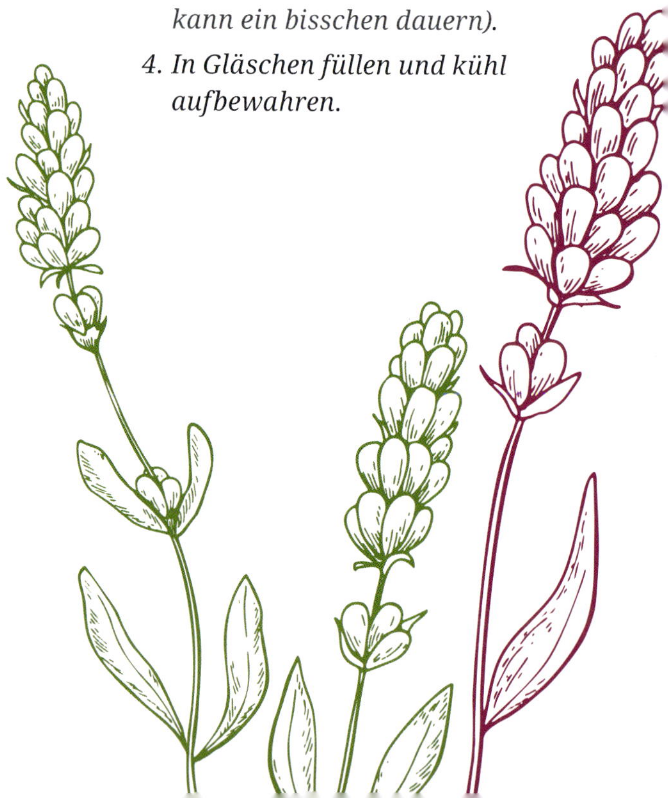

REZEPT

SONNENSCHUTZFAKTOR 4 MIT REGENERIERENDER PFLEGE

SESAM-SANDDORN-LAVENDELÖL

Zutaten

- *50 ml Sesamöl*
- *20–40 Tropfen Sanddorn-fruchtfleischöl*
- *5 Tropfen Lavendelöl*

Zubereitung

1. *Alle Zutaten in eine Schüssel geben und gut verrühren.*
2. *In dunkle Glasfläschchen füllen.*
3. *Kühl und dunkel lagern.*

ANWENDUNG

Mindestens 1 Stunde vor dem Sonnenbaden auftragen und die Augenpartie aussparen.

Sesamöl blockt zu 30 % die UV-Strahlung.

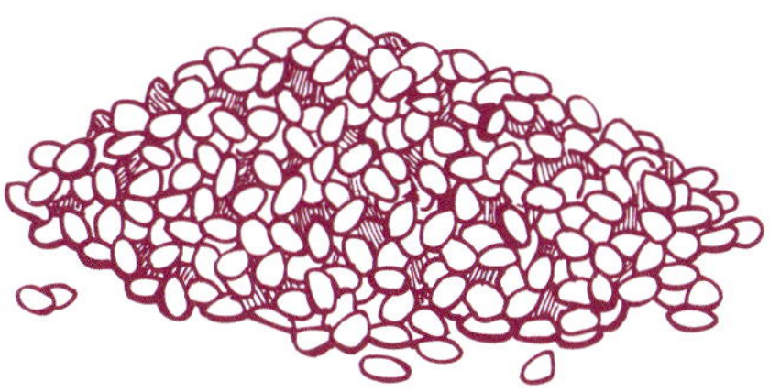

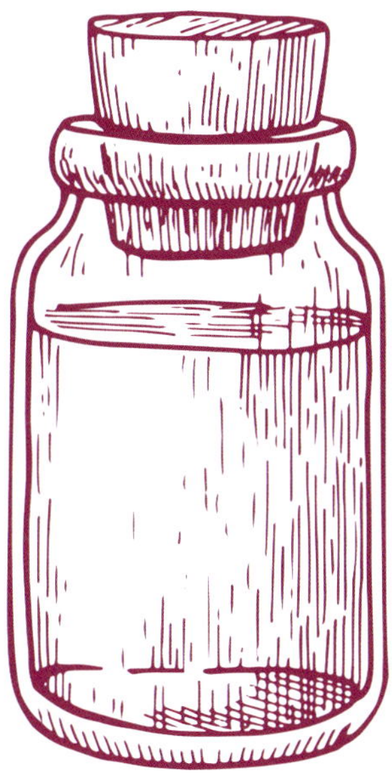

Irrtümer über das Sonnenbaden

Nachcremen verlängert übrigens nicht die Schutzdauer einer Sonnencreme. Diese gilt nur für ein Mal pro Tag!

Trotzdem sollte nach jedem Bad im See oder Schwimmbad die Creme neu aufgetragen werden, weil die Haut damit eine generelle Schutzschicht erhält.

Wer bei Wassersportarten wie Surfen oder Segeln ein Baumwoll-T-Shirt gegen Sonnenbrand trägt, sollte wissen, dass nasser Stoff seine Schutzwirkung verliert. Ein Sonnenbrand ist also trotzdem möglich. Schutz bietet hier nur spezielle Sonnenschutzbekleidung.

Ein weiterer Irrtum ist, dass vorgebräunte Haut uns vor Sonnenbrand bewahrt. Das ist nicht der Fall, sodass auch hier eine Schutzcreme mit hohem Schutzfaktor sinnvoll ist.

Selbst im Schatten kann bei sehr starker Sonneneinstrahlung ein Sonnenbrand auftreten.

Eine Creme oder das Einreiben mit Sesamöl, das einen geringen Schutzfaktor hat, empfiehlt sich deshalb immer.

Häufig hört man, dass Sonnenbäder das Immunsystem stärken. Das stimmt leider nicht!

Im Gegenteil, die Belastung für den Körper ist enorm, sodass Herpesviren jetzt ein leichtes Spiel haben und eine Sommergrippe häufig die Folge von zu sorglosen Sonnenbädern ist.

Wer also die Haut mit Sonnenschutzcreme pflegt, sich ausgewogen ernährt und überwiegend im Schatten bleibt, hat die besten Chancen einen Sonnentag am Meer, See oder im Schwimmbad mit Körper und Seele genießen zu können.

Das völlige Abschirmen von Sonnenstrahlen ist nicht sinnvoll, da unser Körper mit Hilfe von Sonnenlicht das notwendige Vitamin D3 produziert. **Im Hochsommer reichen allerdings wenige Minuten aus. Im Frühsommer sind es 15–25 Minuten pro Tag, die man möglichst unbedeckt und ohne Sonnenschutz die Sonne genießen sollte.** Wer das wegen einer zu empfindlichen Haut nicht kann, der sollte seinen Arzt fragen, ob ein Vitaminergänzungsmittel sinnvoll ist.

Regenerierende Pflege bei Sonnenbrand

Wer nicht aufgepasst hat, bemerkt spätestens **6–8 Stunden** nach dem Beginn des Sonnenbades einen Sonnenbrand.

Doch erst nach 24 bis 36 Stunden ist das volle Ausmaß der Verbrennung zu erkennen!

Bei einem leichten Sonnenbrand erholt sich die Haut innerhalb von 1–2 Wochen. Nur diese leichten Sonnenbrände mit Verbrennungen ersten Grades sind mit Phytotherapeutika behandelbar. Schwerere Sonnenbrände mit Brandblasen und heftigen Schmerzen müssen von einem Arzt behandelt werden.

Als Erste-Hilfe-Maßnahme bei leichtem Sonnenbrand kann eine gute und anhaltende Kühlung der Haut dienen, durch *kaltes Wasser* **oder** *feuchtkalte Essig-* oder *Quarkumschläge*.

Waschungen mit kühlen, entzündungswidrigen Heilkräutertees wie Kamille (heilungsfördernd), Pfefferminze (kühlend), Malve (beruhigend), Mädesüß (ruhigstellend) und Ringelblume (heilungsfördernd) lindern Beschwerden zusätzlich.

Auch Auflagen mit *Schwarztee* ziehen effektiv die Entzündung aus der Haut, färben aber stark, deswegen Vorsicht mit der Kleidung.

Stark lindernd und kühlend wirkt *Aloe-Vera-Gel*, das man mehrmals täglich auftragen kann. Wichtig ist, im Anfangsstadium des Sonnenbrandes nur Gel oder Creme zu verwenden und keine fettreichen Salben, da diese einen Hitzestau erzeugen.

Wenn der Sonnenbrand leicht abgeheilt ist, sollte man der Haut mit regenerierenden Mitteln helfen, sich wieder vollständig zu erholen. Zu diesem Zweck eignet sich *Sanddornfruchtfleischöl* pur aufgetragen sehr gut. Es hat eine stark intensive Färbung zur Folge, die sich nach kurzer Zeit allerdings gibt. Vorsicht ist jedoch mit Kleidung geboten.

Auch *Johanniskrautöl* wirkt regenerierend, allerdings erhöht es auch die **Lichtempfindlichkeit**, sodass man während der Anwendung und ein paar Tage danach nicht in die Sonne gehen sollte.

Wer Hitze generell schlecht verträgt, sei es in der Sonne oder im Schatten, dem hilft die *Pfefferminze*.

REZEPT

HILFT HITZE BESSER ZU ERTRAGEN

PFEFFERMINZ-SPRAY

Zutaten

- *Frische oder getrocknete Pfefferminzblätter*
- *Wasser*
- *Je 10 Tropfen ätherisches Pfefferminzöl*
- *etwas Salz*
- *Sprühflasche*

Zubereitung

1. *Die Pfefferminze zu einem starken Tee aufbrühen.*
2. *Abkühlen lassen.*
3. *Je 10 Tropfen Pfefferminzöl auf 100 ml Flüssigkeit und etwas Salz als Emulgator hinzufügen und gut schütteln.*
4. *Die Pfefferminzflüssigkeit in eine Sprühflasche füllen.*

ANWENDUNG

Kühlt die Haut durch Aufsprühen.

Nicht in die Augen sprühen, kann Verätzungen hervorrufen!

Wer unterwegs ist, kann sich aus dem Picknickkorb bedienen

Wenn die Sonne bereits während eines Ausflugs rote und heiße Haut verursacht, dann helfen Schatten, Wasser oder Tee und diese Lebensmittel:

*** Tomaten und Gurken:**

Bei geröteter und leicht schmerzhafter Haut ist es nicht nur wichtig, sofort in den Schatten zu gehen, sondern auch die Haut zu kühlen, denn die Kühlung verlangsamt die Entzündungsreaktion. Gurkenscheiben spenden viel Feuchtigkeit und haben eine sofortige kühlende Wirkung. Auch Tomatenscheiben helfen auf ähnliche Weise.

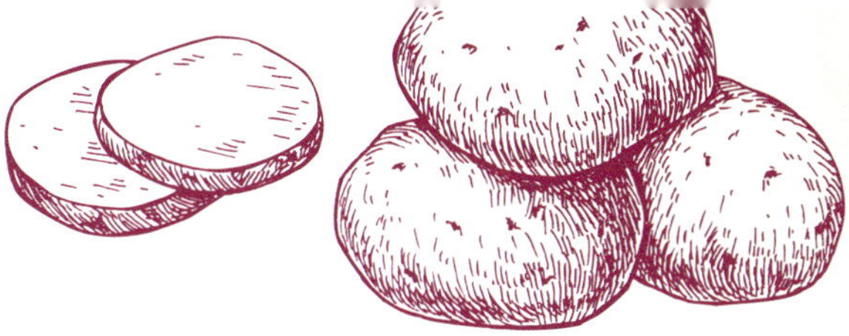

* Kartoffel:

Wer Kartoffeln im Picknickkorb hat, weil er diese im Lagerfeuer garen wollte, hat nun Glück im Unglück. Rohe Kartoffelscheiben enthalten nicht nur genug Feuchtigkeit, um sonnenverbrannte Haut gut zu kühlen, sondern auch Kartoffelstärke. Ihr wird nachgesagt, dass sie in der Lage ist, die Hitze aus der Haut zu ziehen.

* Buttermilch/Quark:

Buttermilch hilft sowohl innerlich durch Zufuhr von Vitamin A und Betacarotin Sonneneinstrahlung besser zu meistern, als auch äußerlich. Einfache Buttermilchumschläge – auf die betroffenen Stellen aufgelegt – wirken entzündungshemmend, abschwellend und kühlend. Denselben Effekt hat Quark, ihn kann man großzügig auf heiße, gerötete Haut auftragen.

* Zitronen/Limetten:

Der Saft von Limetten oder Zitronen hilft bei sonnengestresster Haut, sich zu entspannen und zu regenerieren. Wer den Saft mit kaltem Wasser vermischt und auf der sonnenverbrannten Haut verteilt, der lindert die Entzündungsreaktion.

Achtung! Diese Mischung jedoch niemals vor dem Sonnenbad auftragen! Dies führt zu einer sogenannten Photodermatitis und kann üble Verbrennungen verursachen.

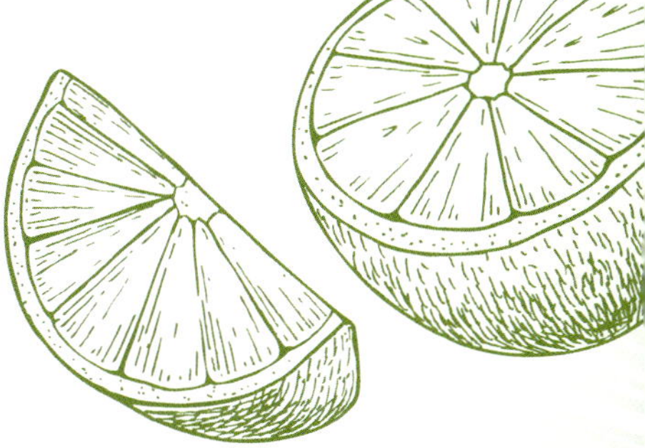

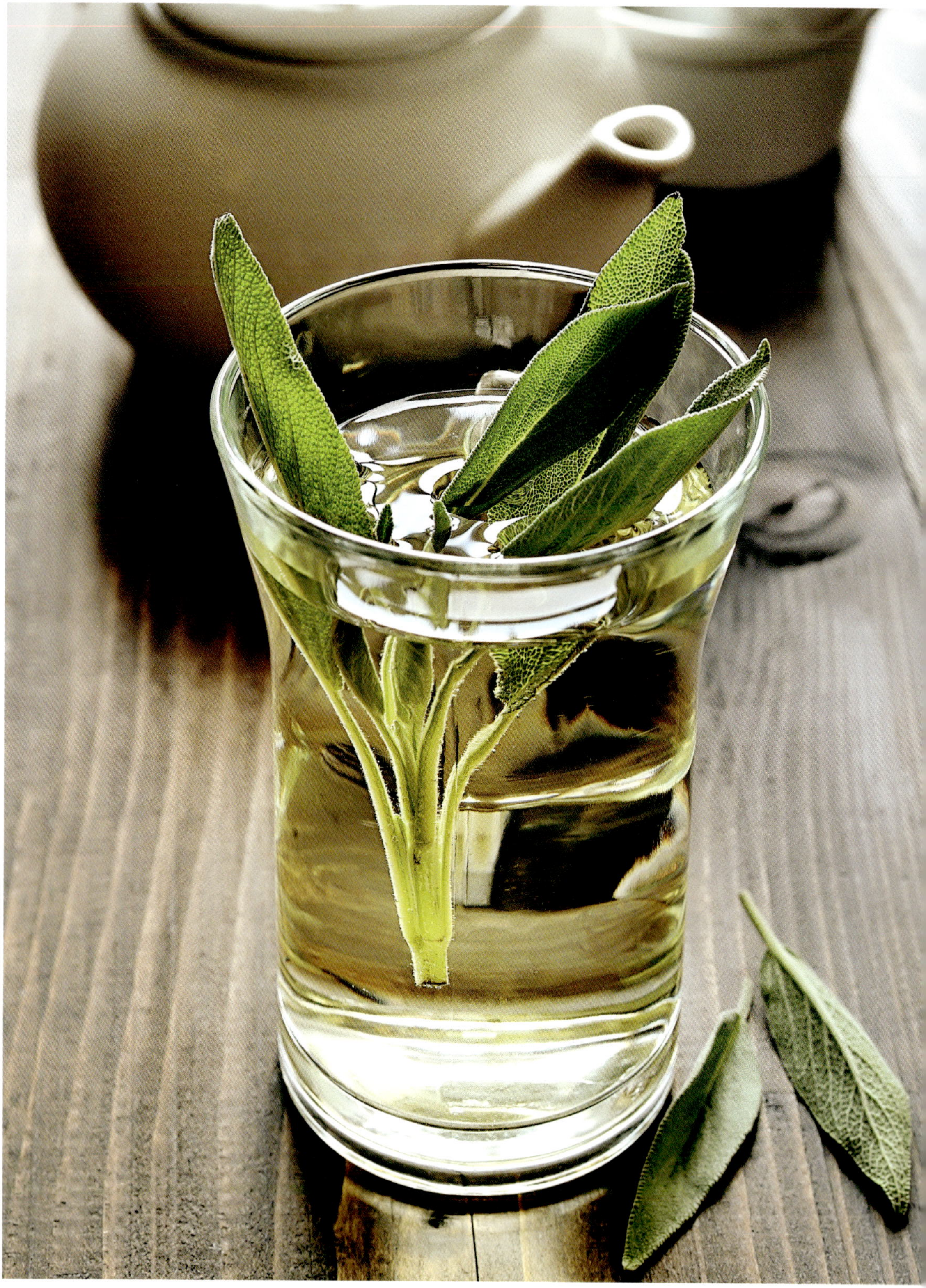

Hilfreiche Heiltees bei Sommergrippe

Schüttelfrost, Fieber, eine triefende Nase – und das an den wärmsten Tagen des Jahres. Kräuter helfen schnell und zuverlässig, die Symptome einer Sommergrippe zu kontrollieren.

Die Symptome sind dieselben wie die der Grippe in den kalten Jahreszeiten. Erst ein trockenes Kratzen im Hals, eine laufende Nase, dann Kopf- und Gliederschmerzen, schließlich große Mattigkeit und Fieber.

Da es sich um eine Virusinfektion handelt, kommen die Symptome typischerweise wie angeflogen und äußern sich heftig. Als ob das noch nicht genug wäre, gesellen sich häufig Hals- und Ohrenschmerzen, Schüttelfrost und Magen-Darm-Beschwerden dazu. Die Viren befallen in rasantem Tempo sämtliche Schleimhäute des Körpers.

Sommerliche Gedanken ans Baden und Grillen rücken in weite Ferne. Dabei muss eine Sommergrippe nicht sein.

Ursachen vermeiden

Über 90 % der Grippeerkrankungen ließen sich vermeiden! Eine Hauptursache liegt im Austrocknen der Schleimhäute – etwa durch zu kühle Klimaanlagen, offene Autofenster mit entsprechender Zugluft oder die trockene Luft in Zügen oder Flugzeugen.

Trockene Schleimhäute können ihre Schutzfunktion gegen Viren nicht oder nur eingeschränkt erfüllen, sodass eine Infektion stark begünstigt wird.

Zudem trinken viele Menschen gerade in den Sommermonaten zu wenig, was zusätzlich zur Austrocknung beiträgt. Neben ätherischen Ölen und heilsamen Kräutern ist eine ausreichende Wasserzufuhr ein wirksames Mittel gegen die Entstehung einer Sommergrippe.

Alles, was das Immunsystem schwächt, sollte während der heißen Monate des Jahres vermieden werden. Dazu zählen sowohl intensives Betreiben von Sport und anstrengende körperliche Aktivität in der Mittagshitze als auch zu ausgedehnte Sonnenbäder.

Dies alles belastet unseren Organismus stark und hat eine schwächende Wirkung auf das Immunsystem. Viren haben somit ein leichtes Spiel und können sich schnell im Körper ausbreiten.

Heilmaßnahmen

Obwohl eine Sommergrippe meist nach wenigen Tagen ausgestanden ist, sollte sie nicht auf die leichte Schulter genommen werden. Ausreichend Ruhe und mindestens **2–3 Liter** nicht zu kalte Flüssigkeit pro Tag sind nun besonders wichtig.

Die Schutzfunktion der Schleimhäute können außer durch ausreichende Flüssigkeitszufuhr durch Inhalationen erhalten oder wiederhergestellt werden.

Inhalationen, beispielsweise mit Thymiankraut und Salz, helfen vor allem bei Halsschmerzen und Husten.

In die tägliche Ernährung sollten Lebensmittel mit Bitterstoffen integriert werden, da diese das Immunsystem unterstützen und die Durchblutung sowie die Schweißbildung anregen. **Geeignet sind zum Beispiel Ingwerwurzel, Chicorée, Brokkoli oder Grapefruit.**

Hilfreich ist auch ein Stück Brot, mit Butter und Honig bestrichen, dick mit einer halben zerdrückten Knoblauchzehe und frischem Thymiankraut belegt, drei Mal täglich genossen.

Es schmeckt besser, als es klingt, und ist ein altbewährtes Hausmittel gegen Grippe.

Kräutertees gegen Sommergrippe

Unschlagbar sind jedoch Kräutertees. Es gibt sie für alle Beschwerden, die für die Sommergrippe typisch sind. Einige können sogar zusätzlich als Gurgelmittel, Auflage oder Badezusatz verwendet werden.

In der nachfolgenden Übersicht sind hilfreiche Tees gegen die häufigsten Beschwerden aufgeführt, sodass die Sommergrippe schnell überwunden werden kann und die Freude an dieser schönen Jahreszeit bald wieder ungetrübt ist.

Allgemein

REZEPT

HILFT BEI GRIPPE UND ERKÄLTUNG, WIRKT SCHWEISSTREIBEND, ENTZÜNDUNGSHEMMEND, LEICHT SCHMERZLINDERND

GROSSMUTTERS GEWÜRZSUD

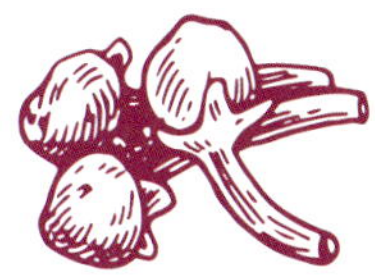

Zutaten

- *2 getrocknete Feigen*
- *½ TL Gewürznelken*
- *1 daumendickes und ca. 5 cm langes Stück frische Ingwerwurzel*
- *1 Zimtstange*
- *350 ml Wasser*

ANWENDUNG

Morgens und abends 2 TL des Suds in 150 ml heißes Wasser geben und langsam schluckweise trinken.

Zubereitung

1. *Die Nelken zerdrücken und in einen Topf geben.*
2. *Die Zimtstange dazugeben.*
3. *Beides mit dem Wasser aufkochen und 10 Minuten sanft köcheln lassen.*
4. *Anschließend die klein geschnittenen Feigen und die zerkleinerte und geschälte Ingwerwurzel dazugeben.*
5. *Weitere 10 Minuten köcheln lassen.*
6. *Abseihen.*

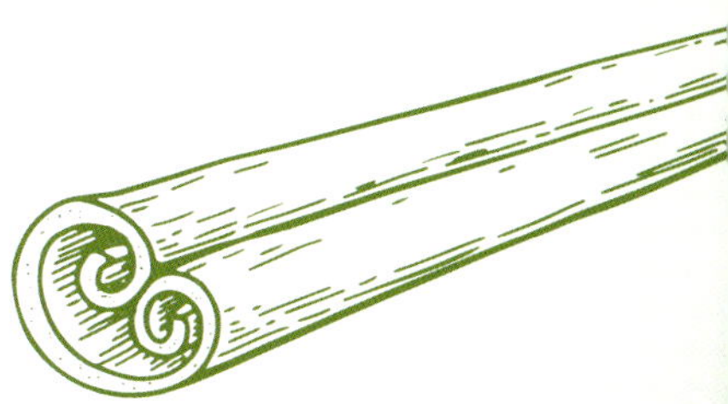

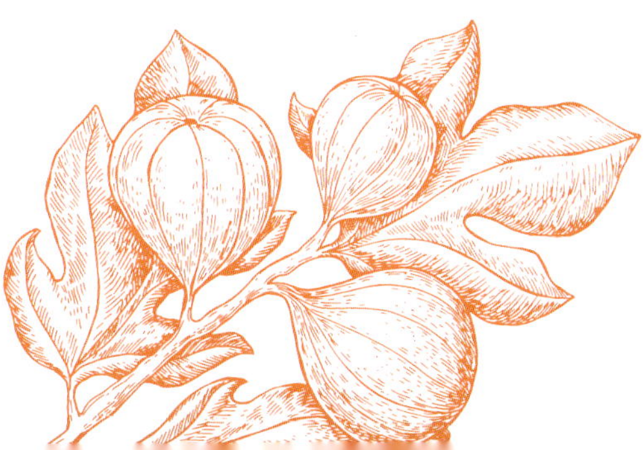

Bei Fieber

REZEPT

BEI FIEBERHAFTEN GRIPPALEN INFEKTEN OHNE SCHWEISS WIRKT HOLUNDERBLÜTEN-TEE SCHWEISSTREIBEND. HILFT AUCH BEI TROCKENEM WIE AUCH VERSCHLEIMTEM HUSTEN.

SCHWARZER HOLUNDERBLÜTEN-TEE

(SAMBUCUS NIGRA)

Zutaten

- 2–3 g getrocknete Holunderblüten
- 250 ml Wasser

Zubereitung

1. Holunderblüten mit dem heißem Wasser überbrühen.
2. 10 Minuten ziehen lassen.
3. Abseihen.

ANWENDUNG

Mehrmals täglich 1–2 Tassen möglichst heiß trinken.

REZEPT

WIRKT SCHMERZLINDERND BEI KOPF- UND GLIEDERSCHMERZEN, IST ENTZÜNDUNGSHEMMEND UND FIEBERSENKEND.

MÄDESÜSSTEE

(FILIPENDULA ULMARIA)

Zutaten

- ½ TL getrocknete Mädesüßblüten oder 1 TL blühendes Kraut
- 250 ml Wasser

Zubereitung

1. Kraut mit dem heißem Wasser übergießen.
2. 10 Minuten ziehen lassen.
3. Abseihen.

ANWENDUNG

3–5 Tassen Tee täglich möglichst heiß trinken.

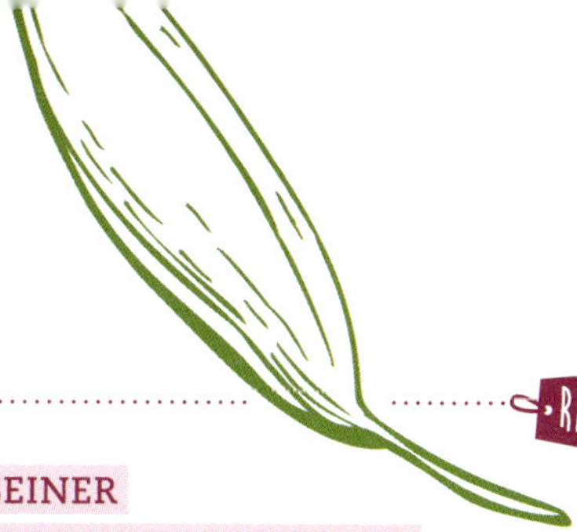

REZEPT

SALBEI WIRKT HILFREICH AUFGRUND SEINER ANTIBAKTERIELLEN UND VIRUSTATISCHEN INHALTSSTOFFE BEI FIEBERHAFTER ERKÄLTUNG.

SALBEITEE

(SALVIA OFFICINALIS)

Zutaten

- *2–3 TL getrocknete oder 6–8 frische Salbeiblätter*
- *250 ml Wasser*

ANWENDUNG

3 Mal täglich in kleinen Schlucken 1 Tasse Tee trinken.

TIPP: Tee mit einer Ziehzeit von 20 Minuten hilft zusätzlich als Gurgelmittel gegen Halsschmerzen.

Zubereitung

1. *Salbeiblätter mit dem heißem Wasser übergießen.*
2. *10 Minuten abgedeckt ziehen lassen.*
3. *Abseihen.*

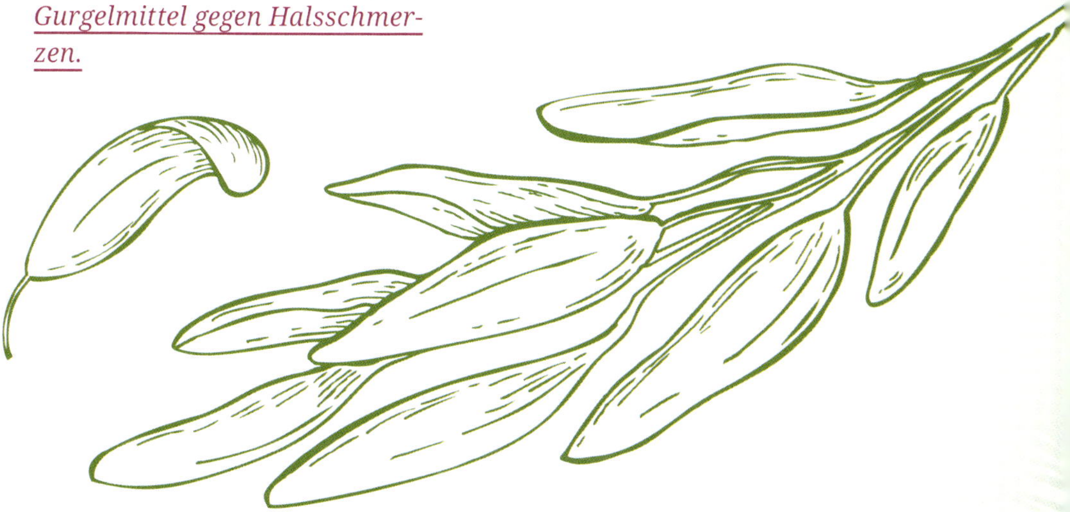

Bei Husten, Schnupfen und Halsschmerzen

REZEPT

ZISTROSENTEE

(CISTUS INCANUS)

Die Blätter der grau behaarten Zistrose gelten in der Volksmedizin als Mittel gegen virale, plötzlich auftretende Erkältungserscheinungen, Husten und Halsschmerzen.

Zutaten

- *2 TL getrocknete Zistrosenblätter*
- *250 ml Wasser*

ANWENDUNG

3 Mal täglich 1 Tasse Tee trinken.

TIPP: Tee mit einer Ziehzeit von 20 Minuten hilft zusätzlich als Gurgelmittel gegen Halsschmerzen.

Zubereitung

1. *Die Blätter mit dem heißem Wasser aufgießen.*
2. *10 Minuten abgedeckt ziehen lassen.*
3. *Abseihen.*

REZEPT

THYMIAN HILFT GEGEN HUSTEN, ATEMWEGSERKRANKUNGEN UND ERKÄLTUNGSERSCHEINUNGEN. DAS IN IHM ENTHALTENE ÖL THYMOL GILT ALS STARK KEIMHEMMEND.

THYMIANTEE (THYMUS VULGARIS)

Zutaten

- *1 TL getrocknetes Thymiankraut*
- *250 ml Wasser*

Zubereitung

1. *Kraut mit dem heißem Wasser übergießen.*
2. *5 Minuten abgedeckt ziehen lassen.*
3. *Abseihen.*

ANWENDUNG

3–4 Mal täglich 1 Tasse Tee heiß in kleinen Schlucken trinken.

TIPP: Tee mit einer Ziehzeit von 15–20 Minuten hilft zusätzlich als Gurgelmittel gegen Halsschmerzen.

REZEPT

KOPFSCHMERZLINDERND, ERWÄRMEND

INGWERWURZEL-TEE (ZINGIBER OFFICINALE)

Zutaten

- *1 TL zerkleinerte frische Ingwerwurzel*
- *250 ml Wasser*

Zubereitung

1. *Ingwerwurzel mit dem heißem Wasser übergießen.*
2. *10 Minuten abgedeckt ziehen lassen und abseihen.*

ANWENDUNG

3 Mal täglich 1 Tasse Tee trinken.

TIPP: Kleine Baumwolltücher, im Tee getränkt und kühl auf Stirn und Nacken gelegt, helfen ebenfalls gegen Kopfschmerzen. Bei Gliederschmerzen 1 Liter zubereiteten Tee ins Badewasser geben.

REZEPT

BEI QUÄLENDEM UND TROCKENEM HUSTEN SOWIE BEI HEISERKEIT HELFEN DIE BLÜTEN DER KÖNIGSKERZE. SIE WIRKEN BEFEUCHTEND, BERUHIGEND UND ENTZÜNDUNGSHEMMEND.

KÖNIGSKERZENBLÜTEN-TEE

(VERBASCUM DENSIFLORUM)

Dabei ist es übrigens einerlei, ob es die Blüten der Klein- oder Großblättrigen oder einer anderen Königskerze sind. Sie alle wirken hauptsächlich über pflanzliche Schleime, die nur im Kaltauszug gelöst werden.
Ein heißer Aufguss würde ihre Heilkraft zerstören!

Zutaten

- *1 TL getrocknete Königskerzenblüten*
- *250 ml Wasser*

ANWENDUNG

2–3 Mal täglich 1 Tasse Tee lauwarm oder kalt trinken.

Zubereitung

1. *Die Blüten mit dem kaltem bis lauwarmem übergießen.*
2. *1–2 Stunden oder über Nacht ziehen lassen.*
3. *Abseihen.*

REZEPT

ÄTHERISCHE ÖLE MACHEN DIE MELISSE ZU EINEM MILDEN BERUHIGUNGSMITTEL MIT KRAMPFLÖSENDER WIRKUNG.

MELISSENTEE (MELISSA OFFICINALIS)

Zutaten

- *1 EL frische oder 1 TL getrocknete Melissenblätter*
- *250 ml Wasser*

ANWENDUNG

3 Mal täglich 1 Tasse Tee trinken.

Zubereitung

1. *Kraut mit dem heißem Wasser überbrühen.*
2. *10 Minuten abgedeckt ziehen lassen und abseihen.*

Bei Kopf- und Gliederschmerzen

REZEPT

EIN STARK ZUBEREITETER PFEFFERMINZTEE HAT EINE ENTSPANNENDE UND BERUHIGENDE WIRKUNG UND HILFT, KOPFSCHMERZEN ZU VERTREIBEN.

PFEFFERMINZTEE

(MENTHA X PIPERITA)

Bei Kopfschmerzen hilft das in der Pfefferminze enthaltene ätherische Öl. Bereits 1 Tropfen davon, auf die Schläfen aufgetragen und leicht eingerieben, kühlt angenehm und wirkt schnell lindernd.

Zutaten

- *3–5 EL frische oder 3–5 TL getrocknete Pfefferminzblätter*
- *250 ml Wasser*

ANWENDUNG

3–4 Mal täglich 1 Tasse Tee trinken.

Zubereitung

1. *Blätter mit dem heißem Wasser übergießen.*
2. *15 Minuten abgedeckt ziehen lassen.*
3. *Abseihen.*

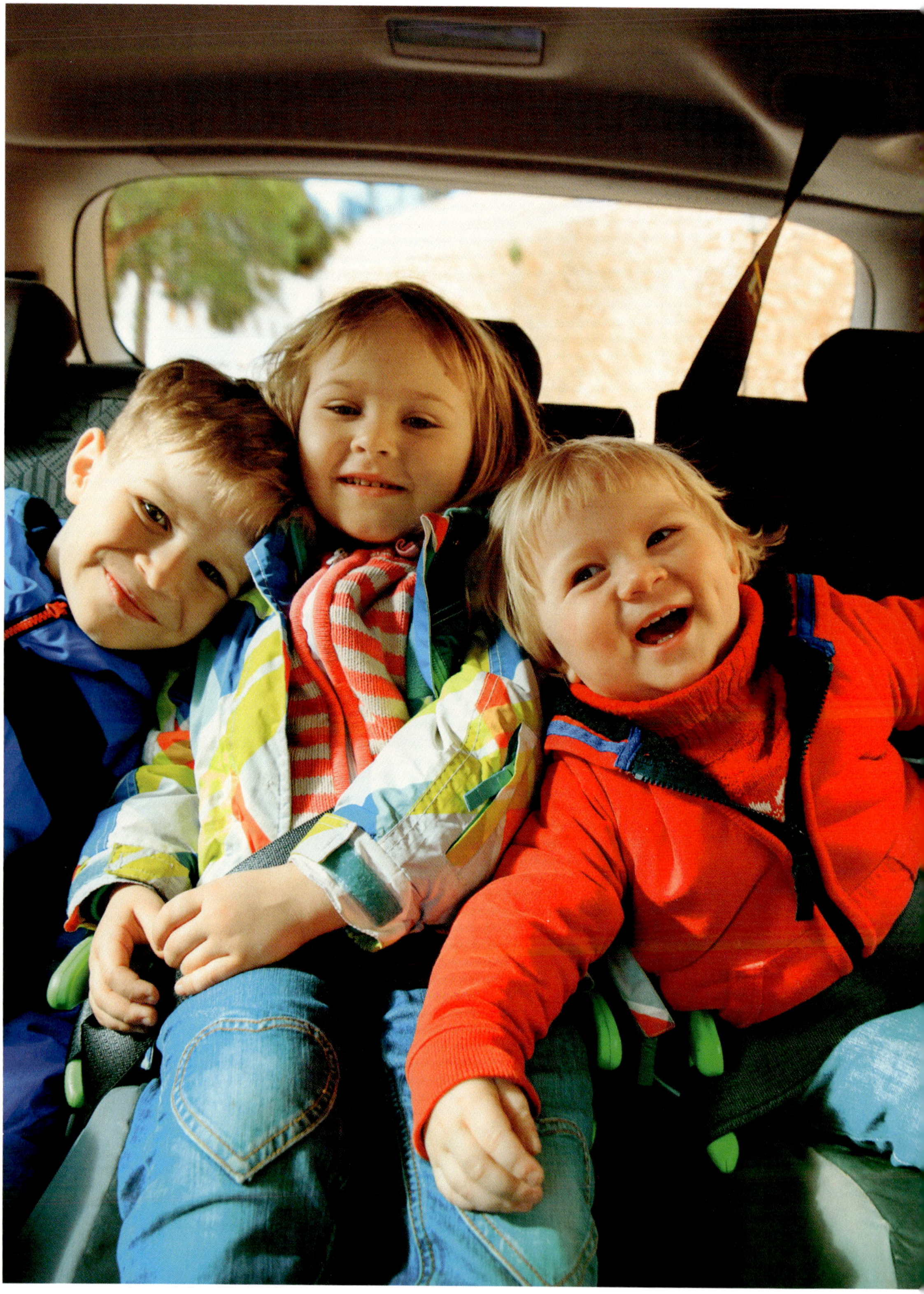

Mit Kindern in den Urlaub – grüne Helfer auf Reisen

Wer einen Urlaub mit Kindern unternimmt, kann schon mit drei guten Helfern dafür sorgen, dass die Reise von Anfang an ohne störendes Unwohlsein beginnt.

Bereits im Vorfeld einer Reise ist es sinnvoll, sich über mögliche Befindlichkeitsstörungen seiner Kinder Gedanken zu machen. Kaum etwas ist schlimmer, als während einer Autofahrt ständig seine übernervösen und zappeligen Kleinen bändigen zu müssen, obwohl der Straßenverkehr vollste Konzentration verlangt.

Eltern kennen ihren Nachwuchs am besten und wissen, ob etwas zur Beruhigung oder gegen Übelkeit mitgenommen werden sollte.

Die richtige Süßigkeit in Form von köstlichen und gesunden Haferkeksen schafft eine positive Grundhaltung und lässt Angstgefühle in den Hintergrund treten. Mitgenommenes Spielzeug, Hörspiele oder Bücher werden so auch von übernervösen Kindern meist angenommen.

Gegen Übelkeit während der Autofahrt kann bereits zu Hause ein magenberuhigender Tee aus Anis-, Fenchel- und Kümmelsamen hergestellt werden.

Während eines Fluges ist die Mitnahme von Flüssigkeiten an Bord nicht gestattet, sodass in diesem Fall ein mit beruhigenden Kräutern gefülltes Lieblingstier-Duftsäckchen zum Einsatz kommen kann.

So wird die Reise für Eltern und Kinder von Beginn an zu einem wunderschönen, spannenden Erlebnis.

REZEPT

ALS GESUNDER, BERUHIGENDER REISEPROVIANT

HAFERKEKSE

Zutaten

- *250 g Butter*
- *175 g Rohrohrzucker*
- *2 Messerspitzen geriebene Vanilleschoten*
- *1 Ei*
- *250 g kernige Haferflocken*
- *100 g Mehl*

ANWENDUNG

Ab und zu ein Keks naschen.

Eine ausreichende Versorgung mit dem im Hafer enthaltenen Vitamin B1 ist sehr gut gegen die klassische Reisekrankheit, gegen Angstgefühle und schafft eine positive Grundhaltung.

Zubereitung

1. *Ofen auf 150 °C Umluft oder 180 °C Ober/Unterhitze vorheizen.*
2. *Butter, Zucker und Vanille schaumig rühren.*
3. *Das Ei hinzufügen.*
4. *Haferflocken und Mehl unterrühren.*
5. *Mit einem Esslöffel kleine Häufchen mit weitem Abstand zueinander (sie laufen sehr auseinander) auf einem mit Backpapier ausgelegten Blech verteilen.*
6. *25–30 Minuten backen.*

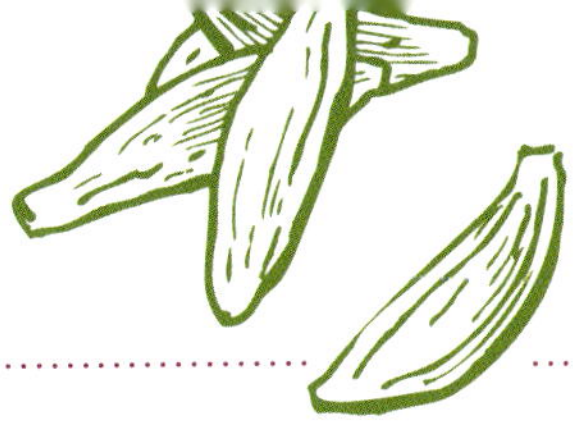

REZEPT

KANN VOR REISEANTRITT ZUBEREITET UND KÜHL IN DER THERMOSKANNE MITGENOMMEN WERDEN

TEE GEGEN REISEÜBELKEIT

Zutaten

- *Für eine Thermoskanne reichen jeweils 1 TL Anis-, Fenchel- und Kümmelsamen*
- *1 l Wasser*

ANWENDUNG

½ Tasse Tee bei Bedarf trinken. Ältere Kinder 1 Tasse Tee. Maximal 4 Tassen à 250 ml pro Tag.

Zubereitung

1. *Die Samen mit einem Teelöffel anquetschen.*
2. *Mit dem heißem Wasser überbrühen.*
3. *10 Minuten abgedeckt ziehen lassen.*
4. *Abseihen.*
5. *Abkühlen lassen und in die Thermoskanne füllen.*

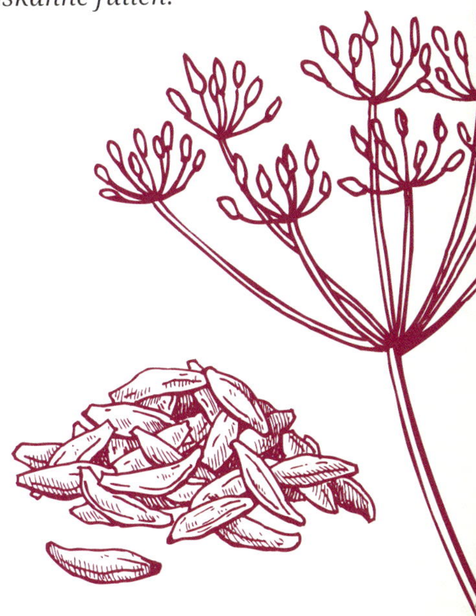

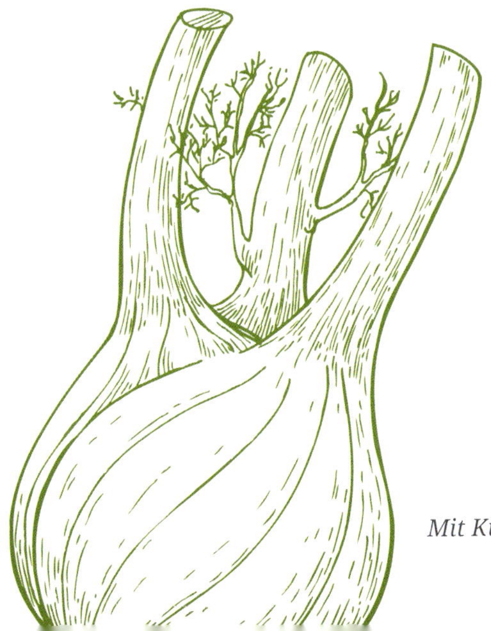

REZEPT

ZUR SANFTEN BERUHIGUNG BEIM FLUG ODER IM AUTO

BERUHIGUNGS-DUFTKISSEN

Zutaten

- *4 Stoffstücke (aus Baumwolle oder Leinen), 12 x 12 cm groß, Nadel, Garn*
- *Getrocknete Kräuter: Melisse, Lavendel, Hopfenzapfen,*
- *eventuell ein Stoffstückchen*
- *1–2 Tropfen ätherisches Melissen- oder Lavendelöl; (Lavendelöl ist für Kinder unter 3 Jahren nicht geeignet!)*

TIPP: Das Säckchen kann auch in Form des Lieblingstieres, zum Beispiel einer Eule oder eines Elefanten, genäht werden.

Zubereitung

1. *Jeweils 2 Stoffstücke auf links an 3 Seiten zusammennähen.*
2. *Eines der Säckchen mit den Kräutern (und dem Lappen mit den ätherischem Öl, falls es sich um ältere Kinder handelt) befüllen.*
3. *Die letzte Naht schließen.*
4. *Damit keine feinen Kräuterpartikel beim Einatmen in die Lunge gelangen, das volle Säckchen in das leere schieben und dieses ebenfalls verschließen.*
5. *Bis zum endgültigen Gebrauch in einer Plastiktüte aufbewahren. Der Duft hält ungefähr eine Woche an.*

Schnelle Hilfe am Urlaubsort …

Bei Fieber …

… helfen kühle Wadenwickel. Hier reicht bereits ein feuchtes Hotelhandtuch, das um die Waden gewickelt wird. Darauf achten, dass es stets feucht bleibt und nicht abtrocknet.

Bei Durchfall …

… helfen Heidelbeersaft und Bananen, bei älteren Kindern auch Äpfel, Rosinen und Trockengebäck.

Zur Desinfektion …

… ist für die etwas älteren Kinder eine ausgepresste Zitrone in Mineralwasser oder stillem Wasser nicht nur ein toller Durstlöscher, sondern schützt auch vor schädlichen Keimen. Bei Bedarf können mit dem Zitronenwasser die Hände gereinigt werden.

Bei Erkältungserscheinungen und Husten …

… Teemischungen einpacken. Dafür 50 g Süßholzwurzel, 40 g Eibischwurzel, 10 g Schlüsselblumen und 10 g Anissamen mischen. Die Kleinen bekommen 3 Mal täglich eine ½ Tasse Tee (mit ½ TL der Mischung aufbrühen), die Älteren 3 Mal täglich 1 Tasse Tee (mit 1 TL der Mischung aufbrühen). Vorher sollte man sich jedoch erkundigen, ob man ins Urlaubsland Pflanzen oder Pflanzenteile einführen darf!

Bei Kopfschmerzen …

… kühle, feuchte Tücher auf die Stirn legen und immer wieder wenden.

Bei leichtem Sonnenbrand …

… helfen Auflagen mit kühlendem Gemüse wie Gurkenscheiben oder falls vorhanden Quark oder einfach kühle, feuchte Tücher.

Bei Insektenstichen …

… ziehen Schwarzteeumschläge die Entzündungen rasch heraus. Vorsicht vor Flecken, schwarzer Tee färbt sehr!

Bei Schlaflosigkeit …

… das Kräuterkissen von der Reise (siehe oben) verwenden.

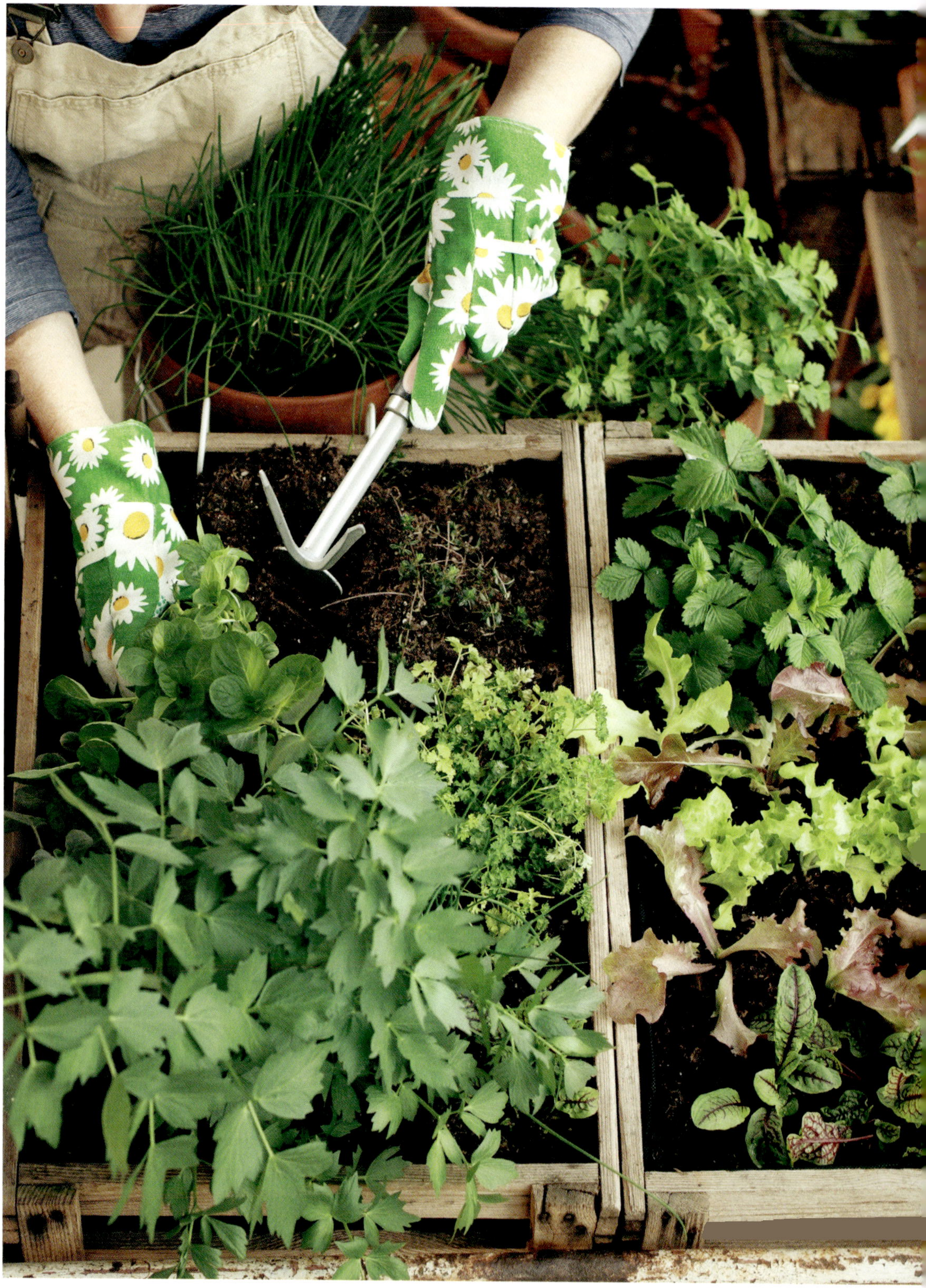

Frisch und gesund – Sommerkräuter aus dem Garten und dem Blumentopf

Jetzt gibt es sie in Hülle und Fülle. Thymian, Rosmarin und wildes Gänseblümchen, gepflanzt oder wild gewachsen: Kräuter sind köstlich und gesund. In der Sommerküche sind sie durch nichts zu ersetzen.

Ein Gewürzkraut aus dem Treibhaus wird gut behütet. Es erhält eine optimale Nährstoffzufuhr, wird vor immer hungrigen Fraßfeinden geschützt, Sonneneinstrahlung und Wasserzufuhr sind reguliert – es gibt sogar künstliche Hilfsmittel gegen Bakterien und Pilze. So ein Kraut ist zugegebenermaßen zart, mild und manchmal auch etwas hübscher als unsere Kräuter aus dem Garten, aus dem Blumentopf oder von der Fensterbank. Aber gesünder sind sie nicht. Im Gegenteil!

Gerade der ewige Kampf gegen Schnecken und widrige Witterungsbedingungen, gegen Bakterien und Pilze, macht Gartenpflanzen und Pflanzen, die draußen wachsen, zu wertvollen Lebensmitteln und schmackhaften Zutaten in der Küche.

Mehr als Vitamine und Mineralstoffe

Gartenkräuter enthalten nicht nur Vitamine und Mineralstoffe, sondern viele sogenannte *sekundäre Pflanzenstoffe*. Zu ihnen gehören beispielsweise die ätherischen Öle.

Sie halten unter anderem Fraßfeinde fern, wirken gegen Pilze und andere Mikroorganismen. Flavonoide – Pflanzenfarbstoffe – schützen beispielsweise vor zu großer Sonneneinstrahlung und die Aromastoffe in den Kräutern locken Insekten zur Bestäubung an.

Eine Treibhauspflanze muss diese Stoffe nur in sehr geringen Mengen produzieren. Im Garten jedoch bilden sie sich reichlich und üben auf den menschlichen Organismus eine positive, gesunde Wirkung aus.

Die Verdauungshelfer

Beifuß oder *Rosmarin* am Sonntagsbraten schmecken nicht nur lecker, sondern helfen dem Magen-Darm-Trakt, den Braten auch gut zu verdauen.

Denn neben duftenden ätherischen Ölen enthält beispielsweise Rosmarin verdauungsanregende Bitterstoffe, die leichte, aber auch krampfartige Magen-, Darm- und Gallebeschwerden oder Verdauungsstörungen mit Völlegefühl und Blähungen zu verhindern helfen.

Der Gewöhnliche Beifuß ist ebenfalls ein Gewürzkraut, das zu den Verdauungshelfern zählt. Als Saucengewürz oder in der fettigen Gans entwickelt er zudem einen sehr angenehmen Geschmack.

Die Variationsbreite hilfreicher und köstlicher Gartenkräuter ist groß. Eintönigkeit kommt hier so schnell nicht auf, denn auch das *Bohnenkraut*, *Salbei*, *Dill* und die *Dillfrüchte* zählen zu den verdauungsfördernden pflanzlichen Helfern.

Weitere hilfreiche Kräuter sind: Estragon, Koriander, Koriandersamen, Majoran, Schnittlauch und Thymian.

Sogar der *Knoblauch* passt in diese Kategorie, doch gibt es Menschen, die das im Knoblauch enthaltene Alliin, welches eine Vorstufe des pharmakologische wirksamen Allicins ist, nicht gut vertragen und mit Übelkeit und Magendrücken darauf reagieren.

Doch die Auswahl an Alternativen ist ja groß.

Man kann es auch einmal mit den wilden Gartenkräutern versuchen.

Das sind die Kräuter, die wir gar nicht selbst angepflanzt haben, die sich in unserem Garten aber dennoch wohlfühlen. Sie wachsen einfach dort, wo sie wollen.

Gänseblümchen gehören zum Beispiel dazu. Sie bringen unseren Stoffwechsel so richtig in Schwung. Mehr als eine Handvoll auf einmal zu verwenden ist allerdings nicht ratsam, da sie im Übermaß genossen abführend wirken.

Bei den wilden Gartenkräutern sind es meist die Bitterstoffe, die eine hilfreiche Wirkung entfalten. Haben unsere Geschmacksrezeptoren sie erst einmal registriert, werden rein reflektorisch – unabhängig von unserem Willen – Verdauungssäfte produziert. Der Magen ist damit auf die bevorstehende Verdauungsarbeit bestens vorbereitet.

Die wilden Gartenkräuter *Löwenzahn*, *Wegwarte*, *Gundermann* und *Schafgarbe* wirken ebenfalls auf diese Weise. Niemand sollte sie mit der Giftspritze aus seinem Garten verbannen. Viel besser ist es sie aufzuessen!

Wilder Salat

Giersch, Vogelmiere oder Löwenzahn bildet eine gute Basis für einen Salat aus wilden Gartenkräutern. Essbare Blüten wie zum Beispiel Gänseblümchen, Wegwarte und Wiesenglockenblume sind gut für die Dekoration des Salates geeignet. *Als Gewürze dienen Gundermann, Wilde Rauke, Ackersenf oder Hirtentäschelkrautrosetten mit ihren einzigartigen Aromen.* Da wilde Kräuter viele Bitterstoffe enthalten, sollten sie sehr fein geschnitten werden. So verteilt sich ihr Geschmack mit dem herkömmlichen Salat und wird nicht zu intensiv. Allerdings gewöhnt sich der Körper an die für ihn wichtigen Bitterstoffe und nach einer Weile werden die wilden Kräuter gar nicht mehr als bitter angesehen.

Die Muntermacher

Wem die Sommerhitze zu schaffen macht, sodass er sich schlapp und antriebslos fühlt, findet im Garten ebenfalls Hilfe.

Gartenkräuter bringen den Kreislauf in Schwung. *Der klassische Muntermacher ist Rosmarin.*

Der berühmte Rosmarinwein, den die Volksmedizin gerade bei älteren Menschen und bei Menschen mit Burn-out-Syndrom zur Steigerung der Vitalität anrät, hat tatsächlich eine stark kreislaufanregende Wirkung.

REZEPT

ZUR STEIGERUNG DER VITALITÄT FÜR ÄLTERE MENSCHEN UND MENSCHEN MIT BURN-OUT-SYNDROM

ROSMARINWEIN

Zutaten

- *1 großer Stängel Rosmarin*
- *1 Flasche milder Bio-Weißwein*

Zubereitung

1. *Den Rosmarinstängel in die Flasche zum Weißwein geben.*
2. *Flasche verschließen.*
3. *14 Tage an einem warmen, hellen Ort (nicht in praller Sonne) stehen lassen.*
4. *Den Stängel entfernen.*

ANWENDUNG

Morgens bei Bedarf ein Schnapsgläschen voll davon trinken. Nicht abends vor dem Schlafengehen, da man ansonsten kein Auge mehr zumacht und voller Tatendrang ist.

Auch als Gewürz in Speisen entfaltet gekochter *Rosmarin* eine anregende Wirkung, genauso wie der Duft manchen Gartenkrautes aufmunternd und belebend wirkt.

So kann ein Töpfchen *Basilikum* im Büro neben dem Computer den Kopf wieder freimachen. Dafür einfach mit der Hand über die Pflanze streichen und den entstehenden Duft einatmen.

Ähnlich wirken die Düfte von *Pfefferminze*, *Lavendel*, *Salbei* und *Thymian*.

Die Entzündungshemmer

Selbst wenn es noch niemand wahrhaben will: Nach dem Sommer kommt der Herbst und damit die Zeit der Erkältungserkrankungen.

Wer mit einem gut funktionierenden Immunsystem in diese Zeit startet, ist so manchem Virus und mancher Bakterie einen Schritt voraus. Bereits im Sommer kann man damit anfangen, den Körper regelmäßig mit genügend Vitaminen und Mineralien zu versorgen. Natürlich sollte man das immer machen, aber in dieser Zeit wird es besonders wichtig, auch tatsächlich darauf zu achten.

Gartenkräuter sind für dieses Vorhaben bestens geeignet. Vitamin A und C, Eisen und Kalzium sind in Löwenzahn, Petersilie, Brennnessel, Sauerampfer, Giersch und Schnittlauch reichlich enthalten. Aber auch die in den Kräutern enthaltenen Pflanzenfarbstoffe – die Flavonoide – helfen uns, gesund zu bleiben. Sie hemmen entzündliche Prozesse, unterstützen das Immunsystem und wirken als Radikalfänger. Flavonoide sind in allen Gartenkräutern enthalten!

Nicht zuletzt stärken die ätherischen Öle aus den Kräutern unseren Organismus. Sie wirken nicht nur beruhigend oder anregend, sondern vor allem auch desinfizierend.

Wer dazu die Möglichkeit hat, tut also gut daran, täglich eine Handvoll frischer Gartenkräuter zu verzehren. Am besten roh, denn beim Kochen geht nicht nur das hitzeempfindliche Vitamin C zu einem beträchtlichen Teil verloren (siehe Vitamine – überlebenswichtige Stoffe, Seite 80 ff).

Durch Kräuter Salz und Zucker einsparen

Wer kräftig mit Kräutern würzt, wird feststellen, dass er kaum noch Salz zum Kochen verwenden muss.

Salz dient dazu, Essen schmackhafter zu machen. Diesen umstrittenen Geschmacksverstärker kann sich sparen, wer seine Speisen mit Kräutern verfeinert. Für alle, die salzarm leben müssen oder wollen, sind Kräuter die beste Lösung.

Aber nicht nur Salz, sondern auch die Zugabe von Zucker zu Speisen und Getränken kann durch Kräuter reduziert werden. **Das süße Steviakraut beispielsweise kann bei uns einjährig im Garten gezogen werden – oder man holt es einfach zum Überwintern ins Haus.** Ein einziges Blättchen davon im Tee ersetzt den Zucker komplett.

REZEPT

GESUNDE LIMONADE

Zutaten

- *Je einige Stängel Giersch, Zitronenmelisse, Pfefferminze und Holunderblüten (falls gerade vorhanden)*
- *Rosenblätter*
- *Zitronenverbene*
- *3 Blättchen Gundermann*
- *1 l Apfelsaft*
- *n. G. Wasser*

Zubereitung

1. *Kräuter und Blüten mit der Nudelrolle anquetschen und über Nacht im Apfelsaft im Kühlschrank ziehen lassen.*
2. *Am nächsten Tag abseihen und je nach Geschmack mit kühlem Mineral- oder stillem Wasser verdünnt genießen.*
3. *Diese Limonade schmeckt dank des Apfelsafts auch ohne Zucker angenehm süß.*

REZEPT

GARTENPESTO

Zutaten

- *Im Frühling Bärlauch und Wiesenschaumkraut, später 1–2 Händevoll Gartenkräuter der Saison, zum Beispiel Giersch, Spitzwegerichblätter, etwas Gundermann und Petersilie*
- *1 Knoblauchzehe*
- *1 Handvoll Nüsse, zum Beispiel Walnüsse*
- *2 EL geriebenen Parmesan*
- *gutes Olivenöl*
- *etwas Salz und Pfeffer*

Zubereitung

1. *Die Kräuter reinigen und mit einem Wiegemesser sehr fein schneiden.*
2. *Knoblauch durch die Knoblauchpresse drücken.*
3. *Nüsse im Mörser fein zerstampfen.*
4. *Alles zusammen in eine Schüssel geben und mit ausreichend Olivenöl zu einer cremigen Masse anrühren.*
5. *Mit Salz und Pfeffer würzen.*

Passt sehr gut zu Dinkelspaghetti oder zu frischem Brot und lässt sich in einem verschlossenen Glas im Kühlschrank gut 1 Woche verwahren. Wenn die Kräutermasse im Gefäß mit Öl abgedeckt ist, sogar noch länger.

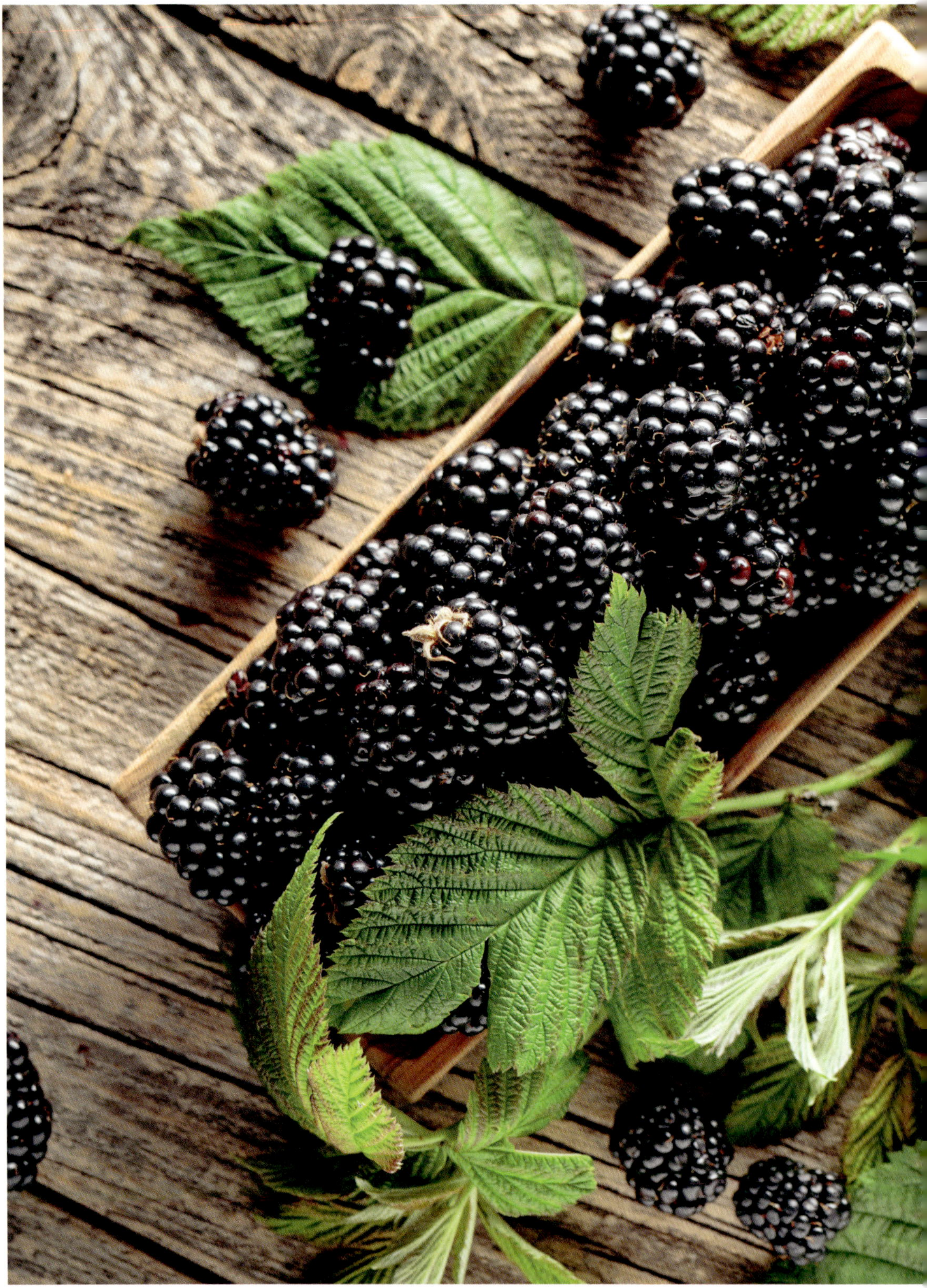

Traditioneller Haustee

Kaum jemand bereitet sie noch für die Familie zu – die Haustees. Dabei sind sie wohltuend mild, leicht herzustellen, individuell und erfrischend anders als die im Handel angebotenen Tees.

Es gibt zwei Tee-Varianten unserer Großmütter, die eine echte Chance haben, viele Nachahmer zu finden: den sogenannten falschen Schwarztee und die bunte Hausteemischung, leicht bekömmlich und schnell und einfach hergestellt.

Wer den Geschmack von schwarzem Tee liebt, jedoch einen empfindlichen Magen hat oder unter hohem Blutdruck leidet, der sollte es einmal mit dem falschen Schwarztee versuchen.

REZEPT

FALSCHER SCHWARZTEE OHNE NEBENWIRKUNGEN

Zutaten

- *2–3 Handvoll essbare, junge Blätter – Zur Herstellung eignen sich alle gerbstoffhaltigen, – zum Beispiel von der Brombeere, Himbeere oder Erdbeere.*

Trinkbar ist der falsche Schwarztee zu jeder Tages- und Nachtzeit, da er weder Teein enthält noch Magenprobleme verursacht.

Zubereitung

1. *Die Blätter reinigen und über Nacht antrocknen, am nächsten Tag leicht zerdrücken und mit etwas Wasser besprenkeln.*
2. *Alles in ein Leinentuch oder eine Plastiktüte wickeln und zubinden.*
3. *Die Blätter nun 2–3 Tage schwitzen lassen. Während dieser Zeit verfärben sich die Blätter je nach Sorte rotbraun bis schwärzlich und erhalten den charakteristischen Schwarzteeduft.*
4. *Blätter auswickeln und endgültig gut durchtrocknen.*
5. *Der Tee wird genau wie Schwarztee zubereitet.*

Die bunte Hausteemischung

Bereits im Frühsommer begannen unsere Großmütter mit dem Sammeln und Trocknen der Basisbestandteile für ihren Haustee. Vor allem die Blätter von Brombeere, Erdbeere, Schwarzer Johannisbeere, Kirsche, Haselnuss und Linde sowie Queckenwurzel bildeten die Basis für die Grundmischung.

Alle diese Zutaten haben eine milde, harmonisierende Wirkung auf den Magen-, Darm- und Verdauungstrakt. Zudem wirken sie leicht entzündungshemmend und harntreibend. Verantwortlich dafür sind unter anderem die in den Blättern enthaltenen Gerbstoffe sowie die in der Queckenwurzel enthaltenen Saponine und Kieselsäure.

Die Grundmischung allein schmeckt noch sehr neutral. Nun kann man je nach Familiengeschmack den Tee mit verschiedenen Zusätzen aufpeppen. Beliebt sind getrocknete Früchte wie Erdbeeren und Hagebutte, aber auch Apfel-, Zitronen- und Orangenschalen. Mit getrockneten essbaren Blüten wird der Tee schön bunt.

Damit die Teemischung auch eine Mischung bleibt und die schweren Teile nicht nach unten rutschen, gibt man ein paar getrocknete und zerkleinerte Haselnussblätter dazu. Durch ihre Behaarung sorgen sie dafür, dass der Tee sich nicht entmischt.

Die Grundhausteemischung hat keine Zutaten, die eine stärkere Heilwirkung besitzen. Deswegen kann man davon so viel genießen, wie man möchte – Beschränkungen wie bei Heiltees gibt es nicht.

Heilkräuter für alle Fälle

Falls nötig, können dem Haustee zusätzlich gezielt spezielle heilsame Zutaten zugefügt werden – frisch oder getrocknet und je nach Tagesbedarf.

So nimmt man im Sommer zur Kühlung Pfefferminze, im Winter Ingwer, Zimt oder Vanille.

Bei Nervosität in der Familie, weil beispielsweise eine Prüfung, Reise oder Hochzeit ansteht, hilft Beruhigendes wie Melisse oder Hopfendolden.

Bei aufziehender Erkältung können Thymian und Salbei hinzugefügt werden und zur Beruhigung des Magen-Darm-Trakts eignen sich Fenchel-, Anis- oder Kümmelsamen.

Bei Verstopfung gaben unsere Großmütter einfach ein paar Kirschstiele zur Mischung dazu.

REZEPT

BASIS-REZEPT

Zutaten

- *Verwendet werden nur ganz junge Blätter, die älteren sind meist bitter.*
- *Für 100 g Tee eignen sich zum Beispiel: 20 g Brombeerblätter, 20 g Erdbeerblätter, 20 g Schwarze Johannisbeerblätter, 10 g Haselnussblätter, 20 g Apfelschalen, 10 g Queckenwurzel*

Zubereitung

1. *Alle Zutaten gut trocknen.*
2. *Danach alles zwischen den Händen grob zerkleinern.*
3. *Trocken in einem Schraubglas lagern.*
4. *Diese Basismischung kann nun – wie oben beschrieben – mit weiteren Lieblingszutaten oder notwendigen Heilkräutern angereichert werden. So ist für jeden jederzeit die richtige Mischung dabei.*

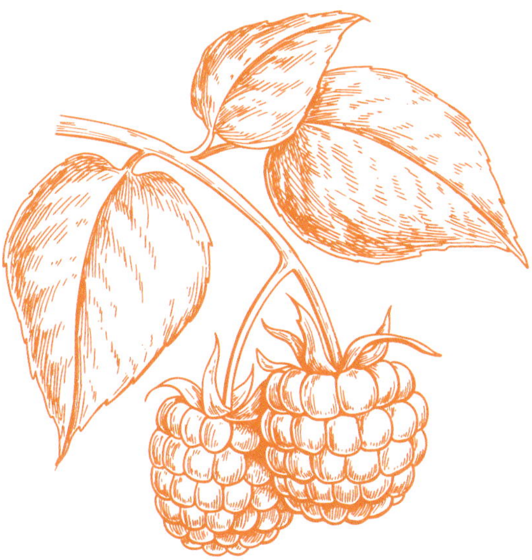

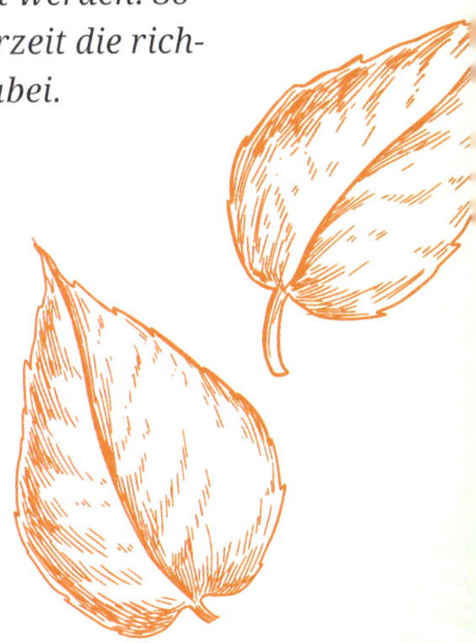

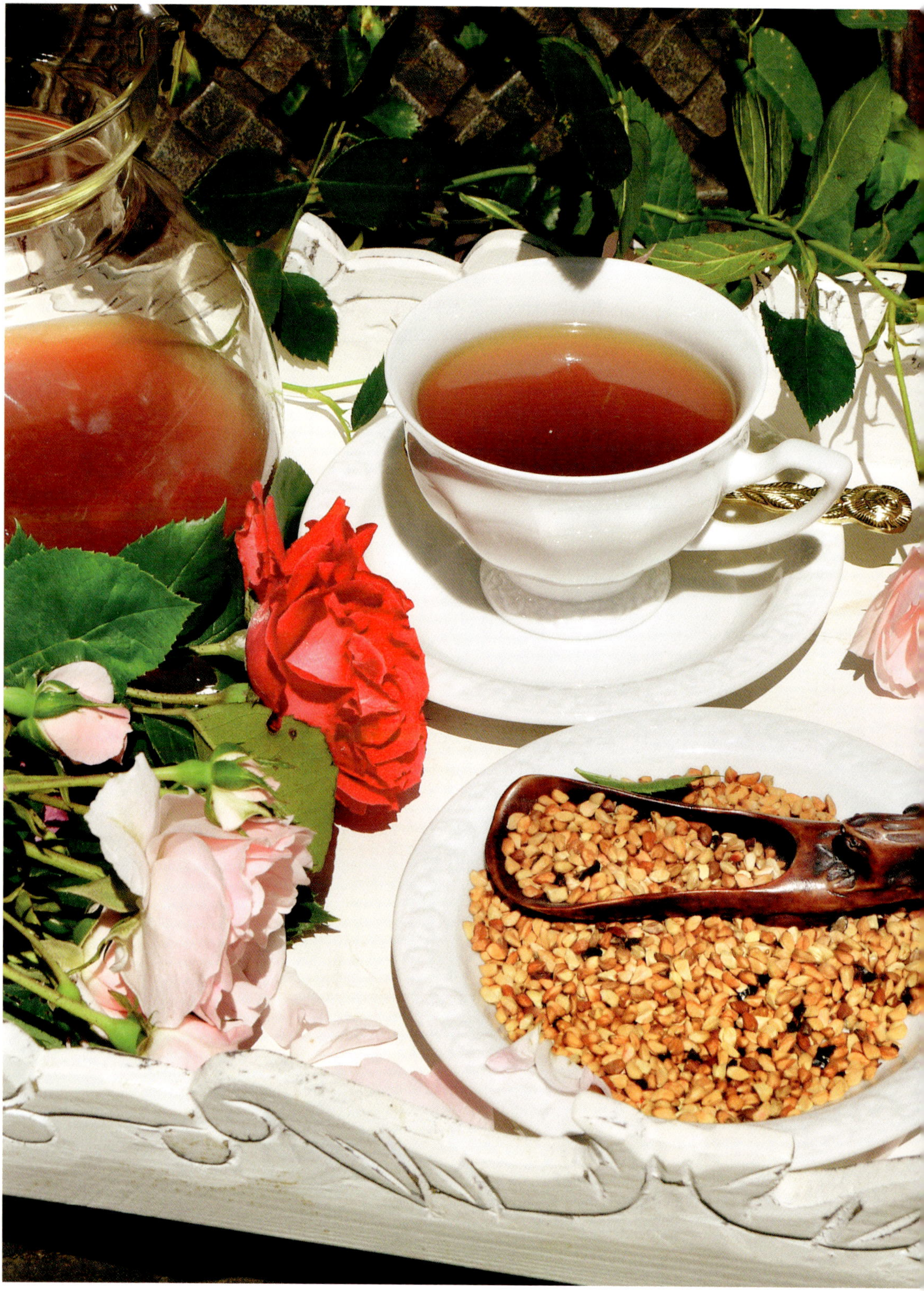

Die sanften Heiltees unserer Großmütter

In der Hausmedizin wurden früher Zutaten für Tees aus dem Garten oder der Küche genutzt, die heute oft in Vergessenheit geraten sind.

Die Verwendung von Kräutertee hat weltweit eine lange Tradition. Im Bereich der Volksmedizin wurde und wird er zu Heilzwecken gern eingesetzt, da er leicht herzustellen und zu dosieren ist.

Die Vielzahl an unterschiedlichen Kräuterteesorten täuscht leicht darüber hinweg, dass es Heiltees gibt, die in Vergessenheit geraten sind. Dabei handelt es sich oft um Mischungen, deren Zutaten nicht mehr so leicht zugänglich sind wie noch zu Zeiten unserer Großmütter oder deren Geschmack nicht mehr den heutigen Vorlieben entspricht. Dadurch verlieren wir allerdings wertvolles Wissen über hilfreiche Heiltees, deren Anwendung bis vor nicht allzu langer Zeit zur Grundlage der überlieferten Heilkunde gehörten:

Der vergessene Schatz – Kernles-Tee

Einer dieser vergessenen Schätze ist der Kernles-Tee. **Er wird aus den Kernen bzw. Nüsschen der Hagebutte hergestellt.** Da früher nichts verschwendet wurde, haben unsere Großmütter bei der Zubereitung von Hagebuttenmarmelade einfach die Kerne gereinigt, getrocknet und zu einem groben Pulver vermahlen. Heute kann man gereinigte Nüsschen oder fertiges Pulver wieder in der Apotheke oder der Drogerie kaufen. Lange Zeit jedoch war das nicht der Fall, da war der Kernlestee vergessen. *Dieser wundervolle Tee duftet zart nach Vanille, wirkt diuretisch (harntreibend) und wird entsprechend bei Blasenleiden und zur Blutreinigung verwendet. Auch bei Steinleiden, Rheuma, Gicht und Ischias wurde er empfohlen.*

Einigen wissenschaftlichen Studien zufolge *(siehe zum Beispiel www.Uniklinik-freiburg.de, Stichworte: Hagebutten und Rückenschmerzen)* soll die tägliche Einnahme einer bestimmten Menge von Hagebuttenkernpulver bei Erwachsenen sogar zu einer *Reduktion der Schmerzen bei Arthrose* führen. Mitbestimmend für diesen Effekt sei der entzündungshemmende Inhaltsstoff **Galaktolipid**. Es wäre deswegen sehr schade, diesen angenehmen, heilsamen Tee einfach zu vergessen.

REZEPT

KERNLES-TEE

Zutaten

- *1 TL getrocknete Hagebuttenkerne*
- *250 ml Wasser*
- *eventuell Honig*

ANWENDUNG

Bei den oben genannten Erkrankungen, unter anderem Blasenleiden, zur Blutreinigung und Schmerzstillung trinken Erwachsene 2–3 Mal täglich 1 Tasse.

Zubereitung

1. *Die Hagebuttenkerne grob im Mörser zerstoßen oder mit der Nussmühle mahlen.*
2. *Das Pulver in eine Tasse geben und mit dem kochendem Wasser übergießen.*
3. *10–15 Minuten ziehen lassen.*
4. *Abseihen.*
5. *Nach Belieben mit Honig süßen.*

Heilsamer Zwiebeltee

Die Zwiebel ist ein volksmedizinisches Heilmittel aus der sogenannten Küchenapotheke und damit jederzeit griffbereit. Zwiebeltee galt bei unseren Großmüttern als das *Wundermittel bei Erkältungserkrankungen*. Warum geriet er also in Vergessenheit? Ein Grund, warum ein Tee aus frisch geschnittener Zwiebel nur noch selten verwendet wird, könnte der strenge Geruch und Geschmack sein.

Ursache dafür ist die Schwefelverbindung Isoallicin , die auch für unsere tränenden Augen beim Schneiden der Zwiebel mitverantwortlich ist.

Doch genau dieser Stoff gilt als entzündungshemmend, lässt Schleimhäute abschwellen, lindert Hustenbeschwerden und wirkt krampflösend bei Asthma.

Nehmen wir geschnittene Zwiebeln als Saft oder als Tee zu uns, so gelangt das Isoallicin in unseren Körper und wird nicht über die Verdauung ausgeschieden, sondern über die Lunge.

Damit erklärt sich auch der Zwiebelatem, der nicht sehr geschätzt ist. Bei Husten ist jedoch gerade diese Art des Ausscheidens sehr hilfreich. **Denn so werden eine ganze Menge Bakterien in der Lunge und den Bronchien unschädlich gemacht.** Es lohnt sich also durchaus, es einmal mit einem Zwiebeltee zu versuchen, wenn der Husten lästig wird. Durch ein oder zwei Teelöffel Honig wird auch der Geschmack akzeptabel.

1–2 Tassen Zwiebeltee reichen für Erwachsene völlig aus, mehr wäre für die Magenschleimhaut und die Speiseröhre zu reizend.

REZEPT

BEI ERKÄLTUNG UND HUSTEN

ZWIEBELTEE

Zutaten

- *1 mittelgroße Küchenzwiebel*
- *250 ml Wasser*
- *n. G. Honig*

ANWENDUNG

Bei Erkältungserscheinungen trinken Erwachsene 2 Mal täglich 1 Tasse.

Zubereitung

1. *Zwiebel zerreiben oder klein schneiden und zerdrücken.*
2. *1 TL der Zwiebelmasse mit kochendem Wasser übergießen.*
3. *Abgedeckt 5–10 Minuten ziehen lassen.*
4. *Abseihen.*
5. *Nach Geschmack mit Honig süßen.*

Zuverlässiger Kümmel

Ebenfalls aus der Küchenapotheke stammt der Kümmeltee – ein weiteres Beispiel für einen zuverlässig wirkenden, aber leider fast vergessenen Tee unserer Großmütter. Kümmel enthält ätherisches Öl mit **Carvon** als Hauptbestandteil, Limonen und weiteren Terpenen. *Dieses Öl wirkt krampflösend im Magen-Darm-Trakt und verdauungsfördernd.* Außerdem wird nach dem Genuss von Kümmeltee vermehrt Gallensäure freigesetzt und das Wachstum von Bakterien und Pilzen gehemmt, sodass auch eine blähungswidrige Wirkung besteht. Wer unter Verdauungsstörungen und Blähungen leidet, dem kann eine Tasse Kümmeltee helfen, sich schon bald wieder wohlzufühlen. Es lohnt sich also, die vergessenen Tees unserer Großmütter wiederzuentdecken und zu nutzen.

REZEPT

BEI VERDAUUNGSSTÖRUNGEN, BLÄHUNGEN UND MAGENKRÄMPFEN

KÜMMELTEE

Zutaten

- *1–2 TL Kümmel*
- *250 ml Wasser*

ANWENDUNG

Bei den oben genannten Beschwerden 1 Tasse Kümmel-Tee trinken.

Zubereitung

1. *Kümmel im Mörser oder mit einem Teelöffel zerdrücken.*
2. *Mit heißem Wasser übergießen.*
3. *Abgedeckt 10 Minuten ziehen lassen.*
4. *Abseihen.*

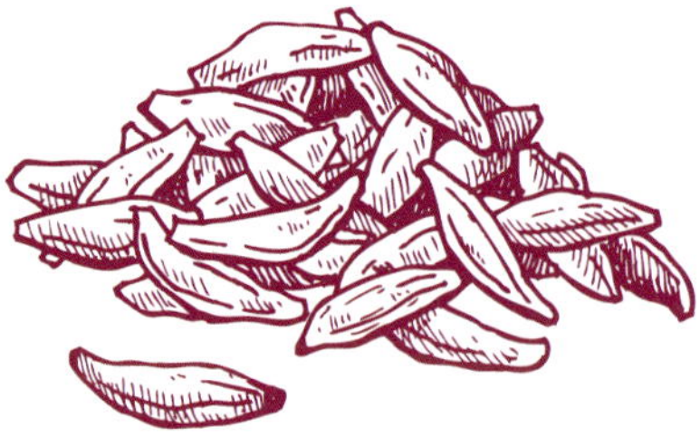

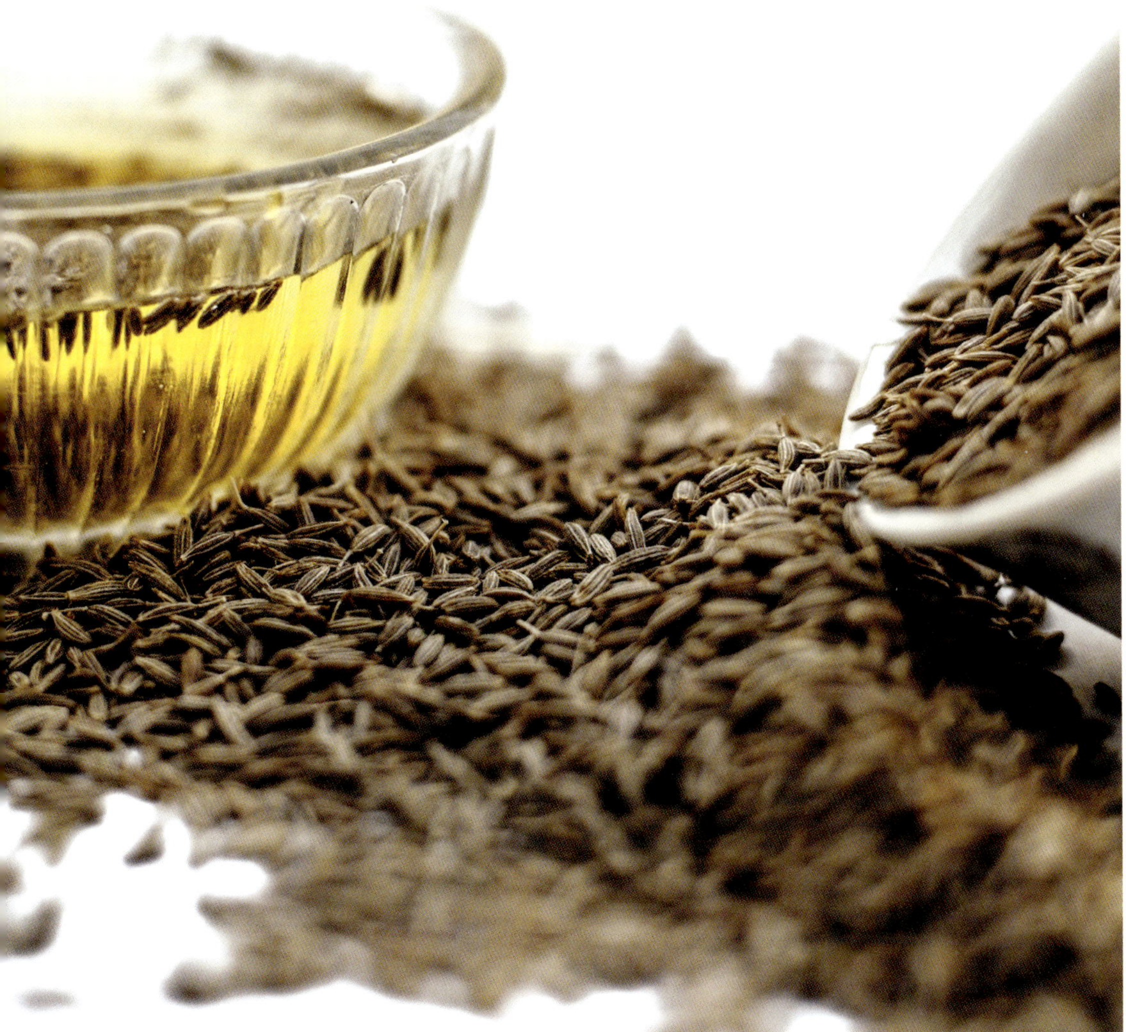

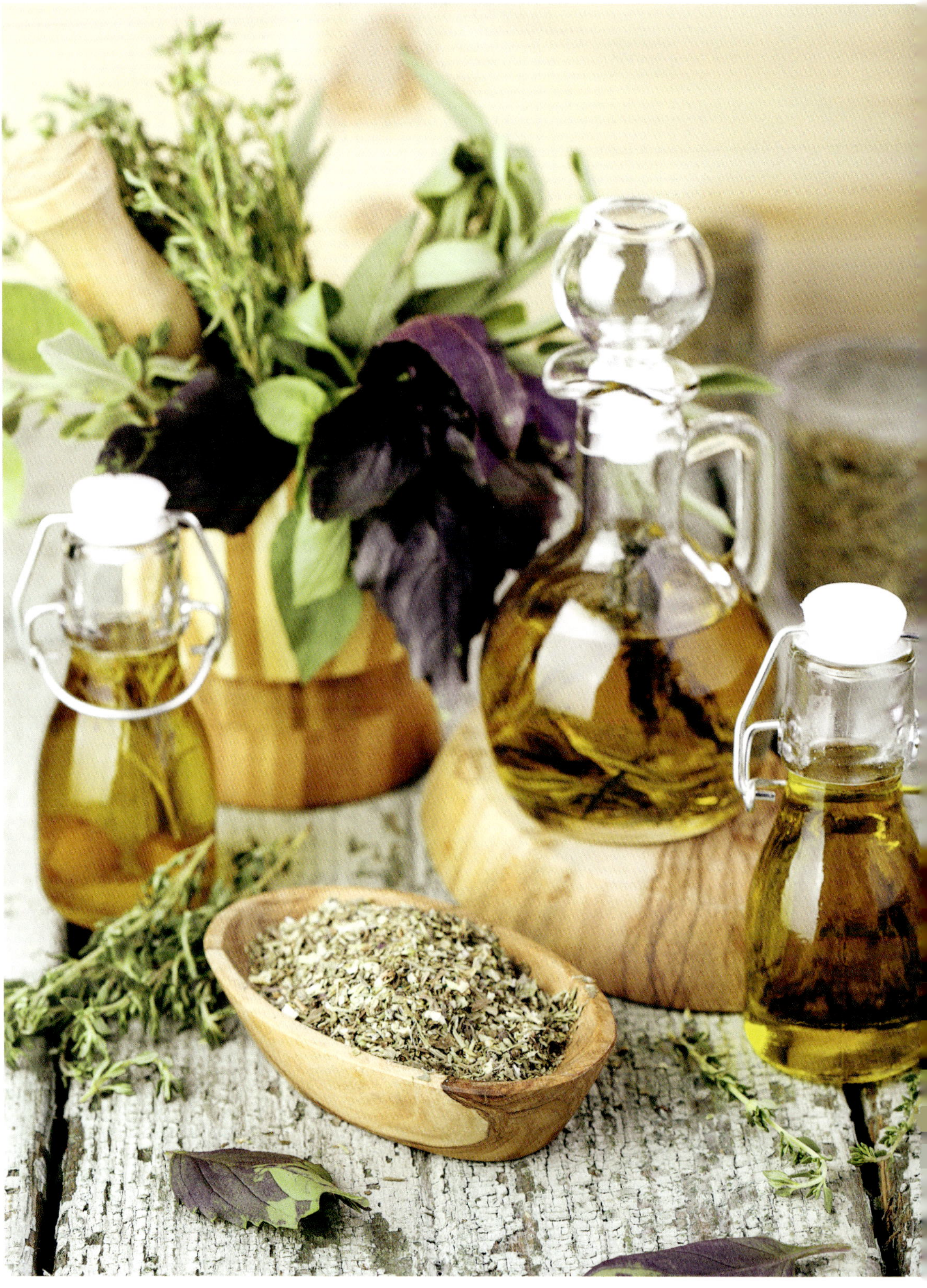

Kräuterschätze konservieren

Jetzt ist es an der Zeit, die Kräuterschätze des Sommers zu konservieren. Damit dies gelingt, reicht die Beachtung weniger Grundsätze.

Wenn die Mitte des Jahres überschritten ist, bieten unsere heimischen Kräutergärten und die Natur aromatische Kräuter im Überfluss. Jetzt können dicke Sträuße geerntet werden – und einige Pflanzen benötigen diesen Schnitt sogar, um üppig nachzuwachsen.

Der Lavendel verkahlt dadurch nicht, die Melisse treibt noch einmal frisch aus und auch der Thymian bleibt mit einem Schnitt schön dicht.

Wer seine Heilkräuterapotheke auffüllen will, Würzmischungen für den Winter herstellen oder Kräuter für Teemischungen trocknen möchte, der schöpft jetzt aus dem Vollen.

Von Mitte August an bis Mitte September gelten Heilpflanzen als besonders würzig und heilkräftig. Also ran an die Kräuter – und Vorräte sammeln.

Regeln für die Ernte

Warten Sie mit der Ernte einige Schönwettertage ab, um dann am späten Vormittag, wenn der Morgentau abgetrocknet ist, mit dem Schnitt zu beginnen.

Um ein Oxidieren an der Schnittstelle zu vermeiden, verwendet man am besten Scheren und Messer aus Keramik. Traditionell sind aber auch Werkzeuge aus Metall ausreichend. Auf alle Fälle sollten die verwendeten Messer und Scheren sehr scharf sein, damit die Pflanzenstiele nicht gequetscht werden. Aus diesem Grund ist bei unverholzten Kräutern ein scharfes Messer einer Schere vorzuziehen.

Soll zu Heilzwecken primär das Kraut einer Pflanze geerntet werden, dann muss dies geschehen, bevor sie alle Kraft in die Blüte steckt und weniger Inhaltsstoffe im Kraut gebildet werden. **Das gilt beispielsweise für Basilikum, Dill, Schnittlauch und Oregano.**

Geerntet werden grundsätzlich nur unversehrte, gut entwickelte Pflanzenteile, meist bloß die Triebspitzen oder die Blätter. Alles was bräunlich, schwarz oder gelblich verfärbt ist, sollte man stehen lassen.

Häufig platzieren Insekten ihre Eier an die Blattunterseiten von Pflanzen, damit sie vor zu starker Sonneneinstrahlung und den gierigen Blicken hungriger Vögel oder Raubinsekten geschützt sind. Es lohnt sich, beim Sammeln die Blätter zu wenden und auf Insekteneier hin zu untersuchen. Ansonsten kann es passieren, dass später im Vorratsgefäß plötzlich Gespinste, kleine Spinnen oder sogar Motten auftauchen.

Richtig trocknen

Die einfachste und gleichzeitig wohl älteste Art der Konservierung von Kräutern ist die Trocknung.

Bei einigen Kräutern lohnt sich eine Trocknung jedoch nicht. So verlieren Borretsch, Pimpinelle, Basilikum, Schnittlauch, Kresse oder Dill ihr Aroma dabei völlig. Diese Pflanzen friert man besser ein.

Kräuter mit einem sehr hohen Anteil an ätherischen Ölen oder Harzen lassen sich hingegen wunderbar trocknen. Klassische Beispiele hierfür sind Rosmarin, Thymian, Lavendel, Beifuß, Bohnenkraut, Kamille und Salbei. Das Erntegut sollte vor dem Trocknen nicht gewaschen werden, da dies die Trockenzeit verlängert und die Schimmelbildung fördert. Die meisten Kräuter werden später ohnehin in Alkohol ausgezogen oder mit kochendem Wasser überbrüht, sodass Waschen nicht unbedingt erforderlich ist.

Anders ist dies bei Pflanzen, die direkt frisch und roh vom Garten auf den Teller kommen. Zum Trocken werden abgezupfte Blätter und Blüten locker auf einem Leinentuch oder Trockengestell ausgebreitet. Sie sollten sich dabei nicht überlappen, sondern einzeln liegen. Sind die Blätter nach dem Schnitt leicht abzupflücken, empfiehlt es sich, nur diese zu trocknen und die Stiele zu entfernen, da manche Pflanzen beim Trocknungsvorgang die zur Heilung begehrten Inhaltsstoffe in die oftmals nicht verwendeten Stiele ziehen. Ohne Stängel bleiben die Inhaltsstoffe in den Blättern.

Die Kräuter werden nicht zerkleinert, da hierbei ätherische Öle verloren gehen. Immer wenn es bei der Verarbeitung gut duftet, ist dies ein Weniger an Heilkraft.

Pflanzen mit kleinen Blättchen wie Oregano, Rosmarin oder Thymian bündelt man zu dünnen Sträußen von sechs bis zehn Stielen und hängt sie kopfüber auf. Ein schattiger, regengeschützter, aber luftiger Ort ohne direkte Sonneneinstrahlung ist am besten geeignet. Früher war das der Dachboden eines Hauses. Die Kräuter sollten nicht zu schnell trocken, da dadurch das Erntegut oft vergilbt, eine zu langsame Trocknung lässt es schimmeln. Hier muss jeder selbst den geeigneten Platz im Haus finden. Fertig getrocknet sind die Kräuter, wenn sie ähnlich wie Kartoffelchips beim Zerdrücken rascheln und knistern.

Die grüne Farbe sollte weitestgehend erhalten geblieben sein. Blüten behalten ihre Farbe übrigens nur, wenn sie möglichst dunkel und warm getrocknet werden und eignen sich dann wundervoll zu Dekorationszwecken oder als farbige Tupfer in Kräutersalz oder -zucker.

Zu trocknende Wurzeln werden mit einer Bürste sauber geschrubbt und anschließend in dünne Scheiben geschnitten. Mit einer Nadel fädelt man diese sodann auf einen reißfesten Faden und hängt die aufgefädelten Wurzelstücke an einen regengeschützten Ort, am besten ohne volle Sonne. *Wichtig ist, dass locker aufgefädelt wird, sodass die Wurzelstücke nicht aneinanderstoßen.* Mit einem kleinen Abstand zwischen den Stücken verläuft die Trocknung schneller und es schimmelt nichts.

Geschützt aufbewahren

Getrocknete Kräuter sind herrlich anzusehen, sollten jedoch nur dann in durchsichtigen Gläsern aufbewahrt werden, wenn die Hausapotheke sich in einer dunklen Ecke des Raumes befindet. *Lichteinwirkung lässt die Kräuter verblassen, deshalb nur dunkle Gläser verwenden.*

Papiertüten sind nur dann geeignet, wenn es sich um Erntegut handelt, das später nicht aufgrund seines Aromas verwendet wird, wie beispielsweise beim Ackerschachtelhalm. Ansonsten sollten die Tüten innen beschichtet sein wie Apothekertüten. In ihnen bleibt das Aroma erhalten.

Stoff- und Leinensäckchen verwendet man nur als Duftbeutel. Die zum Trocknen aufgehängten Kräuterbündel sollten nicht zu lange hängen bleiben, auch wenn dies sehr dekorativ aussieht. Wenn sie zu lange hängen, verstauben sie, die Pflanzen vergilben und die Inhaltsstoffe verflüchtigen sich nach einiger Zeit. Wer sie hängen lässt, sollte dies nur für spätere Deko-Zwecke tun, nicht aber zur Konservierung als Heil- oder Würzkraut.

Statt trocknen

Kräuter und Gewürze lassen sich aber auch noch auf andere Weise als durch Trocknen haltbar machen. Auch frisch geerntete Kräuter kann man konservieren, ohne sie vorher zu trocknen. Essig und Öl lassen sich hervorragend mit frischen Kräutern aromatisieren, genauso Salz und Zucker. *Bei der Aromatisierung von Ölen ist es wichtig, nur absolut trockene Kräuter zu verwenden, da das Öl durch das Wasser sofort dauerhaft eintrübt und nicht mehr appetitlich aussieht.*

Zu Heilzwecken aus frischen Kräutern hergestellte Urtinkturen halten, je nach verwendetem Alkohol, zwei Jahre und länger. **Je hochprozentiger der Alkohol, umso höher der Haltbarkeitsgrad. Am wirkungsvollsten ist der 70 %ige Alkohol – Ethanol – aus der Apotheke.**

Frische Kräuter, die nicht gut getrocknet werden können, sind eingefroren lange haltbar und schmecken aufgetaut wie frisch geerntet. Dabei sollte man sie vor dem Einfrieren so wenig wie möglich zerkleinern, da so die meisten Aromen und Inhaltsstoffe erhalten bleiben.

* Konservieren in Essig oder Öl

Öl und Essig sind gute Konservierungsmittel, da liegt es nahe, diese mit den Kräutern des Sommers zu verfeinern.

1. *Dazu wird ein verschließbares Glasgefäß zu ⅓ locker mit zerkleinerten und leicht angequetschten, sehr trockenen Kräutern und zu ⅔ mit Essig oder Öl gefüllt.*
2. *Diese Mischung lässt man circa 14 Tage an einem warmen Ort ziehen und seiht dann durch ein Sieb ab.*

3. *Gut verschlossen und dunkel aufbewahrt, hält ein Kräuteröl oder -essig ein halbes Jahr und länger.*

* Konservieren in Alkohol

Urtinkturen (hergestellt mir frischen Kräutern) und Tinkturen (hergestellt mit getrockneten Kräutern) sind unkompliziert herzustellen und lange haltbar.

1. *Ein gut verschließbares Glasgefäß wird zur Hälfte mit Kräutern gefüllt. Es kann auch frischer Pflanzensaft verwendet werden, dann reicht es, ¼ des Glases mit Saft zu füllen. Die Kräuter werden mit 70 % igem Alkohol aufgegossen, bis sie ein Fingerbreit damit bedeckt sind.*
2. *Circa 3 Wochen an einem hellen, warmen Ort ziehen lassen.*
3. *Täglich ein Mal gut durchschütteln.*
4. *Abseihen und in dunkle Tropffläschchen füllen. Dunkel aufbewahren.*

* Konservieren in Salz und Zucker

Zur Herstellung von Kräutersalz und Blütenzucker eignen sich beispielsweise Blüten von Rosen, Lavendel, Salbei oder Holunder. Auch mit Kräutern wie Zitronenmelisse, Rosmarin oder Minze lassen sich leckere Zucker- oder Salzarten herstellen. Hier ist die Fantasie gefragt.

1. *Auf 500 g Zucker oder Salz verwendet man circa 2 Handvoll frische Blüten oder Kräuter.*
2. *Beides wird in einem Mixer vermischt und anschließend durch ein Sieb geschüttet, sodass größere Teile hängen bleiben.*
3. *Alles bei 50 °C im Backofen trocknen.*
4. *Kräuterzucker oder -salz wird grünlich, Blütenzucker oder -salz bleibt recht hell.*

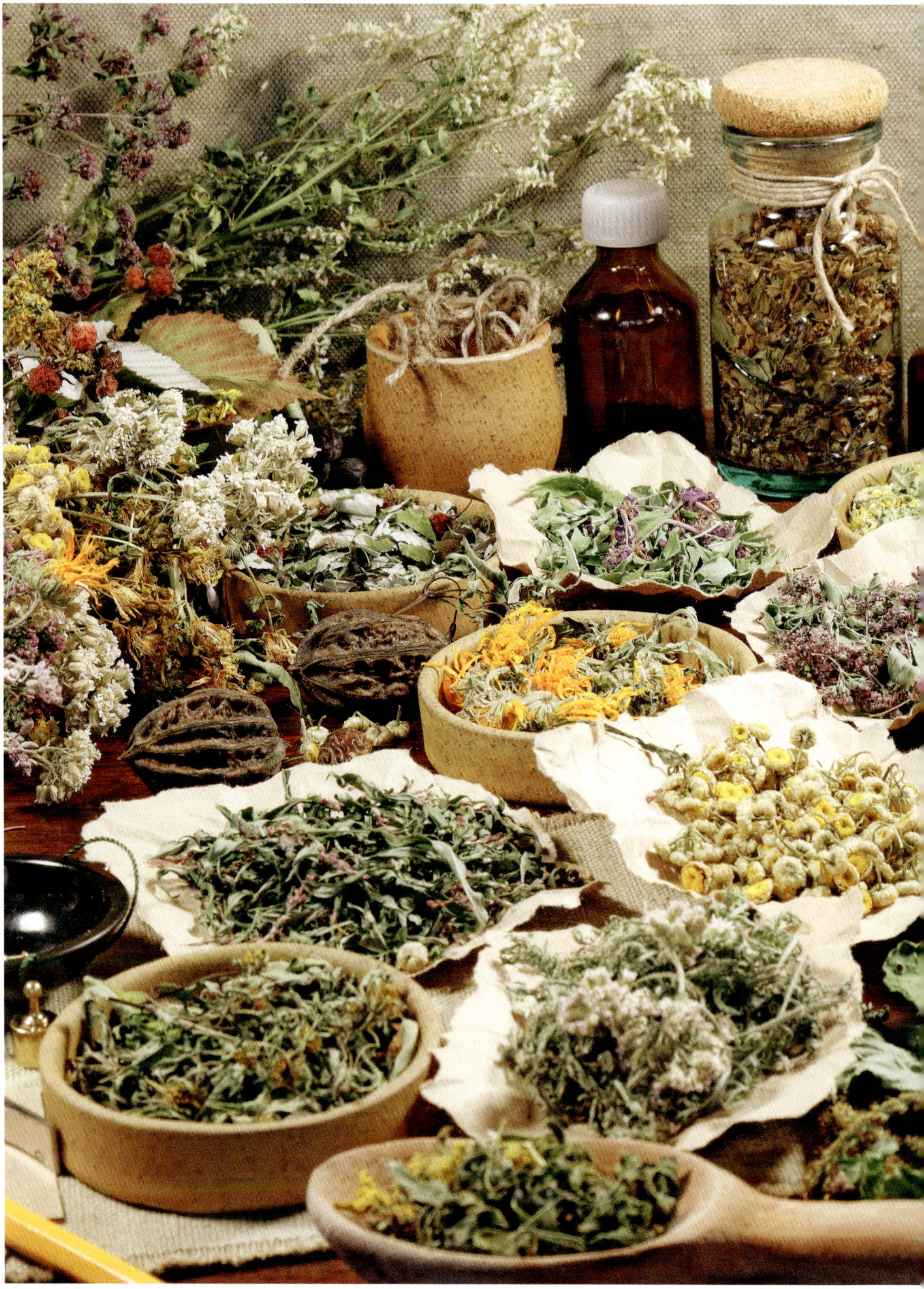

Die grüne Hausapotheke für alle Fälle

Unsere Großmütter hatten sie noch: eine Kräuterhausapotheke für alle Fälle. In den letzten Jahren hat das Interesse an natürlichen Heilmethoden wieder zugenommen und die Mittel aus der Natur sind Gott sei Dank erneut gefragt.

Der Duft von frisch gebrühtem Kamillentee und der Geschmack von zerstoßenem Fenchel lösen bei vielen Menschen angenehme Kindheitserinnerungen aus.

Die Halsschmerzen oder das Magengrummeln wurden durch die wohlige Wärme des Tees und die einsetzende Entspannung schnell gelindert. Das Umsorgtwerden tat sein Übriges.

Lange Zeit war dies nicht mehr modern. Kräuter wurden gering geschätzt. Ein ausbalanciertes Zusammenspiel von moderner Medizin, überlieferter Heilkunde sowie wissenschaftlich überprüfter Phytotherapie ist aber möglich und kann für kranke Menschen von höchstem Nutzen sein.

Wer einfache Regeln beachtet, kann dies selbst ausprobieren.

Die passenden Kräuter für die Hausapotheke

Heilpflanzen gibt es unglaublich viele. Eine Hausapotheke beschränkt sich in der Regel auf sogenannte Universalkräuter, das sind solche, die vielseitig wirken und bei den verschiedensten Erkrankungen eingesetzt werden können. Hinzu kommen einige Spezialkräuter, die für häufig auftretende Beschwerden gezielt Verwendung finden. *(Siehe auch Judith Koch, Alte Heiler, Freya Verlag 2016)*

Zu den Universalkräutern zählen zum Beispiel Brennnessel, Fenchel, Johanniskraut, Kamille, Melisse, Pfefferminze, Ringelblume, Salbei, Schafgarbe, Spitzwegerich und Thymian.

Um die genauen Einsatzmöglichkeiten zu erlernen, hilft gute Fachliteratur und der behandelnde Arzt oder Apotheker. Hier können Sie auch spezielle Heilkräuter in Erfahrung bringen, die Ihre Basiskräuterapotheke mit den Universalkräutern ergänzen.

Das wird in jeder Familie und in jedem Haushalt unterschiedlich sein. Einige erwischt regelmäßig eine Erkältung, andere wiederum haben eher Magen-Darm-Probleme oder benötigen spezielle Mittel gegen Frauenleiden.

Kräuter gegen Erkältungserkrankungen

***Spitzwegerich** (Plantago lanceolata)*, schleimlösend, reizmildernd, antibakteriell und entzündungshemmend

***Lindenblüten** (Tilia cordata)*, heilsames Schwitzen, hustenreizlindernd, leicht harntreibend, krampflösend, beruhigend

***Thymian** (Thymus vulgaris)*, schleimlösend, auswurffördernd, krampflinderndes Hustenmittel sowie keimtötend

***Holunderblüten** (Sambucus nigra)*, die Blüten, als heißer Tee getrunken, gelten als schweißtreibendes Mittel und als Badezusatz bei Erkältungserkrankungen; als Gurgelwasser bei Halsentzündungen; verwendet werden nur die Blüten

***Eibischwurzeln und -blüten** (Althaea officinalis)*, schleimeinhüllend, reizlindernd, immunstimulierend; nur Kaltauszug, nicht heiß zubereiten, da die heilenden Schleime ansonsten zerstört werden

***Königskerzenblüten** (Verbascum densiflorum)*, reizmildernd durch Schleime, auswurffördernd, entzündungshemmend, antiviral, harntreibend, wundheilend; nur Kaltauszug

Kräuter bei Magen-Darm-Beschwerden

Kamille *(Matricaria recutita)*, wirkt entzündungshemmend, wundheilungsfördernd, antibakteriell, krampflösend im Magen-Darm-Bereich

Süßholzwurzel *(Glycyrrhiza glabra)*, entzündungshemmend bei Magenschleimhautentzündung und Magengeschwüren; Überdosierung kann den Blutdruck ansteigen lassen!

Ingwerwurzel *(Zingiber officinale)*, brechreizlindernd, blähungswidrig, keimtötend, erwärmend

Tausendgüldenkraut *(Centaurium erythraea)*, verdauungsanregend, bei Übelkeit und Völlegefühl

Kümmelsamen *(Carum carvi)*, verdauungsanregend, blähungswidrig, krampflösend bei Völlegefühl und leichten Blähungen, antimikrobiell

Wacholderbeeren *(Juniperus communis)*, gegen Völlegefühl, Aufstoßen und Sodbrennen; bei Überdosierung nierenreizend

Fenchelsamen *(Foeniculum vulgare)*, krampflösend, blähungstreibend, antibakteriell, zudem schleimlösend und auswurffördernd bei Husten

Pfefferminzblätter *(Mentha x piperita)*, kühlend, krampflösend im Magen-Darm-Bereich, desinfizierend

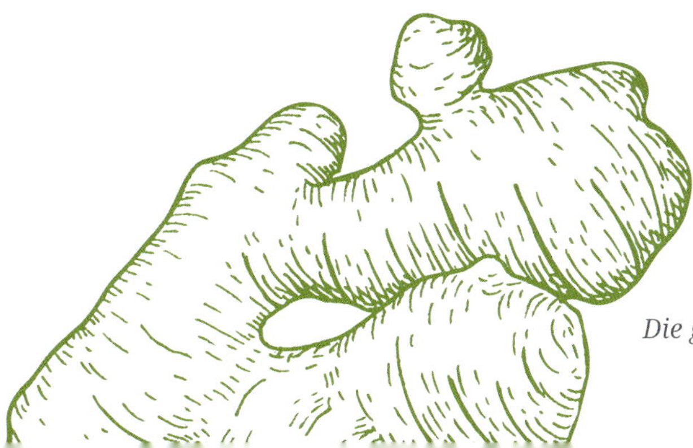

Kräuter bei Frauenleiden

Schafgarbenkraut und -blüte *(Achillea millefolium)*, verdauungsanregend, krampflösend und entzündungshemmend, gegen Menstruationsbeschwerden

Frauenmantelkraut *(Alchemilla vulgaris)*, Sitzbäder bei Frauenleiden, bei schmerzhafter Periodenblutung, Weißfluss; krampflösend im Klimakterium; auch als Tee

Hirtentäschelkraut *(Capsella bursa-pastoris)*, blutstillend; wird gerne bei zu starker Periodenblutung eingesetzt

Silbertraubenkerze *(Actea racemosa)*, hormonausgleichende Eigenschaften, wird häufig bei Wechseljahrbeschwerden verwendet

Gänsefingerkraut *(Potentilla anserina)*, krampfstillend bei schmerzhaften Monatsblutungen, äußerlich bei schlecht heilenden Wunden

Kräuter sammeln, säen oder kaufen

Botanische Kenntnisse sind beim Wildsammeln notwendig, um Verwechslungen mit giftigen oder ungeeigneten Pflanzen ausschließen zu können. Kräuterführungen und Kurse geben hier Sicherheit und schulen im Auffinden geeigneter Sammelorte.

Wer erst mit dem Kräutersammeln beginnt, der kann sich Sämereien bestellen und im Garten aussäen. Einige Kräuter sind sogar gut im Blumenkübel zu ziehen.

Zusätzlich besteht die Möglichkeit, Fertigpflanzen zu erwerben und ihnen im Garten einen geeigneten Platz zuzuweisen.

Die Haupterntezeit der meisten Kräuter liegt zwischen dem Frühsommer und September. Zuletzt werden im Herbst noch die Wurzeln ausgegraben und die Beeren gepflückt und getrocknet.

Damit die gesammelten Schätze nicht verderben siehe Kräuterschätze konservieren, (siehe Seite 241 ff).

Wer keinen Garten hat, keinen grünen Daumen besitzt oder erst im Herbst mit dem Anlegen einer Kräuterhausapotheke beginnen will, kann fertig getrocknete Heilkräuter aus der Apotheke verwenden.

Das hat durchaus einige Vorteile. Heilpflanzen aus der Apotheke haben eine gleichbleibende, kontrollierte Qualität. Hier ist nicht nur gesichert, dass es sich um die gewünschte Heilpflanze ohne Schadstoffe handelt, diese Pflanzen sind auch auf ihren Wirkstoffgehalt hin untersucht und werden nur als Heilpflanzen verkauft, wenn sie die festgelegten Wirkstoffmengen enthalten. Weisen sie diese nicht auf, werden sie in Teebeutel verpackt und als Genusstees gehandelt.

Rezeptangaben wie etwa 3 TL Droge pro 250 ml Wasser, 3 Mal täglich gelten nur für Arzneipflanzen. Bei selbst gesammeltem Pflanzengut muss die Dosiermenge erst ausgetestet werden. Sie liegt meist nicht weit von den Angaben für Arzneipflanzen entfernt.

Zubereitungen aus Heilkräutern

Heiltees sind sicherlich die bekannteste und beliebteste Art der Zubereitung.

Einige Pflanzen benötigen jedoch eine Abkochung (mindestens 20 Minuten Kochzeit), um die gewünschten heilsamen Inhaltsstoffe herauszulösen, so zum Beispiel der Ackerschachtelhalm, wenn er zur Stärkung des Bindegewebes eingesetzt wird, da sich bei einer kurzen Zugzeit von 10 Minuten die begehrten Kieselsäuren nicht lösen und damit nicht bioverwertbar werden, sodass der Tee lediglich eine leicht entwässernde Wirkung entfaltet.

Bei der Mistel zieht man die begehrten Schleime aus der Pflanzendroge, indem man sie einige Stunden – am besten über Nacht – in kaltem Wasser auszieht.

Hier wird deutlich, dass die Inhaltsstoffe der Heilpflanzen bestimmen, auf welche Art die Zubereitung zu Heilzwecken erfolgen muss.

Tinkturen werden in der Regel durch ein dreiwöchiges Ziehenlassen in 70 %igem Alkohol hergestellt, medizinische Weine erhält man durch das ein- bis zweiwöchige Ansetzen der Kräuter, Beeren und Wurzeln in gutem rotem Südwein.

Für Kinder und Menschen, die das Bittere gar nicht mögen, wird man eher einen Heilsirup mit viel Zucker oder Honig herstellen. Dafür werden frische Pflanzen mit Zucker geschichtet und mehrere Wochen im Kühlschrank belassen oder im Garten vergraben, bis sich der Zucker verflüssigt und die Wirkstoffe der Heilkräuter aufgenommen hat.

Es können zusätzlich Salben angerührt und Auszüge für Bäder, Wickel, Umschläge oder Kompressen hergestellt werden.

Nicht zu vergessen die wunderbaren genähten Kräuterkissen und das Arbeiten mit Kräuterölen.

Die Vielseitigkeit hat Methode, denn die Linderung der Beschwerden soll durch die optimale Nutzung der Wirkstoffe aus den jeweiligen Heilkräutern erzielt werden.

Welche Erkrankungen sind mit Kräutern behandelbar?

Bei schweren Krankheiten, starken, lang anhaltenden Schmerzen oder Beschwerden ist eine sorgfältige Diagnose von einem Arzt notwendig! Ein Gang zum Arzt ist generell hilfreich, da erst eine korrekte Diagnose klarstellt, um welche Erkrankung es sich tatsächlich handelt, und erst dann können Kräuter gezielt eingesetzt werden.

Oftmals kann der Arzt sogar phytotherapeutische Ratschläge erteilen, wenn dies sinnvoll ist. Eine Eigenbehandlung mit Giftpflanzen sollte generell unterbleiben. *Die richtige Dosierung ist unglaublich schwierig und gehört in die Hände eines Arztes.*

Der Schwerpunkt der Behandlung mit den Hausapothekenkräutern liegt im Bereich der leichteren, alltäglichen Beschwerden und kann bei hartnäckigen chronischen Krankheiten sehr hilfreich sein.

Sie sind hauptsächlich auf Linderung ausgerichtet. Das mindert ihren Wert aber ganz und gar nicht! Eine gute Linderung der Beschwerden ist oftmals schon die halbe Heilung, das wussten bereits unsere Großmütter.

Weniger ist mehr

Oft wird behauptet, Heilpflanzen können keinen Schaden anrichten, da sie ja nur natürliche Stoffe enthalten. Das ist nicht richtig!

Heilpflanzen haben eine Wirkung und können deswegen, vor allem wenn sie falsch angewendet werden, sehr unangenehme bis schädliche Nebenwirkungen entfalten.

Der Leitspruch „Weniger ist mehr!" ist hier goldrichtig. Die den Magen beruhigende Wirkung der Kamille etwa schlägt bei Überdosierung ins Gegenteil um und erzeugt Krämpfe und Übelkeit.

Viele Inhaltsstoffe von Heilpflanzen haben eine nachgewiesene Wirkung: Bei Beachtung der Regeln zu ihrer Anwendung sind sie in der Hausapotheke ein wundervolles Instrument zur Linderung von Alltagsbeschwerden.

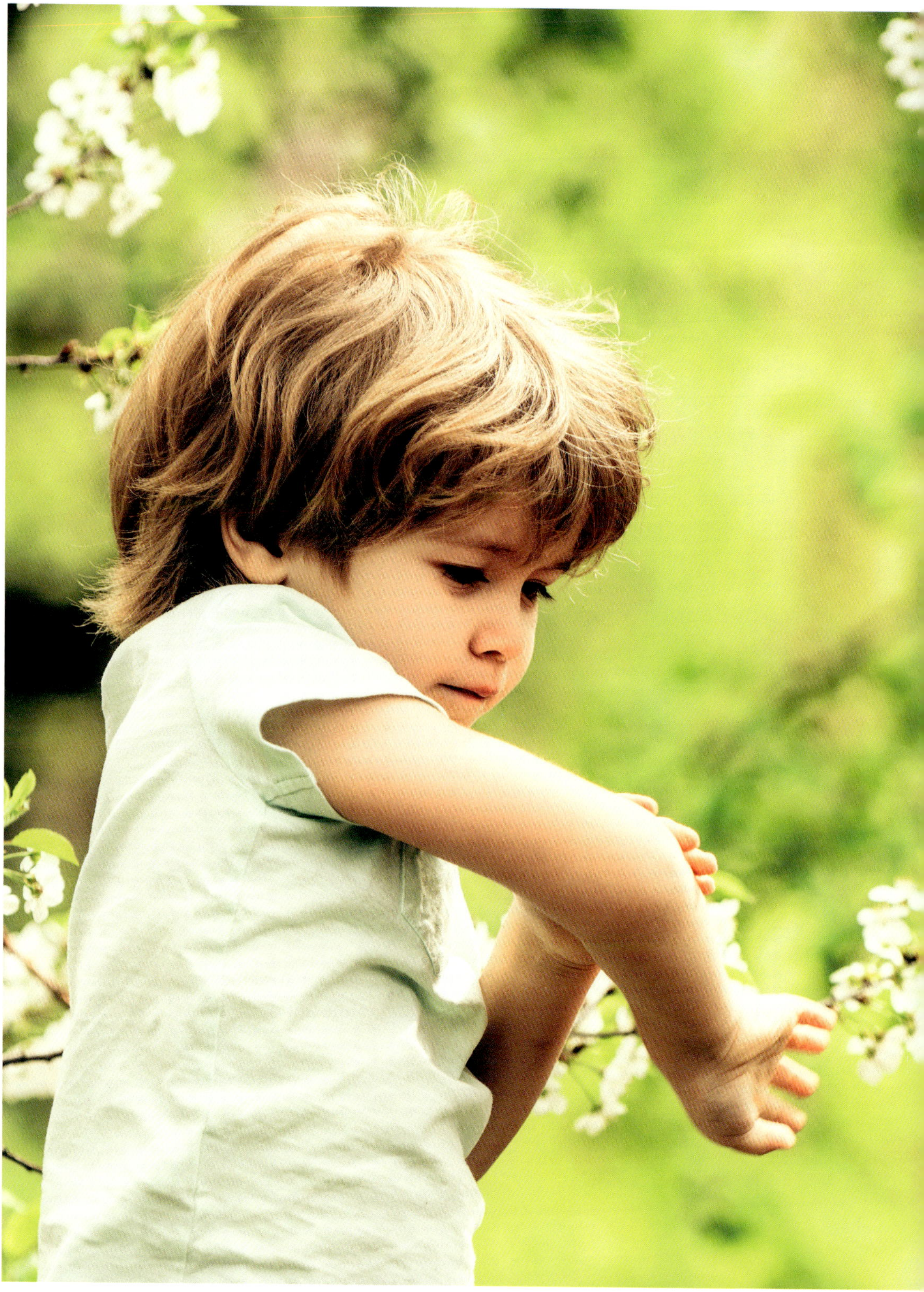

Natürlicher Insektenschutz & grüne Hilfe bei Stichen und Bissen

Die heimischen Pflanzengemeinschaften, die ganz ohne Chemie und Gift auskommen, schaffen Lebensräume, die einer Vielzahl von Tieren und Insekten ein Zuhause bieten.

Der Erholungswert für uns Menschen hängt nun entscheidend davon ab, ob wir diese geschaffene Natürlichkeit auch in Ruhe genießen können.

Gerade die beißenden und stechenden Insekten, die sich ebenfalls verstärkt in einem natürlichen Lebensraum ansiedeln, können den Aufenthalt im Freien und im Haus zu einer wahren Herausforderung werden lassen.

Insektenabwehr

Abgesehen von rauchenden Lagerfeuern helfen hier vor allem ätherische Öle. *Lavendel, Nelke, Bergamotte, Zitronengras, Zeder, Eukalyptus und Salbei etwa enthalten ätherische Öle, deren Duft von den meisten Insekten gemieden wird, die aber für uns Menschen angenehm riechen und deswegen gern verwendet werden.*

Diese Öle können auf unterschiedliche Weise angewendet werden. Man kann zum Beispiel spielend einfach eine Körpercreme herstellen, in die das entsprechende ätherische Öl eingearbeitet wird, oder man träufelt einige Tropfen einer Mischung verschiedener Öle in eine Duftlampe, die Räume und den Lieblingsplatz im Garten oder auf dem Balkon mückenfrei halten kann. **So sind Citronellakerzen ein geeignetes Abwehrmittel gegen die Plagegeister.**

Wem das nicht reicht, der stellt sich einen Insektenabwehrspray her. Damit erzielt man eine effektive Abschreckung, ohne mit den ätherischen Ölen in Kontakt zu kommen. Man sprüht nach Belieben, angefangen bei den Schuhen über die Kleidung und die Haare bis zum Stuhl, auf dem man sitzt, alles ein. Dieses Mittel ist für sehr empfindliche Menschen geeignet, die auf ätherische Öle reagieren. Dieser Insektenabwehrspray hält sogar die von mir als enorm unangenehm empfundenen Grasmilben fern.

REZEPT

INSEKTENABWEHRCREME

Zutaten

- *30–40 g Kokosfett*
- *5–8 Tropfen eines der ätherischen Öle von Lavendel, Zeder, Citronella, Lemongras, Bergamotte, Salbei, Eukalyptus oder einer Mischung aus den genannten Ölen.*

ANWENDUNG

Vor dem Aufenthalt im Freien dünn auftragen. Kann jederzeit wiederholt werden.

Zubereitung

1. *Kokosfett im Wasserbad bei niedriger Hitze schmelzen.*
2. *Das ätherische Öl dazugeben und rasch ins Fett einarbeiten, damit nicht zu viel davon verfliegt.*
3. *Creme in kleine verschließbare Schraubgläser füllen.*
4. *Kühl aufbewahren.*
5. *Die Creme ist ungefähr ein halbes Jahr haltbar.*

ABWEHR VON MÜCKEN

Vor allem Mücken werden genauso wie Zecken vom Schweißgeruch der potenziellen Opfer angezogen.

- *Häufige kühle bis lauwarme Duschgänge helfen, den Schweiß abzuwaschen und nicht mehr so schnell erneut zu schwitzen. Kalte und heiße Durchgänge fördern das Schwitzen!*
- *Kokosfett verringert die Geruchsbildung (siehe oben Abwehr von Zecken). Man kann es als natürliches Deo unter den Achseln verwenden.*
- *Wer unterwegs oder in der Arbeit ist und nicht mal eben so duschen kann, dem hilft lauwarmer Salbeitee, die Schweißproduktion allgemein zu hemmen. Der Tee sollte aber nicht dauerhaft angewendet werden!*

REZEPT

EFFEKTIVER SCHUTZ GEGEN MÜCKEN UND GRASMILBEN

NATÜRLICHES INSEKTENSCHUTZSPRAY

Zutaten

- *10–20 Tropfen eines der ätherischen Öle von Lavendel, Zeder, Citronella, Lemongras, Bergamotte, Salbei, Eukalyptus oder einer Mischung aus den genannten Ölen.*
- *3 ml 70 %iger Ethanol (aus der Apotheke) (Ethanol ist recht duftneutral und desinfiziert am besten. Man kann auch hochprozentige Brände verwenden, doch dann nimmt man auch in Kauf, dass man zum Beispiel nach Marillenbrand duftet.)*
- *100 ml destilliertes Wasser oder Leitungswasser*

Zubereitung

1. *Alles miteinander in eine Sprühflasche geben und gut schütteln.*
2. *Ist etwa ein halbes Jahr haltbar.*

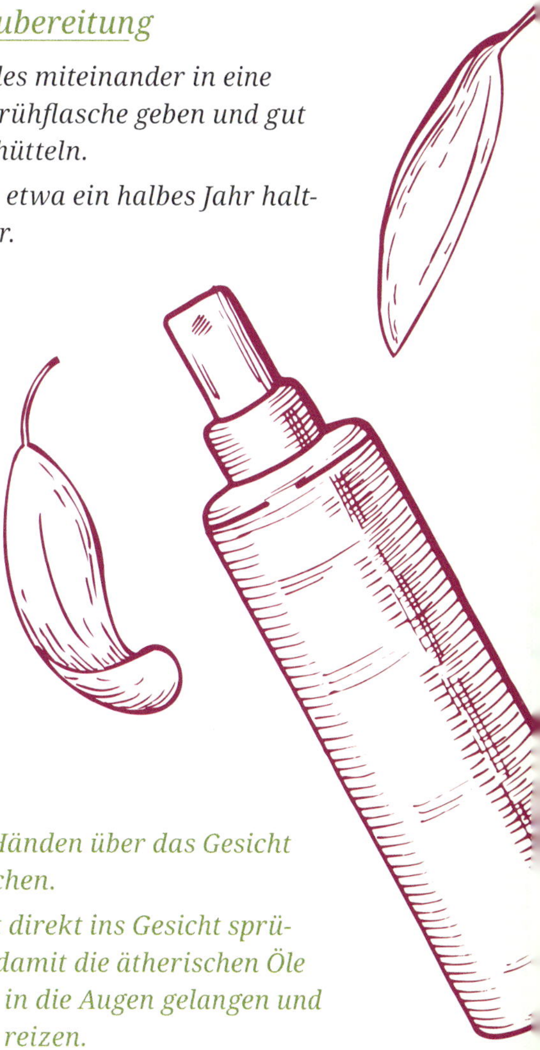

ANWENDUNG

Wird primär auf Haare, Kleidung, Schuhe oder Sitzfläche, auf der man sich aufhält, gesprüht.

Für das Gesicht 2 Hübe auf die Hände sprühen und mit den Händen über das Gesicht streichen.

Nicht direkt ins Gesicht sprühen, damit die ätherischen Öle nicht in die Augen gelangen und diese reizen.

REZEPT

ABWEHR VON ZECKEN

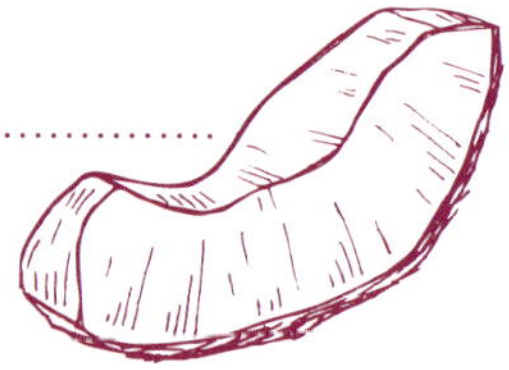

Zutaten

- *Bio-Kokosfett (nicht Bio-Kokosfett enthält gewöhnlicherweise nicht so viel Laurinsäure)*

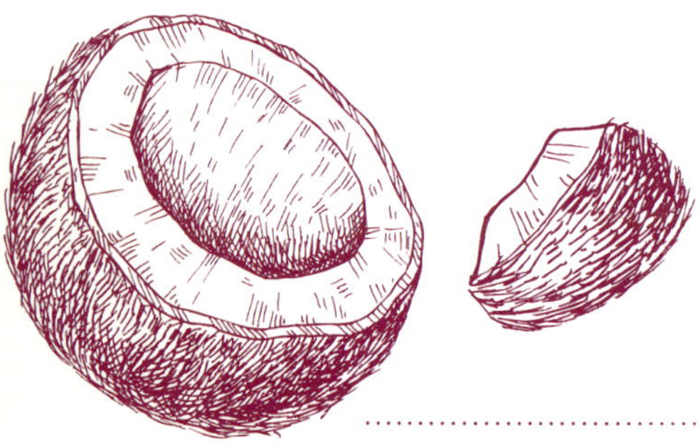

ANWENDUNG

Vor dem Spaziergang oder der Gartenarbeit eincremen.

Kokosfett wirkt aufgrund seines hohen Anteils an Laurinsäure, welche dafür sorgt, dass der Schweiß geruchsneutral bleibt. Man weiß heute, dass Zecken vor allem auf den Schweißgeruch reagieren und sich deswegen festklammern.

INSEKTENSCHUTZ DURCH DUFT

Zutaten

- *Die ätherischen Öle von Lavendel, Zeder, Citronella, Lemongras, Bergamotte, Salbei, Eukalyptus oder eine Mischung aus den genannten Ölen*

ANWENDUNG

Einige Tropfen in eine Duftlampe geben.

Draußen nicht mehr als 20 Tropfen, in Räumen nicht mehr als 10 Tropfen, ansonsten besteht die Gefahr von Kopfschmerzen durch den zu intensiven Geruch!

Wer Kerzen selbst herstellen kann, der kann die genannten ätherischen Öle in die Kerzengrundlage mit hineinmischen. Der Wirkungsradius von Duftkerzen ist aber eher klein, weshalb man für den effektiven Schutz mehrere aufstellen sollte.

Hilfe gegen den Juckreiz

Sollte doch einmal ein Insekt gestochen haben, weil man nicht rechtzeitig ein abwehrendes Mittel zur Hand hatte, dann sind juckreizstillende und beruhigende Mittel die erste Wahl. Für eine dauerhafte Juckreizstillung und zugleich kühlende Wirkung lässt sich aus diesen Pflanzen ein Breiumschlag herstellen.

Zwei besondere Tinkturen habe ich immer im Rucksack oder in der Handtasche dabei – sie sind meine steten Begleiter und haben mir schon sehr oft hilfreiche Dienste erwiesen: Zum einen ist das die Spitzwegerichtinktur. Sie lässt sich hervorragend gegen Juckreiz einsetzen. Als zweites Mittel habe ich eine Melissentinktur dabei, die beruhigend auf die irritierte Haut wirkt. Letztere hilft sogar Menschen, die durch den Juckreiz ganz nervös geworden sind. Man gibt einfach 20 Tropfen davon in ein wenig Wasser und trinkt es. **Die Tinktur sollte aber bei Kindern nicht innerlich angewendet werden, da sie mit 70 %igem Alkohol hergestellt wird.**

REZEPT

DIE SCHNELLE DIREKTHILFE VON DER WIESE ODER AUS DEM KÜCHENGARTEN

PFLANZENSAFT ZUR JUCKREIZLINDERUNG

Zutaten

- *Spitzwegerich*
- *krauser oder stumpfblättriger Wiesenampfer*
- *Sauerampfer*
- *Blüten der Wilden Malve*
- *Gänseblümchen*
- *Basilikum*
- *Petersilie*

ANWENDUNG

Die frische Pflanze zwischen den Fingern so lange quetschen, bis der Pflanzensaft austritt. Diesen Saft dann leicht auf die Stiche tupfen. Dabei lindern die unterschiedlichen Inhaltsstoffe der Pflanzen den Juckreiz. Außerdem sind in allen diesen Pflanzen Gerbstoffe enthalten, die die Wundheilung beschleunigen.

REZEPT

ZUR INTENSIVEN LINDERUNG DES JUCKREIZES UND ZUR KÜHLUNG

BREIAUFLAGE GEGEN JUCKREIZ

Zutaten

- *Alle im Rezept Pflanzensaft gegen Juckreiz erwähnten Pflanzen (siehe Seite 259)*

Zubereitung

1. *Alle Pflanzen im Mörser breiig zerquetschen.*

ANWENDUNG

Den Pflanzenbrei auf die betroffene Stelle auflegen, mit Hilfe eines Tuches oder eines Wickels befestigen und so lange dort belassen, wie es kühlt und angenehm ist. Kann so oft angewendet werden, wie es notwendig ist.

Es funktioniert auch mit den jeweiligen Einzelpflanzen oder einigen von ihnen, falls nicht alle genannten Kräuter vorgefunden werden.

Hilfe nach schmerzhaften Bissen

Gerade Bienen- oder Wespenstiche könne sehr wehtun. Auch der Biss einer Bremse ist unvergesslich.

Zudem sind die Schwellungen um einiges intensiver als bei Mückenstichen, sodass eine sofortige, einige Minuten andauernde Kühlung wichtig ist. Kaltes Wasser betäubt den Schmerz und verhindert ein allzu starkes Anschwellen des betroffenen Gewebes. Während der Fotoaufnahmen zu einem Beitrag für die LandApotheke zu genau diesem Thema trat unsere Stylistin Ute, die barfuß durch unseren Garten lief, auf eine Biene.

Geistesgegenwärtig zog sie sofort den Stachel heraus. *Eine frische Zwiebelscheibe, die wir mehrere Stunden über dem Stich festbanden, nahm ihr den Schmerz und verhinderte ein übermäßiges Anschwellen.* Gleichzeitig wurde die Einstichstelle durch den Zwiebelsaft desinfiziert, sodass keine Entzündung auftrat. Am nächsten Tag trug Ute wieder Schuhe. Vom Barfußlaufen hatte sie erst einmal genug, da sie arbeiten musste und auf Bienen auf unserer Naturwiese nicht achten konnte. Mit der einsetzenden Heilung fing der Stich an zu jucken. Gegen den Juckreiz habe ich ihr ein mit Spitzwegerichtinktur getränktes Läppchen auf die Wunde gebunden. Sie konnte den ganzen Tag arbeiten, ohne kratzen zu müssen.

Pflanzensaft zur Schmerzlinderung

Die frischen Presssäfte von Zwiebeln, Porree, Knoblauch und Pfefferminze wirken alle auf ihre Art schmerzlindernd. Ist es nicht möglich, einen Presssaft herzustellen, mit dem man einen kleinen Lappen tränken kann, dann reicht es, die genannten Pflanzen gut zu zerquetschen, sodass der Saft austritt, und diesen Brei über die Stichwunde zu binden.

Der Verband sollte mehrere Stunden auf dem Stich verbleiben.

REZEPT

ZUM KÜHLEN, ABSCHWELLEN UND BETÄUBEN

WASSERGÜSSE ODER BÄDER GEGEN SCHMERZEN

Zutaten

- *Kübel mit Wasser (fließendes Wasser aus dem Wasserhahn, Quellbach oder ein Eimer mit kaltem Wasser)*

ANWENDUNG

Die betroffene Stelle so lange kaltem Wasser aussetzen, bis die Schmerzen deutlich nachlassen. Kann bei Bedarf mehrmals wiederholt werden.

REZEPT

SCHMERZLINDERUNG

QUARK-UMSCHLÄGE

Zutaten

- *Kalter Quark*

ANWENDUNG

1. *Den Quark mit einem Löffel direkt auf die Haut auftragen.*
2. *Mit einem Wickeltuch abdecken.*
3. *Wirken lassen, bis der Quark fest oder warm wird.*
4. *Danach die Auflage erneuern, bis die Schmerzen deutlich weniger geworden sind.*
5. *Kann so oft wiederholt werden, wie es angenehm ist.*

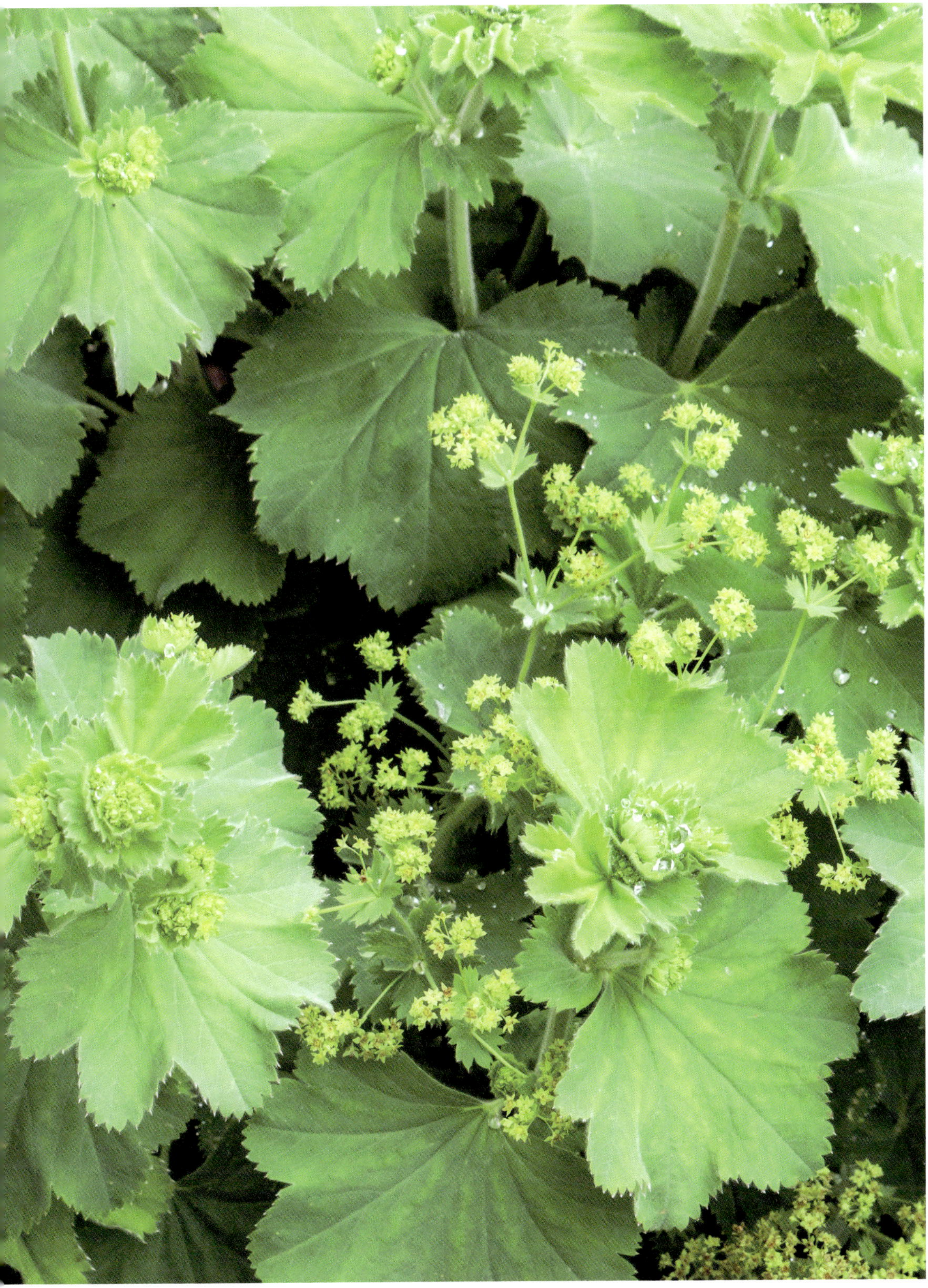

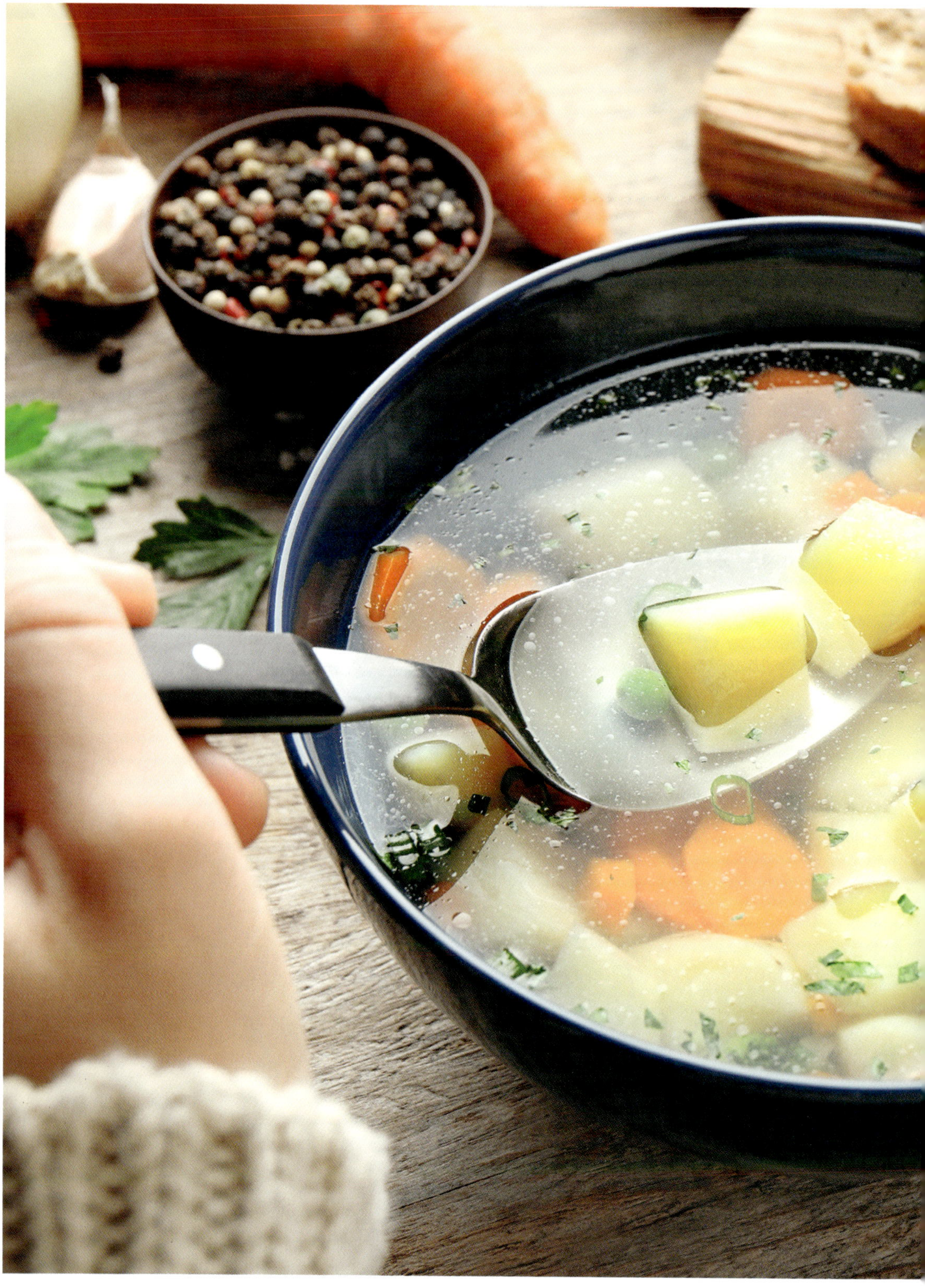

Frisch geerntet – Die Gemüseapotheke

Medizin kommt nicht nur aus der Apotheke. Sie wächst auf der Wiese oder zu Hause im Kräuterbeet. Auch der Gemüsegarten hält mit Kartoffel und Co. heilkräftige Schätze für uns bereit.

Das Wissen um die Heilwirkung unserer heimischen Gemüsesorten ist eigentlich uralt. Gerade die Menschen auf dem Land, die auf ärztliche Versorgung früher kaum und heute leider wieder kaum, zählen konnten, nutzten nahezu alle Pflanzen in ihrer Umgebung nicht nur zur Ernährung, sondern auch zu Gesundheitsvorsorge und im Krankheitsfall.

Edle Kräuter, gewöhnliches Gemüse?

Einige der gängigsten Gemüsesorten hatten für unsere Vorfahren diesen doppelten Wert.

Dem modernen Land- und Stadtmenschen ist zwar ebenfalls klar, dass die tägliche Portion Gemüse den menschlichen Körper mit ausreichend Vitaminen und Mineralstoffen versorgt. Auch sind einfache Anwendungen zur Heilung mit Kohl oder Zwiebeln durchaus in dem einen oder anderen Haushalt durch Überlieferung noch erhalten geblieben und bekannt. Doch ein fundiertes Wissen über das Heilen mit Gemüsepflanzen ist weitestgehend verloren gegangen.

Das liegt vielleicht auch daran, dass Gemüse heutzutage im Vergleich zu Heilkräutern oft als weniger edel angesehen wird. Ein reich ausgestattetes Kräuterbeet findet meist mehr Beachtung und Bewunderung als ein vielseitig angelegtes Gemüsebeet.

Zu Unrecht – denn auch Gemüsepflanzen bilden Inhaltsstoffe, die genauso wie die der Heilkräuter gegen Bakterien, Pilze und Viren wirken. Sie enthalten Gerb- und Bitterstoffe, Flavonoide und Substanzen zur Regulierung des Blutdrucks und des Cholesterinspiegels. Gewöhnliches Gemüse enthält eine Vielzahl heilender Inhaltsstoffe.

Der beruhigende Kopfsalat

So überrascht zum Beispiel der Kopfsalat mit *opiatähnlichen Stoffen*, die in seinem Milchsaft in den Blattrippen vorhanden sind und die eine beruhigende und *schlaffördernde Wirkung* haben.

In einem einfachen Kopfsalat *(Lactuca sativa)* steckt so viel mehr, als die klassische Beilage zu vielen Hauptgerichten vermuten lässt. Durch seinen fettlöslichen Milchsaft, das sogenannte **Lactucarium**, werden die grünen Blätter zu einem Heilmittel bei Einschlaf- und Schlafstörungen. Das Lactucarium hat eine opiatähnliche Wirkung. Dieses Salat-Opium wirkt direkt beruhigend auf das vegetative Nervensystem und mindert dadurch Erregungszustände und Stress.

Dies hat ein leichteres Einschlafen sowie einen ruhigen, erholsamen Schlaf zur Folge.

Die Inhaltsstoffe im Lactucarium des Kopfsalates gelten zudem als leicht schmerzlindernd, sodass Stresskopfschmerzen keine Chance haben. Anstelle von Schlaftabletten also lieber einen Kopfsalat in heißer Milch verquirlen oder einen Salat zum Abendessen verspeisen.

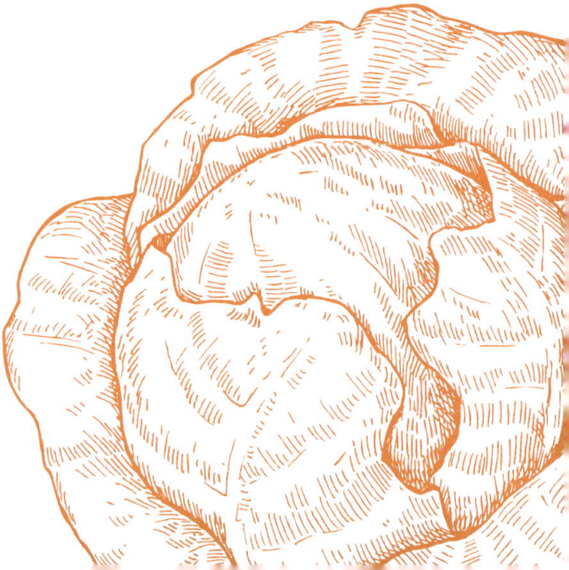

REZEPT

Schlummerspeise Kopfsalat

Zutaten

- *Kleiner Kopfsalat*
- *Olivenöl*
- *Zitrone*
- *Salz und Pfeffer*

ANWENDUNG

Circa 30 Minuten vor dem Schlafengehen den Salat in aller Ruhe verspeisen. Er sollte nicht zu kalt sein, zimmerwarm ist optimal.

ALTERNATIVE

Einen Kopfsalat in 300 ml warme Milch geben und mit dem Mixer zu einem grünen Mixgetränk verquirlen. Mild würzen.

Zubereitung

1. *Salat putzen und in kleine Stücke zerpflücken, dabei die dicken Blattrippen nicht wegwerfen, denn in ihnen befindet sich besonders viel des begehrten Saftes.*
2. *Mit Olivenöl, Zitronensaft, etwas Salz und Pfeffer nach Geschmack mischen und über den Salat geben*

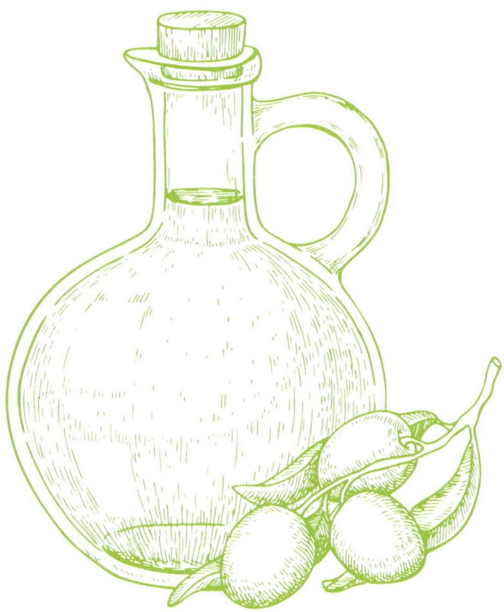

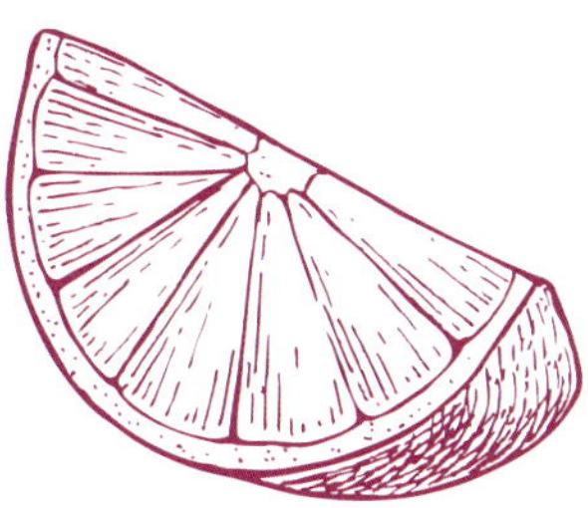

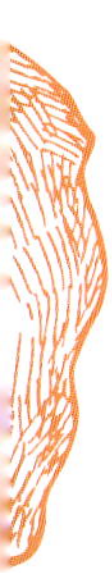

Die vielseitige Knolle – Die Kartoffel

Zu Unrecht als Dickmacher verschrien und so gut wie gar nicht mit Heilwirkungen in Verbindung gebracht, ist die Kartoffel eine völlig unterschätzte Pflanze. Sie liefert leicht verdauliche Kohlenhydrate, die den Körper nicht belasten, sowie viele Vitamine und Mineralstoffe. **Aufgelegte rohe Kartoffelscheiben spenden der Haut viel Feuchtigkeit und glätten damit schnell kleine Fältchen.**

Bei Sonnenbrand fördert frischer Kartoffelsaft die Heilung und bei Magen-Darm-Katarrhen wirkt Kartoffelbrei entzündungs- und sekretionshemmend auf die Magenschleimhaut.

Kartoffelsuppe ist eine heilsame Aufbaunahrung nach starkem Durchfall und wirkt lindernd bei chronischen Darmerkrankungen.

Bei Halsschmerzen, hartnäckigem Husten, rheumatischen Beschwerden, Akne und Durchblutungsstörungen helfen feuchtwarme Auflagen mit gequetschten Pellkartoffeln.

REZEPT

HEILUNGSFÖRDERND, ENTKRAMPFEND, ERWEITERND

KARTOFFELAUFLAGE

Zutaten

- *5 mittelgroße Kartoffeln*
- *Baumwollbeutel oder Mulltücher*

ANWENDUNG

Den etwas abgekühlten Kartoffelbeutel (Temperatur prüfen!) auf die Brust legen. Er sollte als angenehm empfunden werden.

Anwenden, sooft man mag.

Zubereitung

1. *Kartoffeln mit der Schale weich kochen.*
2. *Anschließend in den Baumwollbeutel geben und zerquetschen.*

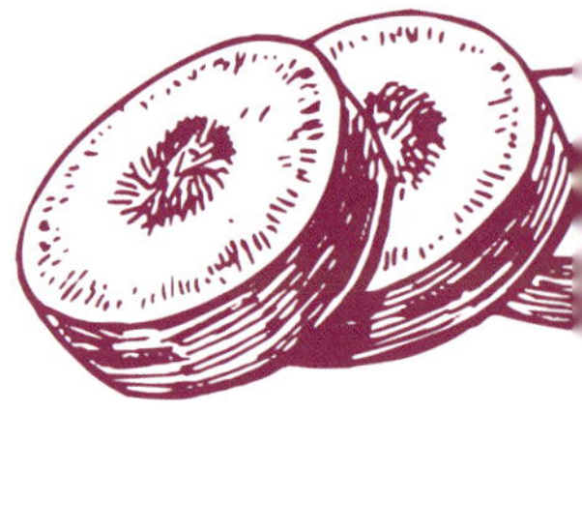

Bei Durchfall und zur Entgiftung – Die Karotte

Karotten enthalten wie zum Beispiel auch Äpfel sehr viel Pektin. Pektine sind recht kompliziert aufgebaute pflanzliche Mehrfachzucker und *werden nicht nur bei Durchfall, sondern auch zur ungefährlichen natürlichen Entgiftung eingesetzt.*

Als Bestandteil der pflanzlichen Zellen tragen sie zur Flexibilität des Pflanzengewebes bei und sichern den Feuchtigkeitsgehalt der Zellen.

Vor allen in den äußeren Bereichen einer Pflanze ist Pektin häufig anzutreffen, so beispielsweise in der Schale von Äpfeln. Durch das Reiben des Apfels mit Schale oder das lange Kochen von Karotten gewinnt das Pektin an Wirkung. Im Darm quillt es auf, bindet Flüssigkeit und wirkt dadurch dem Durchfall entgegen. Gleichzeitig geht es eine unlösbare Verbindung mit Schwermetallen und anderen schädlichen Stoffen in unserem Darm ein, sodass Gifte, die den Darm passieren, gebunden und ausgeschieden werden.

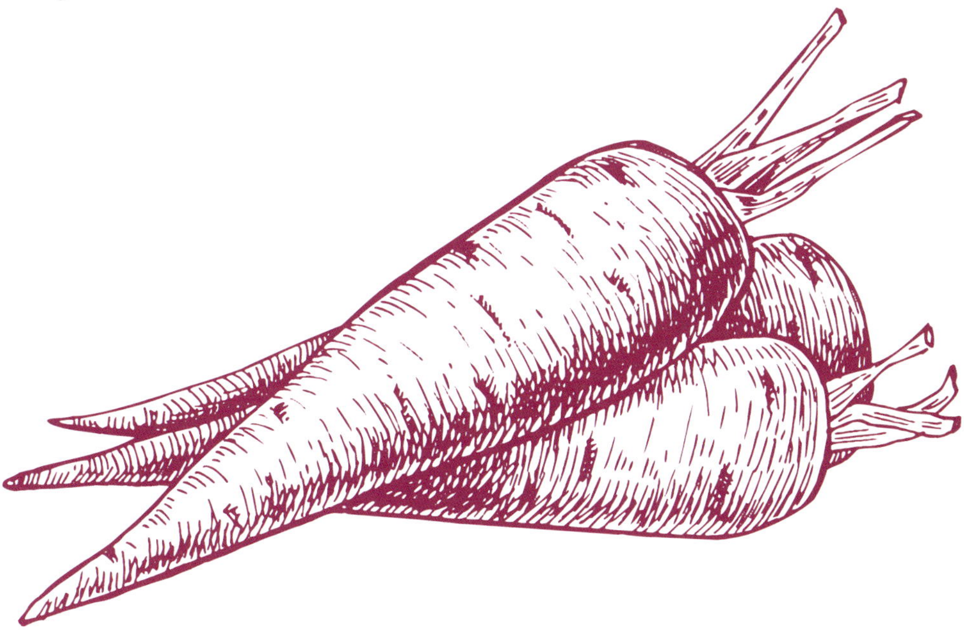

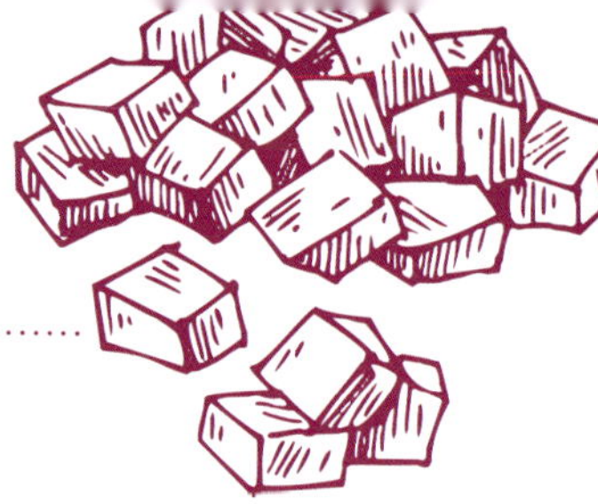

REZEPT

HEIL-KAROTTENSUPPE

Zutaten

- *500 g Karotten*
- *1 l Wasser*
- *1 l Gemüsebrühe*

ANWENDUNG

Bei starkem Durchfall über den Tag verteilt essen (auch für Kleinkinder ab 6 Monaten geeignet).

Zur Entgiftung genauso verfahren.

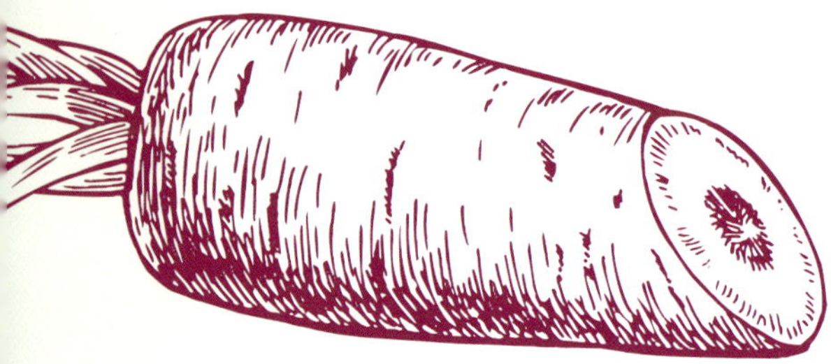

Zubereitung

1. *Karotten gut waschen und in kleine Stücke schneiden. Bei Bio-Karotten ist die Tatsache, dass die Karotten bei diesem Rezept nicht geschält werden, kein Problem.*
2. *Mit 1 Liter Wasser in einem Topf circa 1,5 Stunden köcheln lassen. Eventuell Wasser nachgießen.*
3. *Die in den Karotten wirkenden Inhaltsstoffe werden erst durch längeres Kochen freigesetzt, deswegen alles auf circa 200–250 ml einkochen lassen.*
4. *Anschließend den Brei fein pürieren.*
5. *Mit 1 Liter Gemüsebrühe aufgießen.*

Heilpflanze Lauch

Hildegard von Bingen hielt Lauch für schädlich, nannte jedoch keinen Grund dafür. Vielleicht mochte sie ihn einfach nicht. Hätte sie gewusst, wie nützlich er tatsächlich ist, wäre es ihr sicher leichtgefallen, ihn doch noch ins Herz zu schließen.

Lauch gehört zu den wassertreibenden Gemüsen und unterstützt so unsere Nierentätigkeit.

Die im Lauch enthaltenen Schwefelverbindungen helfen, festsitzenden Husten zu lösen. Nach volksmedizinischer Meinung reicht es aus, mehrere Tage hintereinander Lauchgemüse zu essen.

Seine Inhaltsstoffe helfen unser Immunsystem zu stärken, denn Lauch enthält Vitamin C und K, Folsäure, Eisen, Mangan, Kalium, Kalzium und Magnesium.

Das in ihm enthaltene **Inulin** ist nicht nur gut verträglich für Zuckerkranke, es soll unseren Körper sogar bei der Aufnahme von Kalzium und Magnesium unterstützen. Damit wäre Lauch bei der Vorbeugung gegen Osteoporose hilfreich und gut für den Knochenapparat.

Unsere nützlichen Darmbakterien lieben den Ballaststoff **Inulin**, weshalb sie sich genüsslich auf Lauch stürzen. Das erzeugt Gase und kann zu Blähungen führen. Bei regelmäßigen Verzehr lässt dieser unangenehme Effekt jedoch nach.

REZEPT

LAUCHGEMÜSE GEGEN HUSTEN

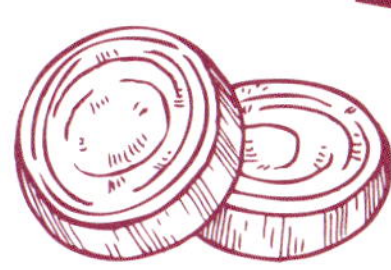

Zutaten

- *500 g frischer Lauch*
- *125 ml Gemüsebrühe*
- *1 EL Butter oder Margarine*
- *Sahne oder Hafercuisine*
- *Salz, Pfeffer, Muskat*

ANWENDUNG

Zur Aufnahme der Schwefelverbindungen gegen Husten 1 Woche lang täglich verspeisen.

Zubereitung

1. *Lauch in Ringe schneiden und bissfest garen.*
2. *Abtropfen lassen.*
3. *Etwas Butter/Margarine in einem Topf erhitzen.*
4. *Lauch hinzugeben und kurz anbraten.*
5. *Vom Herd nehmen und nach Geschmack mit den übrigen Zutaten würzen.*

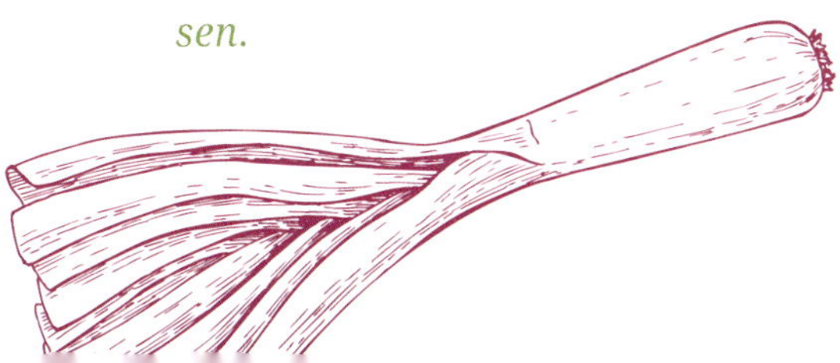

Die inulinreiche Knolle – Topinambur

Die inulinreichen Wurzelknollen des Topinamburs sind vor allem bei Diabetikern beliebt, da sie den Blutzuckerspiegel nicht erhöhen. Aber auch für Übergewichtige kann diese Pflanze sehr hilfreich sein, denn wenn der Blutzuckerspiegel stabil bleibt, dann treten Heißhungerattacken so gut wie gar nicht auf. Abnehmen fällt damit sehr viel leichter.

Genau wie beim Lauch, jedoch um einiges intensiver, da der Inulingehalt in den Wurzelknollen des Topinamburs viel höher ist als im Lauch, hat der Verzehr der Knolle einen positiven Einfluss auf den Blutdruck, die Darmflora und den Cholesterinspiegel. **Das liegt daran, dass Inulin Gallensäure, Triglyzeride (Neutralfette) und Cholesterin bindet.**

Da Inulin erst im Dickdarm fermentiert werden kann und vorher unverdaulich ist, kann es bei einigen Menschen zu Blähungen führen, die sich nach mehrmaligem Verzehr geben.

Der Hauptgeschmack der Knolle ist süß und angenehm.

Topinambur gehört zur selben Gattung wie die Sonnenblume und stammt aus Nord- und Mittelamerika. Bei uns ist er mittlerweile stark ausgewildert und in der Natur häufig anzutreffen.

Zu Heilzwecken kann er klein gehobelt, roh (Salat), gekocht oder als Saft verwendet werden.

Das scharfe Radieschen

Radieschen gehören zu den senfölhaltigen Pflanzen und haben einen entsprechend scharfen Geschmack. Diese Schärfe macht ihre Heilkraft aus.

Bei einer Auflage mit zerquetschten Radieschen wird durch das scharfe Senföl Wärme erzeugt, sodass bei rheumatischen Beschwerden, Bronchitis und Durchblutungsstörungen Linderung herbeigeführt werden kann.

Bei Furunkeln und Akne führt die Erhöhung der Durchblutung an den betroffenen Stellen zur schnelleren Reifung der verstopften und entzündeten Hautporen.

Die entspannende Wärme kann aber auch als Fußbad bei Erkältung, asthmatischen Beschwerden und Kopfschmerzen genutzt werden.

Dazu einfach eine Handvoll gequetschte Radieschen in 2–3 Liter warmes Wasser geben und die Füße einige Minuten darin aufwärmen.

Frische Radieschen knabbern hilft zudem, die Lungenfunktion zu unterstützen.

REZEPT

DURCHBLUTUNGSFÖRDERND, SCHMERZLINDERND, SCHLEIMLÖSEND

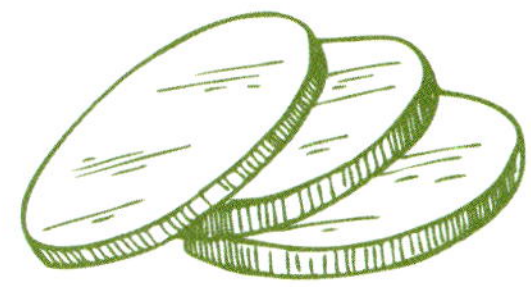

RADIESCHEN-AUFLAGE

Zutaten

- *1 Handvoll Radieschen*
- *dünne Baumwollläppchen*
- *Wickel*

Zubereitung

1. *Die Radieschen, klein schneiden und im Mörser zerquetschten.*

ANWENDUNG

1. *Ein dünnes Baumwollläppchen auf die schmerzende Stelle legen.*
2. *Den Radieschenbrei aufstreichen.*
3. *Mit dem Wickel befestigen.*
4. *Durch die Körperwärme wird die Senfölabspaltung gefördert, sodass recht schnell ein Wärmegefühl entsteht. Dieses sollte aber immer angenehm sein, damit Nebenwirkungen vermieden werden.*
5. *Eine Anwendung sollte lediglich 5–10 Minuten dauern und kann so oft wiederholt werden, wie es als angenehm empfunden wird.*

Nicht für Kinder geeignet!

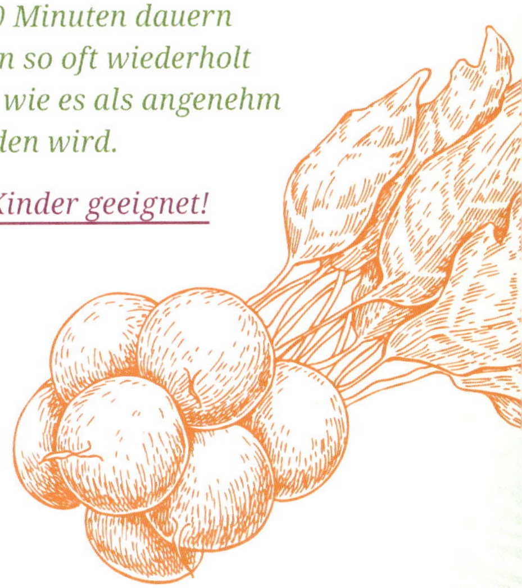

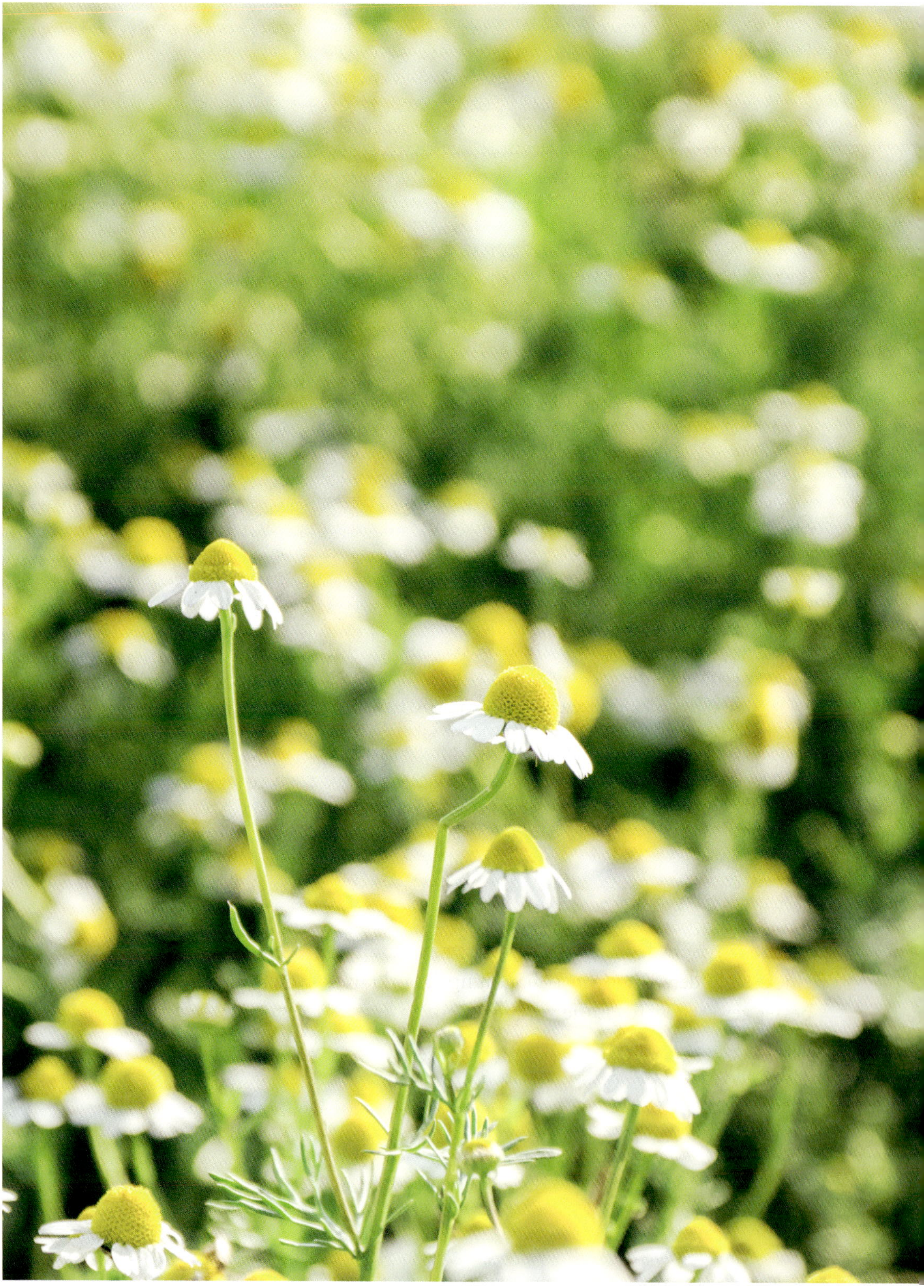

Pflege der Kräuterhausapotheke

Der Frühsommer startet mit der Holunderblüte und lässt das Kräutersammlerherz höherschlagen. Die meisten Heilkräuter aus der Hausapotheke werden nach einem Jahr gegen frische ausgetauscht, damit immer voll heilkräftige Pflanzen vorhanden sind. Es gibt nur wenige Ausnahmen von dieser Regel.

So erlangen die Hopfenzapfen erst im zweiten Jahr der Lagerung ihre volle Heilkraft. Auch Tinkturen aus dem Vorjahr haben noch mindestens ein Jahr ihre volle Wirkung, wenn sie in dunklen Flaschen abgefüllt und gut verschlossen aufbewahrt wurden.

Salben und Cremes hingegen werden nun neu angerührt und gut verschlossen im Kühlschrank aufbewahrt. Je nach Salbengrundlage sind diese dann meist ein halbes bis ein Jahr haltbar.

Ausgemusterte Heilkräuter sollte man jedoch nicht einfach in den Hausmüll werfen. Der Komposthaufen oder die Biotonne sind eher dafür geeignet und schmackhafte Heilpflanzen wie Pfefferminze, Salbei, Thymian oder Melisse, die nun deutlich an Heilkraft eingebüßt haben, eignen sich noch hervorragend als Genusstee oder als Beigabe zur Hausteemischung. Die ausgeräumten Gefäße sollten vor der Neubefüllung gründlich gereinigt werden, damit eventuelle Pilzsporen nicht weitergegeben werden können.

Neue Zusammenstellung

Jetzt ist es auch an der Zeit, die Zusammenstellung der Pflanzen in der Kräuterhausapotheke neu zu überdenken. Häufig stellt man fest, dass das eine oder andere Kraut zur Behandlung der Erkrankungen im letzten Jahr besser gewesen wäre als die vorhandenen.

Wurden zum Beispiel Kräuter gegen Verdauungsbeschwerden kaum gebraucht und dafür hätten es ruhig ein paar Spezialkräuter mehr gegen festsitzenden Husten sein können? Für ein Umsortieren ist jetzt der richtige Zeitpunkt. Auch sollte nur so viel geerntet werden, wie voraussichtlich gebraucht wird.

Die neun wichtigsten Heilkräuter im Frühsommer

WUNDHEILUNGSFÖRDERND, ENTGIFTEND, ENTZÜNDUNGSHEMMEND

Acker-Stiefmütterchen (Viola arvensis)

Merkmale:

Höhe 10 bis 20 cm. Stängel meist aufrecht. Untere Blätter herz- bis eiförmig, gekerbt, sowie größere Nebenblätter. Kahl oder nur schwach behaart. Die circa 1,5 cm langen, schwach gelb bis gelben Blüten stehen vereinzelt. Sind die oberen Blütenblätter violett, handelt es sich um *Viola tricolor*, das genauso verwendet wird wie das Acker-Stiefmütterchen.

Blütezeit:

Mai bis Oktober

Vorkommen:

Wegränder, Äcker, Schuttplätze, Brachland

Verwendung als Heilpflanze:

Innerlich, als Teeaufguss bei Hauterkrankungen mit Schuppenbildung, bei trockenem Husten. Äußerlich als Waschung mit einem gekochten Sud bei Hauterkrankungen, Schuppen, Milchschorf, Akne. Als Auflage bei Bindehautentzündung.

Verwendung in der Küche:

Die Blätter und jungen Triebe schmecken salatartig, die Blüten leicht süßlich und aromatisch. Verwendbar als Beigabe zu Salaten, Gemüse und Eierspeisen. Blüten als essbare Dekoration.

Anwendungsform in der Heilkunde:

Tee, Tinktur, Bäder, Umschläge

ABFÜHREND, HARNTREIBEND, GALLENFLUSSANREGEND, KRAMPFLÖSEND

Erdrauch, Gewöhnlicher *(Fumaria officinalis)*

Merkmale:
Höhe 10 bis 30 cm. Stängel aufrecht, gerillt, trägt wechselständige Blätter. Blätter zart gestielt, doppelt gefiederte Spreite, Fiederblätter ebenfalls zart gestielt, Fieder hand- oder fiederförmig geteilt. Blüten in reichblütigen Trauben, 4 purpurrote Kronenblätter, an der Spitze dunkelrot bis schwarz.

Blütezeit:
April bis Oktober

Vorkommen:
Äcker, Gärten, Schutthalden, Mauern, Straßenränder, Weingärten

Verwendung als Heilpflanze:
Die getrockneten, blühenden, oberirdischen Teile des Erdrauchs enthalten Fumarin, das hilft den oberen Verdauungstrakt zu entkrampfen und wird deswegen in der Volksmedizin bei Verstopfung angewendet. Fumarin-Extrakte finden heutzutage auch bei Psoriasis und chronischen Hautleiden Anwendung. Zudem fördert Erdrauch den Gallenfluss.

Verwendung in der Küche:
Keine

Anwendungsform in der Heilkunde:
Tee, Tinktur, Extrakt

MAGENSAFTSEKRETIONSANREGEND, BLÄHUNGSWIDRIG, APPETITANREGEND, BERUHIGEND

Fieberklee (Menyanthes trifoliata)

Merkmale:
Höhe 20 bis 30 cm. Stängel rund. Eiförmig längliche Tragblätter, Spreite, 3 verkehrt-eiförmig, ganzrandig, fiedernervige Blättchen. Blüten zart weiß-rosa, Kelch in 5 schmale, elliptische Zipfel geteilt, zurückgerollte Zipfel, innenseitig behaart.

Blütezeit:
Mai bis Juni (in den Alpen bis August)

Vorkommen:
Moorige Gebiete, Flachmoore, nasse Wiesen, Verlandungszone der Ufer

Verwendung als Heilpflanze:
Die hübsche Sumpf- und Moorpflanze Fieberklee, auch Bitterklee genannt, ist eine klassische Bitterdroge, die vor allem bei Völlegefühl und Blähungen eingesetzt wird. Aus diesem Grund ist sie Bestandteil vieler Magenbitter, beispielsweise des bekannten Boonekamp. Da Fieberklee die Magensaftproduktion anregt, ist er bei Verdauungsproblemen insgesamt hilfreich. Als beruhigendes Mittel ist der Fieberklee in Nerventees neben Pfefferminze und Baldrian enthalten. Bei Fieber, wie der Name suggeriert, hilft die Pflanze allerdings nicht.

Verwendung in der Küche:
keine

Anwendungsform in der Heilkunde:
Tee, Magenbitter

ADSTRINGIEREND, ENTZÜNDUNGSHEMMEND, LEICHT KRAMPFLÖSEND, WUNDHEILUNGSFÖRDERND

Frauenmantel, Gemeiner *(Alchemilla vulgaris)*

Merkmale:
Höhe 10 bis 50 cm. Stängel aufrecht oder aufsteigend aus den Achseln der Rosettenblätter. Blätter halbkreis- bis nierenförmig, gefaltet, am Rand gekerbt oder gesägt, zottig behaart, 5- bis 9-lappig. Blütenstand doldenartig, reichblütig, behaart, Blüte kelchförmig, grüngelb

Blütezeit:
Mai bis September

Vorkommen:
Heide, nasse und fette Wiesen, Weiden, Schutthalden, Felder, lichte Wälder, Gebüsche

Verwendung als Heilpflanze:
In der Volksmedizin wird Frauenmantelkraut vor allem bei typischen Frauenleiden eingesetzt. Es gilt als lindernd bei schmerzhafter Monatsblutung, Weißfluss und Wechseljahrbeschwerden. Die im Frauenmantel enthaltenen Gerbstoffe machen es zu einem hilfreichen Gurgelmittel bei Halsschmerzen, es lindert Darmkatarrhe und fördert die Wundheilung bei Hautentzündungen

Verwendung in der Küche:
Junge Blätter fein geschnitten in Salaten und Soßen, Gemüsefüllungen, Aufläufe, Bratlingen, Hackkräutermischungen. Die Blätter schmecken mild kohlrabiartig.

Anwendungsform in der Heilkunde:
Tee, Tinktur, Sitzbäder, Gurgellösung, Waschungen, Umschläge

SCHLEIMLÖSEND, REIZMILDERND, ENTZÜNDUNGSHEMMEND, WUNDHEILUNGSFÖRDERND, BLUTGERINNUNGSFÖRDERND ENTGIFTEND, LEICHT STOPFEND, KRAMPFLÖSEND, ANTIBAKTERIELL

Gänsefingerkraut *(Potentilla anserina)*

Merkmale:

Höhe 10 bis 25 cm. Stängel niederlegend, kriechende Ausläufer, rötlich überlaufen, an den Knoten wurzelnd und Blätter bildend. Blätter wachsen in Form einer Rosette, sind oberseits grün und unterseits silbrig-seidig behaart, unterbrochen gefiedert, deutlich gesägt. Blüten bestielt, sonnengelb, 2 bis 3 cm breit, 5 Blütenblätter.

Blütezeit:

Mai bis August

Vorkommen:

Trittfluren, nasse Rasen, Wege, Brachland, Äcker, Gärten

Verwendung als Heilpflanze:

Innerlich die getrockneten Blätter und Blüten als Tee bei Durchfallerkrankungen, Spül- und Gurgelmittel bei Entzündungen im Mund- und Rachenraum, schmerzhaften Monatsblutungen.
Äußerlich Waschungen bei schlecht heilenden Wunden.

Verwendung in der Küche:

Geschmack der jungen Blätter ist leicht sauer bis herb, der Wurzeln roh nussig, gegart süßlich-möhrig. Die Blätter enthalten überdurchschnittlich viel Vitamin C.

Anwendungsform in der Heilkunde:

Tee, Gurgellösung, Waschungen, Bäder

SCHWEISSTREIBEND, BRONCHIALSEKRETIONSFÖRDERND, ANTIOXIDATIV, IMMUNSTIMULIEREND, HARNTREIBEND

Holunder, Schwarzer *(Sambucus nigra)*

Merkmale:

Höhe 5 bis 7 m, baumartiger Strauch. Mark der Äste rein weiß, Blätter dunkelgrün, setzen sich aus 5 bis 7 Teilblättchen zusammen, diese sind am Rand gesägt. Blüten weiß, typischer Geruch (leicht süßlich, vermodernd), stehen in flachen Schirmrispen, Staubbeutel gelb, Früchte ab Anfang August, Steinfrucht, schwarz-violett, überhängende Fruchtstände.

Blütezeit:

Mai bis Juni

Vorkommen:

Hecken, Waldränder, Gärten, Kahlschläge

Verwendung als Heilpflanze:

Innerlich: Die getrockneten Blüten werden in der Volksmedizin häufig zusammen mit Lindenblüten als Tee bei Erkältungserkrankungen und festsitzendem Husten verwendet. Die reifen Beeren dienen als Saft der Stärkung des Immunsystems.

Verwendung in der Küche:

Blütenstände in Mehlteig ausgebacken oder zur Aromatisierung von Alkoholika und Sirup. Die Beeren als Konfitüre, Saft oder getrocknet als Beigabe in Teemischungen oder als Nascherei.

Anwendungsform in der Heilkunde:

Tee, Gurgellösung, Saft

ANTIBAKTERIELL, KRAMPFLÖSEND, ENTZÜNDUNGSHEMMEND, WUNDHEILUNGSFÖRDERND

Kamille (Matricaria recutita)

Merkmale:
Höhe 20 bis 50 cm. Aromatisch duftend. Stängel aufrecht, rund, kahl, stark verzweigt. Blätter zart, 2- bis 3-fach fiederteilig. Blüten 10 bis 25 mm breit, weiße Zungenblüten außen, gelbe Röhrenblüten innen. Blütenboden kegelförmig und hohl.

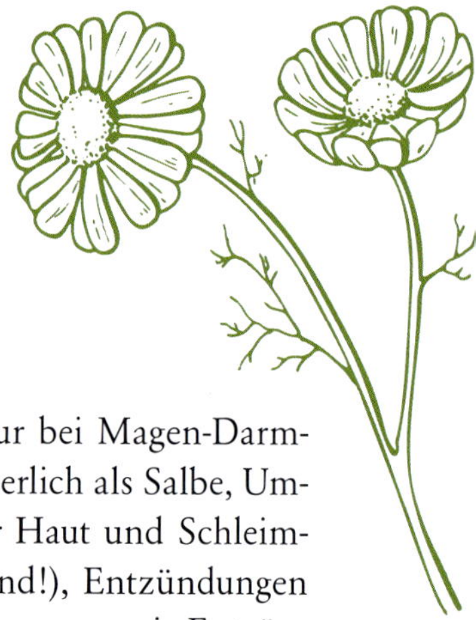

Blütezeit:
Mai bis August

Vorkommen:
Brachland, Weg- und Straßenränder, Getreideäcker

Verwendung als Heilpflanze:
Innerlich: Die Blütenköpfchen als Tee oder Tinktur bei Magen-Darm-Erkrankungen und Menstruationsbeschwerden. Äußerlich als Salbe, Umschlag, Bad oder Inhalation, bei Entzündungen der Haut und Schleimhäute (nicht aber der Augenschleimhaut, hier reizend!), Entzündungen im Mund- und Rachenraum, Erkrankungen der Atemwege sowie Entzündungen im Anal- und Genitalbereich.

Verwendung in der Küche:
Frische Blüten sind eine essbare Dekoration und dienen der Aromatisierung von Likör, Limonade und Wein. Blätter zerkleinert im Salat.

Anwendungsform in der Heilkunde:
Tee, Tinktur, Salbe, Bäder, Inhalation, Umschläge

WUNDHEILUNGSFÖRDERND, REIZMILDERND

Lungenkraut, Echtes (Pulmonaria officinalis)

Merkmale:

Höhe 10 bis 30 cm. Stängel aufrecht, rau behaart. Blätter bodennah lang gestielt, behaart, zugespitzt eiförmig, Stängelblätter ungestielt, kleiner. Beide Blattformen weisen meist rundliche, weiße Flecken auf. Sind keine Flecken vorhanden, handelt es sich um das Dunkle Lungenkraut (*Pulmonaria obscura*), das genauso verwendet wird. Blüten zunächst rosa, später blau-violett, glockenförmig und bis zur Hälfte fünfteilig.

Blütezeit:

März bis Mai

Vorkommen:

Wegränder, Laubwälder

Verwendung als Heilpflanze:

Innerlich die getrockneten oberirdischen Teile als Kaltauszug (nicht heiß aufbrühen, da die heilenden Schleime nicht hitzebeständig sind), in der Volksmedizin bei Erkrankungen der Atemwege und bei Magen-Darm-Katarrhen. Lungenkraut enthält keine Pyrrolizidinalkaloide wie andere Raublattgewächse, deswegen gibt es keine Nutzungsbegrenzung.

Verwendung in der Küche:

Junge, saftige Blätter schmecken in Salaten und Smoothies gurkenartig mild. Die Blüten sind als essbare Dekoration verwendbar.

Anwendungsform in der Heilkunde:

Tee, Waschungen, Auflage

SCHLEIMLÖSEND, REIZMILDERND, ENTZÜNDUNGSHEMMEND, WUNDHEILUNGSFÖRDERND, BLUTGERINNUNGSFÖRDERND

Spitzwegerich *(Plantago lanceolata)*

Merkmale:

Höhe 10 bis 40 cm. Stängel aufrecht, blattlos und gefurcht. Blätter bilden eine Rosette, schmal, lanzettlich, meist mit 3 bis 4 parallelen Blattadern, ganzrandig. Die Blüten stehen in einer 1 bis 3 cm langen, walzenförmigen Ähre und sind unscheinbar beige-braun. Typisch sind die auffälligen, langen, weiß-gelblichen Staubblätter.

Blütezeit:

Mai bis September

Vorkommen:

Wegränder, Wiesen, Weiden, Brachflächen, Trockenrasen

Verwendung als Heilpflanze:

Innerlich wird Spitzwegerich in Form eines Tees oder einer Tinktur bei Katarrhen der Atemwege, bei Entzündungen der Schleimhaut im Mund- und Rachenraum sowie als leichtes Abführmittel verwendet. Äußerlich als Waschung und Sitzbad bei Ekzemen und Menstruationsbeschwerden.

Verwendung in der Küche:

Junge Blätter eignen sich klein geschnitten für Salat und Suppen. Junge, noch dunkle, geschlossene Knospen gekaut, schmecken nach frischen Champignons.

Anwendungsform in der Heilkunde:

Tee, Tinktur, Gurgellösung, Inhalation, Umschläge, Bäder

Die 14 wichtigsten Heilkräuter im Hochsommer

ENTZÜNDUNGSHEMMEND, ANTIMIKROBIELL, SCHMERZLINDERND

Arnika, Echte (Arnica montana)

Merkmale:
Höhe 20 bis 60 cm. Stängel aufrecht, mäßig bis dicht behaart. Grundständige, am Boden anliegende Blattrosette mit ganzrandigen elliptischen Blättern. 1–3 gegenständige Blätterpaare am Stängel. Pro Blattrosette, 5–8 cm breite Blüten mit gelben Röhrenblüten mittig und strubbelig wirkende Zungenblüten außen. Schutzwürdig und teilweise geschützt. Wildsammeln zu Heilzwecken vermeiden.

Blütezeit:
Mai bis August

Vorkommen:
Bergweiden, Moorwiesen, Magerrasen, lichte Wälder und Heidelandschaften

Verwendung als Heilpflanze:
Arnika wird vor allem bei Prellungen, Blutergüssen, Verstauchungen und Quetschungen angewendet. Doch auch bei oberflächlichen Venenerkrankungen, rheumatischen Muskel- und Gelenkbeschwerden, entzündlichen Mund- und Zahnfleischerkrankungen sowie Insektenstichen ist die Arnika eine effektive Hilfe.

Verwendung in der Küche:
Keine

Anwendungsform in der Heilkunde:
Salbe, Tinktur, Gurgel- und Pinselmittel

APPETITANREGEND, VERDAUUNGSFÖRDERND, KRAMPFLÖSEND

Beifuß, Gemeiner *(Artemisia vulgaris)*

Merkmale:

Höhe 0,3 bis 1,5 m. Stängel aufrecht, rötlich überlaufen. Blätter riechen schwach aromatisch. Sie sind oberseits dunkelgrün und unterseits weißfilzig behaart, 1- bis 2-fach gefiedert und wechselständig am Stängel angeordnet. Die Endungen der Blätter sind lanzettlich und laufen spitz aus. Zahlreiche circa 4 mm große, weißfilzige Körbchen, in denen die gelben oder rotbraunen Röhrenblüten sitzen.

Blütezeit:

Juni bis Oktober

Vorkommen:

Wegränder, Ödland, Schuttplätze, Gebüsche, Flussufer

Verwendung als Heilpflanze:

Innerlich verwendet unterstützt der Gemeine Beifuß die Bauchspeicheldrüse und hilft durch Anregung der Speichel- und Magensaftsekretion schwere, fettige Speisen besser zu verdauen. Die Volksmedizin verwendet einen Beifußtee bei schmerzhaften Menstruationsbeschwerden.
Äußerlich als Fußbad zubereitet, hilft er bei Unterleibsbeschwerden, Blasenkatarrhen und wirkt lindernd und entspannend bei müden Füßen.

Verwendung in der Küche:

Frisch oder getrocknet als süßlich-bitteres Gewürz

Anwendungsform in der Heilkunde:

Gewürz, Tee, Fuß- und Sitzbäder

HARNTREIBEND, MILCHBILDUNGSFÖRDERND, HARMONISIEREND, WUNDHEILUNGSFÖRDERND, ANTIMIKROBIELL, SCHLEIMLÖSEND, ENTZÜNDUNGSHEMMEND

Eisenkraut, Echtes *(Verbena officinalis)*

Merkmale:
Höhe 20 bis 70 cm. Stängel vierkantig, unten verholzend, aufrecht, oben ästig. Blattränder unregelmäßig gekerbt, Grundform der unteren Blätter fast dreieckig, Blüten unscheinbar, blassviolett bis weiß, 5 Blütenkronenblätter, stehen in rispigen Ähren. Länge der Blüte circa 3–5 mm.

Blütezeit:
Juli bis September

Vorkommen:
Weiden, Schuttplätze, Brachen, Wegränder

Verwendung als Heilpflanze:
In der Volksmedizin ist Eisenkraut hoch angesehen, man verwendet es bei Erschöpfungszuständen, Schleimhautkatarrhen, unregelmäßiger Menstruation, Wechseljahrbeschwerden und bei schlecht heilenden Wunden.

Verwendung in der Küche:
Geschmack bitter-zitronig. Als Salatbeigabe, Gewürz, in Quark- und Eierspeisen.

Anwendungsform in der Heilkunde:
Tee, Gurgelmittel, Tinktur

HARNTREIBEND, ENTZÜNDUNGSHEMMEND, ANTIMIKROBIELL, LEICHT KRAMPFLÖSEND

Goldrute, Echte *(Solidago virgaurea)*

Merkmale:
Höhe 0,1 bis 1 m. Stängel aufrecht, teilweise im oberen Teil verzweigt, unten kahl, oben teilweise flaumig behaart. Die unteren Blätter sind zugespitzt elliptisch, grob gesägter Rand. Die oberen Blätter sind elliptisch bis lanzettlich, allmählich kürzer gestielt, ganzrandig oder gesägt. Blütenköpfchen stehen in endständiger Rispe oder Traube, gelbe 8 bis 12 Zungenblütenblätter.

Blütezeit:
Juli bis September

Vorkommen:
Staudenfluren, Magerrasen, lichte Wälder

Verwendung als Heilpflanze:
Bei entzündlichen Erkrankungen der ableitenden Harnwege, wie beispielsweise einer Blasenentzündung, verschafft das blühende Kraut der Echten Goldrute als eines der Hauptkräuter einer Durchspülungstherapie schnell Linderung und Heilung. Hilfreich ist sie ebenfalls bei Reizblase, rheumatischen Beschwerden sowie zur Vorbeugung von Harnsteinen und Nierengrieß. Verwendung findet sie auch als Spülung bei Entzündungen der Mund- und Rachenschleimhaut.

Verwendung in der Küche:
Die Blüten schmecken aromatisch-herb-süßlich und eignen sich für Hausteemischungen und als essbare Dekoration.

Anwendungsform in der Heilkunde:
Tee, Tinktur, Sitzbäder, Durchspülungstherapie

KRAMPFLÖSEND, LEICHT BLUTDRUCKSENKEND, BERUHIGEND, UTERUSKONTRAHIEREND

Herzgespann, Echtes *(Leonurus cardiaca)*

Merkmale:
Höhe 0,3 bis 2 m. Stängel aufrecht, kantig und meist unverzweigt. Blätter sind gestielt, gegenständig am Stängel, dreilappig, dicht behaart, am Rand gesägt. Blassrosa Lippenblüten, stehen in halbkugeligen Scheinquirlen um den Stängel.

Blütezeit:
Juni bis September

Vorkommen:
Wegränder, Hecken, Zäune, Schuttplätze, Mauern, Unkrautflure

Verwendung als Heilpflanze:
Die oberirdischen, blühenden, getrockneten Teile des Herzgespanns werden unter anderem zur Anregung der Kontraktion der Gebärmutter bei der Geburtshilfe, Schilddrüsenüberfunktion, nervösen Herzbeschwerden begleitet von Unruhe und Ängsten, Herzrasen, Herzrhythmusstörungen, Reizbarkeit und Schlafproblemen vor allem während der Wechseljahre eingesetzt. Die Wirkung setzt erst nach circa 2–3 Wochen regelmäßiger Einnahme ein.
Nicht während der Schwangerschaft anwenden!

Verwendung in der Küche:
Gewürz, bitteres Bierbraukraut

Anwendungsformen in der Heilkunde:
Tee, Tinktur, Teemischungen

BLUTBILDEND, BLUTREINIGEND, SCHLEIMLÖSEND, WUNDHEILUNGSFÖRDERND

Hohlzahn, Gelber *(Galeopsis segetum)*

Merkmale:

Höhe 10 bis 40 cm. Stängel aufrecht, weich behaart. Blätter eiförmig bis lanzettlich, stumpf gezähnt. Lippenblüten stehen in 4 bis 8 Scheinquirlen um den Stängel, blassgelb, fast weiß, Unterlippe mit dunklem gelbem Fleck und zwei zahnartigen Höckern.

Blütezeit:

Juli bis August

Vorkommen:

Äcker, Steinschutt, Wegränder

Verwendung als Heilpflanze:

In der Volksmedizin wird das blühende Kraut des Hohlzahns bei Milzerkrankung, Appetitlosigkeit, Husten, Bronchitis, Erkältung und bei Lungenproblemen eingesetzt. Da er ein sanft wirkendes Mittel ist, findet er sich häufig in Teemischungen.

Verwendung in der Küche:

Die Blüten sind eine essbare Dekoration.

Anwendungsform in der Heilkunde:

Tee, Waschungen, als schleimlösendes Kraut in Teemischungen

BERUHIGEND, ANGSTLÖSEND, SCHLAFFÖRDERND

Hopfen, Gemeiner (*Humulus lupulus*)

Merkmale:
Höhe bis zu 6 m, kletternd. Stängel borstig behaart, vierkantig. Blätter gegenständig, tief 3- bis 7-lappig, handförmig, gesägt, rau gehaart. Weibliche und männliche Blüten sitzen auf verschiedenen Pflanzen. Nur die weiblichen Pflanzen entwickeln Hopfenzapfen, die zum Bierbrauen und zu Heilzwecken verwendet werden.
Hinweis: Getrocknete Hopfenzapfen in der Hausapotheke erreichen erst im zweiten Jahr ihre volle Heilkraft.

Blütezeit:
Juli bis August

Vorkommen:
Gebüsche, Auenwälder, Waldränder

Verwendung als Heilpflanze:
Für die innere Anwendung ist ein Tee aus den weiblichen getrockneten Hopfenzapfen als mildes Beruhigungs- und Schlafmittel, bei Verdauungsproblemen sowie bei sexueller Übererregbarkeit anwendbar. Zusätzlich zum Schlaftee kann ein kleines, mit Hopfenzapfen gefülltes Kissen beim Einschlafen helfen und die Nerven beruhigen.
Hinweis: Frische Zapfen können bei empfindlichen Menschen Hautreizungen hervorrufen!

Verwendung in der Küche:
Die jungen Triebe können wie Spargel zubereitet werden.

Anwendungsform in der Heilkunde:
Tee, Bier, Kräuterschlafkissen

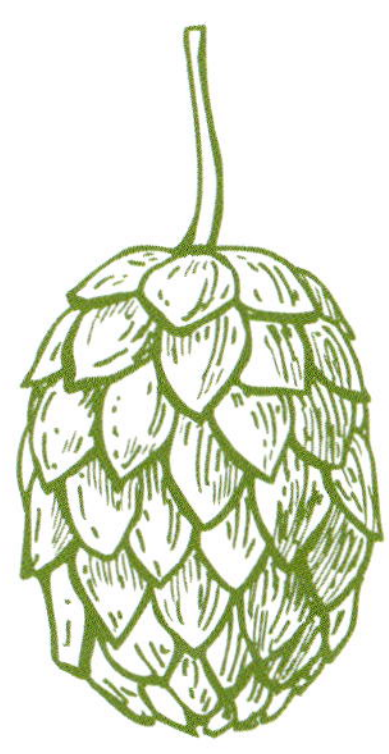

HUSTENREIZMILDERND, AUSWURFFÖRDERND, ENTZÜNDUNGSHEMMEND, ANTIVIRAL, HARNTREIBEND

Königskerze, Großblütige *(Verbascum densiflorum)*

Merkmale:

Höhe 50 bis 200 cm im zweiten Jahr. Im ersten bildet die Pflanze nur eine Blattrosette am Boden, aus sehr kurz gestielten, elliptischen Blättern. Im zweiten Jahr Stängel aufrecht und rund. Blätter lanzettlich, behaart, gekerbt, am Stängel herablaufend. Dichter, ährenartiger Blütenstand mit sonnengelben, kurz gestielten Blüten. Die Blüten bestehen aus fünf miteinander verwachsenen Blütenblättern, drei wollig behaarten (vor dem Verspeisen der Blüten entfernen, sie kratzen im Hals!) und zwei kahlen Staubbeuteln.

Blütezeit:

Juni bis September

Vorkommen:

Wegränder, Böschungen, Kiesgruben, Schlagfluren

Verwendung als Heilpflanze:

Die getrockneten Blütenkronen sind hilfreich bei Husten und Erkältungserkrankungen. In der Volksmedizin findet die Königskerze zudem Anwendung als harntreibendes Mittel, bei rheumatischen Erkrankungen, als Gurgelmittel bei Mund- und Rachenentzündung sowie bei schlecht heilenden Wunden.

Verwendung in der Küche:

Die Blüten sind mild und süßlich und dienen als essbare Dekoration.

Anwendungsform in der Heilkunde:

Tee, Waschungen, als schleimlösendes Kraut in Teemischungen, blutbildend

ZUSAMMENZIEHEND, ENTZÜNDUNGSHEMMEND, ANTIVIRAL, ANTIMIKROBIELL, ANTIDIABETISCH, WUNDHEILUNGSFÖRDERND

Odermennig, Gemeiner *(Agrimonia eupatoria)*

Merkmale:
Höhe 0,3 bis 1 m. Stängel aufrecht. Blätter stehen rosettig, unterbrochen gefiedert, gesägt, in große und kleine Abschnitte geteilt, Unterseite ist grau behaart. 5 gelbe Blütenblätter, viele Staubblätter. Früchte verkehrt kegelförmig, Kelchbecher mit Hakenborsten. Die Samen verteilen sich, indem sie an allem, was sie berührt, hängen bleiben.

Blütezeit:
Juni bis September

Vorkommen:
Waldränder, natürliche Wege, Hecken, Magerweiden

Anwendung als Heilpflanze:
Durch seinen Gerbstoffgehalt kann Odermennig gut gegen Durchfall und oberflächliche Hautentzündungen eingesetzt werden. Odermennig ist das Heilkraut für Menschen die ihre Stimme stark beanspruchen. Als Gurgelmittel bei versagender Stimme aufgrund einer Rachenentzündung ist ein Sud von dem getrockneten oberirdischen, blühenden Kraut bekannt und beliebt bei Schauspielern und Sängern.

Verwendung in der Küche:
In Hausteemischungen, zum Aromatisieren von Öl, Essig, Wein, Salz. Die Blüten sind ebenfalls essbar.

Anwendungsform in der Heilkunde:
Tee, Gurgelmittel, Waschungen

KRAMPFLÖSEND, ZUSAMMENZIEHEND, ANTIMIKROBIELL, SCHWEISSHEMMEND, VERDAUUNGSFÖRDERND

Salbei, Echter *(Salvia officinalis)*

Merkmale:
Höhe 20 bis 70 cm. Stängel aufrecht mit abstehenden, grau behaarten Zweigen. Runzelige, längliche, abgerundete Blätter. Blattrand fein gekerbt. Lippenblüte hellviolett, quirlig in lockeren, ährenähnlichen Blütenständen.

Blütezeit:
Mai bis Juli

Vorkommen:
Kultiviert in warmen Gebieten und ausgewildert

Anwendung als Heilpflanze:
Bei Völlegefühl, leichten Krämpfen, Durchfall und übermäßigem Schwitzen während der Wechseljahre ist Salbei innerlich angewendet das richtige Kraut. Salbei lindert zudem Entzündungen der Mund- und Rachenschleimhaut und hilft generell bei Entzündungen der Atemwege. Traditionell wird er zum Abstillen verwendet. Der Tee und vor allem die Tinktur und reines Salbeiöl sollten wegen des hohen Thujongehaltes nicht über einen längeren Zeitraum verwendet werden.

Verwendung in der Küche:
Gewürzkraut

Anwendungsform in der Heilkunde:
Tee, Tinktur, Gurgel- und Mundspülmittel, Waschungen

STARK ANTIMIKROBIELL, SCHLEIMLÖSEND, KRAMPFLÖSEND

Thymian, Echter (Thymus vulgaris)

Merkmale:

Höhe 10 bis 30 cm. Stängel niederliegend bis aufsteigend. Ganze Pflanze duftet aromatisch. Blätter kurz gestielt, elliptisch bis lineal mit umgerolltem Blattrand, unterseits filzig behaart. Lippenblüten hellviolett, ährig oder köpfchenförmig angeordnete Scheinquirle.

Blütezeit:

Mai bis Oktober

Vorkommen:

Bauerngärten, in wärmeren Gegenden verwildert

Verwendung als Heilpflanze:

Thymian ist eines der bekanntesten Kräuter, die bei krampfhaftem, trockenem Husten, bei Erkrankungen der oberen Atemwege allgemein, bei Keuchhusten und chronischer Bronchitis zum Einsatz kommen. Außerdem findet es vor allem in der Volksmedizin bei Magen-Darm-Störungen, rheumatischen Beschwerden und bei starkem Mundgeruch (geruchshemmendes Öl) Anwendung.

Verwendung in der Küche:

Vor allem als Gewürz und die jungen frischen Blätter im Salat, Quark, Suppen und Butter.

Anwendungsform in der Heilkunde:

Gewürzkraut, Tee, Tinktur, Mund- und Gurgelwasser, Rasierwasser, Einreibungen, Badezusatz

BEI NERVÖSER UNRUHE, LEICHTER DEPRESSION, SCHMERZLINDERND, WUNDHEILUNGSFÖRDERND, ENTZÜNDUNGSHEMMEND

Tüpfel-Johanniskraut *(Hypericum perforatum)*

Merkmale:

Höhe 0,3 bis 1 m. Aufrechtes, hohes Büschel mit verzweigtem Stängel. Gegenständige, kaum gestielte, elliptisch eiförmige oder längliche bis linealische Blätter. Blätter weisen durchscheinende Punktierungen auf, die von vorhandenen Ölzellen hervorgerufen werden. Sichtbar als zahlreiche, kleine schwarze Punkte. 5 goldgelbe, freie Kronenblätter laufen jeweils in Spitzen aus.

Blütezeit:

Juni bis August

Vorkommen:

Magerrasen, Gebüsche, Wegränder, lichte Wälder, Heidegebiete, Brachäcker, Bahndämme

Anwendung als Heilpflanze:

Die getrockneten blühenden Triebe finden vor allem bei nervöser Unruhe und leichten depressiven Verstimmungen Anwendung. Der Auszug in Sonnenblumen- oder Olivenöl – das sogenannte Rotöl – hilft äußerlich bei rheumatischen Schmerzen, bei schlecht heilenden, entzündeten Wunden und bei leichten Verbrennungen. Das im Johanniskraut enthaltene Hypericin wirkt antiviral und wurde aus diesem Grund bereits sogar gegen HIV eingesetzt.

Anwendungsform in der Heilkunde:

Tee, Ölauszug

Achtung!

Johanniskraut erhöht die Lichtempfindlichkeit und setzt bei höherer Dosierung die Wirksamkeit von vielen Medikamenten herab bzw. aus. So wirken beispielsweise Herz- und Aids-Medikamente, Antihistaminika und die Antibabypille nicht mehr..

VERDAUUNGSSEKRETIONSANREGEND, KRAMPFLÖSEND, ENTZÜNDUNGSHEMMEND, APPETITANREGEND

Wiesen-Schafgarbe *(Achillea millefolium)*

Merkmale:

Höhe 20 bis 100 cm. Stängel aufrecht, kantig, behaart und im oberen Teil verzweigt, Blätter wechselständig stark gefiedert, auch die Teilblättchen sin 2–5-fach fein gefiedert, insgesamt lineal lanzettlich. Blüten sitzen in einem flachen, doldenähnlichen Blütenstand und haben 4 bis 6 weiße oder rosafarbene Zungenblüten. Hinweis: Das Berühren der frischen Pflanze in Verbindung mit Sonnenlicht kann bei empfindlichen Menschen zu Hautreizungen führen! Wiesendermatitis.

Blütezeit:

Juni bis Oktober

Vorkommen:

Wiesen, Wegränder, Weiden, Rasen

Verwendung als Heilpflanze:

Innerlich: Das frische oder getrocknete blühende Kraut als Tee aufgebrüht bei Appetitmangel, Menstruationsbeschwerden, Verdauungs- und Magen-Darm-Störungen.

Äußerlich: Waschungen und Sitzbäder bei Ekzemen und Menstruationsbeschwerden

Verwendung in der Küche:

Als Gewürz und die jungen Blätter vor der Blüte im Salat, Quark, Suppen und in Butter.

Anwendungsform in der Heilkunde:

Tee, Tinktur, Ölauszug, Waschungen, Salbe, Sitzbäder

ANTIBAKTERIELL, BERUHIGEND, KRAMPFLÖSEND, BLÄHUNGSTREIBEND, ANTIVIRAL, SCHLAFFÖRDERND, ENTSPANNEND

Zitronenmelisse *(Melissa officinalis)*

Merkmale:
Höhe bis 1 m. Ganze Pflanze ist behaart und duftet stark zitronig. Stängel aufrecht, meist unverzweigt. Blätter gestielt, eiförmig bis länglich, Unterseite kaum behaart, versetzt gegenständig, grob gekerbt und gesägt. Lippenblüten zart bläulich, circa 1 cm lang, 3–8 Blüten in den Blattachseln.

Blütezeit:
Juni bis August

Vorkommen:
Nährstoffreiche Krautfluren, verwildert in Wiesen, Gärten

Verwendung als Heilpflanze:
Das ätherische Öl der Melisse hat sich bei einer akuten Herpes-simplex-Infektion sehr bewährt. Melisse ist zudem hilfreich bei nervösen Herzbeschwerden, leichten Schlafstörungen, Nervenschmerzen (Einreibungen), Erkältungserkrankungen, rheumatischen Beschwerden sowie bei nervösen Magen-Darm-Störungen.

Verwendung in der Küche:
Zum aromatisieren von Speisen und Getränken, Gewürzkraut

Anwendungsform in der Heilkunde:
Tee, Tinktur, Einreibungen, Medizinalwein

Literaturverzeichnis

Augustin Matthias / Hoch Yvonne (Hrsg.), *Phytotherapie bei Hauterkrankungen*, Urban & Fischer, München, 2004.

Bielski H.K. / Grimm P., *Taschenatlas der Ernährung*, Thieme Verlag, Stuttgart, 2001.

Börngen Siegfried, *Pflanzen helfen heilen*, VEB Verlag Volk und Gesundheit, Berlin 1973.

Bühring Ursel, *Praxis-Lehrbuch der modernen Heilpflanzenkunde*, Karl F. Haug Verlag, Stuttgart, 2011.

Bühring Ursel / Girsch Michaela, *Praxis Heilpflanzenkunde*, Karl F. Haug Verlag Stuttgart, 2016.

Fintelmann Volker / Weiss Fritz Rudolf, *Lehrbuch der Phytotherapie*, Hippokrates Verlag, Stuttgart, 2006.

Fleischhauer Guido Steffen / Guthmann Jürgen / Spiegelberg Roland, *Enzyklopädie Essbare Wildpflanzen*, AT Verlag, Aarau (CH) und Menschen 2013.

Koschtschejew A.K., *Wildwachsende Pflanzen in unserer Ernährung*, VEB Fachbuchverlag, Leipzig, 1990.

Machatschek Michael / Mauthner Elisabeth, *Speisekammer aus der Natur*, Bohlau Verlag Wien, Köln, Weimar, 2015.

Marzell Heinrich, *Heil- und Nutzpflanzen der Heimat*, Ensslin & Labilen, Reutlingen, 1947.

Mayer Gottfried Johannes Dr. / Uehlke Bernhard Dr. med. / OSB Saum Kilian Pater, *Handbuch der Kloster-Heilkunde*, Verlag zaubert Sandmann GmbH, München, 2013.

Schilcher H. / Kammerer S. / Wegener T., *Leitfaden Phytotherapie*, Urban & Fischer, München, Jena, 2007.

Schönfelder Ingrid und Peter, *Der Neue Kosmos Heilpflanzenführer*, Francks-Kosmos Verlags GmbH & Co. KG, Stuttgart, 2015.

Wenigmann Magret, *Phytotherapie, Urban & Fischer*, München, 1999.

Wichtl Max, *Teegrogen und Phytopharmaka*, Wissenschaftliche Verlagsgesellschaft mbH, Stuttgart, 2009.

Wiesenhauer Markus, *PhytoPraxis*, Springer Verlag, Berlin, Heidelberg, 2016.

Wyk van / Wink / Wink, *Handbuch der Arzneipflanzen*, Wissenschaftliche Verlagsgesellschaft mbH, Stuttgart, 2015.

Index

Symbole